在游戏中疗愈

针对特殊儿童问题的个性化游戏治疗

The Playing Cure

Individualized Play Therapy for Specific Childhood Problems

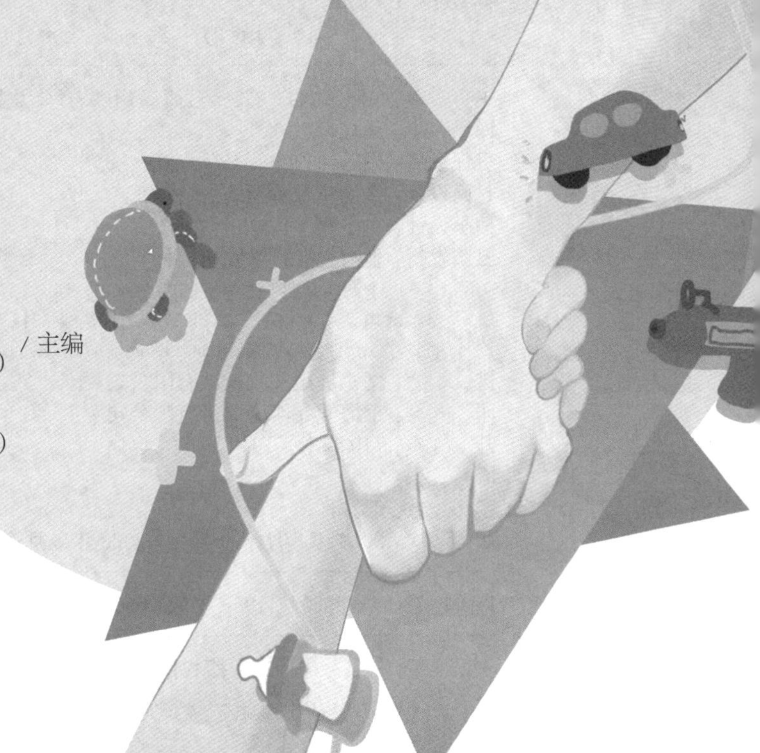

[美] 海蒂·G. 卡杜森（Heidi G. Kaduson）
[美] 唐娜·M. 坎格拉西（Donna M. Cangelosi）
[美] 查尔斯·E. 谢弗（Charles E. Schaefer）/ 主编

吴佳奇 / 译

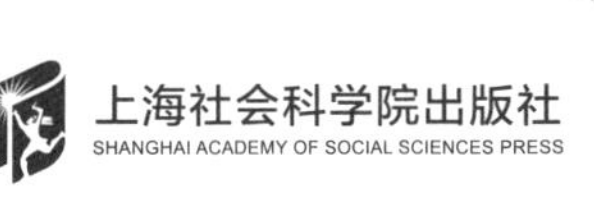

上海社会科学院出版社
SHANGHAI ACADEMY OF SOCIAL SCIENCES PRESS

图书在版编目(CIP)数据

在游戏中疗愈 ：针对特殊儿童问题的个性化游戏治疗 / (美)海蒂·G. 卡杜森，(美)唐娜·M. 坎格拉西，(美)查尔斯·E. 谢弗主编 ；吴佳奇译 .— 上海 ：上海社会科学院出版社，2023

书名原文 ：The Playing Cure ：Individualized Play Therapy for Specific Childhood Problems

ISBN 978－7－5520－4188－0

Ⅰ.①在… Ⅱ.①海… ②唐… ③查… ④吴… Ⅲ.①小儿疾病—心理疾病—治疗 Ⅳ.①R749.940.4

中国国家版本馆 CIP 数据核字(2023)第 127028 号

The playing cure：Individualized play therapy for specific childhood problems / [edited] by Heidi G. Kaduson，Donna M. Cangelosi，Charles E. Schaefer.

ISBN：978－0－7657－0021－6

在游戏中疗愈

——针对特殊儿童问题的个性化游戏治疗

主　　编：[美] 海蒂·G. 卡杜森　唐娜·M. 坎格拉西　查尔斯·E. 谢弗
译　　者：吴佳奇
责任编辑：周　霈
封面设计：裘幼华　黄至筠
插画设计：黄至筠
出版发行：上海社会科学院出版社
　　　　　上海顺昌路 622 号　邮编 200025
　　　　　电话总机 021－63315947　销售热线 021－53063735
　　　　　http://www.sassp.cn　E-mail：sassp@sassp.cn
排　　版：南京展望文化发展有限公司
印　　刷：上海万卷印刷股份有限公司
开　　本：710 毫米×1010 毫米　1/16
印　　张：27
字　　数：382 千
版　　次：2023 年 8 月第 1 版　2023 年 8 月第 1 次印刷

ISBN 978－7－5520－4188－0/R·070　定价：108.00 元

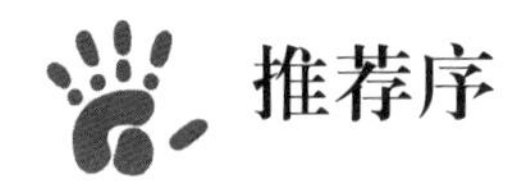

推荐序

游戏治疗(play therapy)是指以游戏为手段对儿童的心理和行为问题进行矫正和治疗的方法。在游戏治疗过程中主要是通过游戏为儿童营造一种自由的环境,让儿童在游戏中发现自身的问题,挖掘自己的潜力,从而促进内心世界的变化,达到纠正儿童心理和行为问题的目的。

游戏治疗最早于1909年由精神分析大师西格蒙德·弗洛伊德(S. Freud)提出,他的基本主张是在游戏中改变儿童的行为和对行为的反应,达到治疗的目的。此后不久,他女儿安娜·弗洛伊德(A. Freud),以及梅兰妮·克莱茵(M. Klein)开始系统地整理如何利用游戏进行儿童心理分析治疗,拉开了游戏治疗成为一种心理疗法的序幕。

游戏治疗在后来的发展过程中,主张为儿童设计游戏活动和内容,然后安排儿童进入经过设计的情境,允许儿童在自由地游戏中,呈现自己的各种情绪症状及其演变发展过程。游戏治疗强调的是治疗师与儿童之间的治疗关系,相信儿童有能力改变自己。尤其是非指导式游戏治疗,相信儿童为了成长而付出的自然努力以及相信个体自我引导的能力。

随着游戏治疗逐渐被教育界、医疗界以及整个社会广泛接受后,很多幼儿园、学校、早教机构、心理咨询机构和医疗机构引入并发展了游戏治疗。游戏治疗也开始更多地被应用于正常儿童心理发育、增进亲子关系、消除儿童情绪困扰、促进儿童心理健康和预防心理偏差等诸多方面。对于儿童和青少年来说,是一种有效、易实施、好操作和乐于被接受的治疗方法。

认识吴佳奇女士已有15年的时间了，她是一位对儿童和青少年富有爱心，执着、认真的心理治疗师。她在多年心理咨询和心理治疗经验的基础上，潜心钻研游戏治疗，抽出宝贵的时间专门赴美国学习游戏治疗，回国后在上海乃至全国进行游戏治疗的培训、推广和传播，为游戏治疗在国内的发展做出了不懈的努力。

吴佳奇女士翻译的《在游戏中疗愈：针对特殊儿童问题的个性化游戏治疗》是一本专门针对特殊儿童问题的个体游戏治疗专著。全书正文共分内化问题、应激反应、外化问题和其他四个部分，全面地针对儿童青少年期常见的焦虑障碍、抑郁障碍、注意缺陷/多动障碍、选择性缄默症、品行障碍、同胞竞争障碍以及各种心理应激状态，以坚实的心理学理论，科学的循证证据为基础，用通俗易懂的语言将可操作性较强的技能教授给读者。

本书适合广大儿童青少年心理卫生服务者阅读，是心理咨询师、心理治疗师、学校心理辅导老师、精神科医师、家庭教育工作者、心理专业的大学生和研究生案头必备书。

我坚信，该书值得学习，值得收藏！

杜亚松

教授、博士生导师

上海交通大学医学院附属精神卫生中心主任医师

2023年5月9日于上海

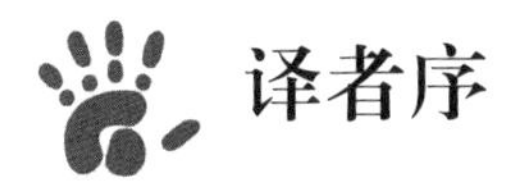

译者序

我是一名普通的儿童青少年临床心理工作者，和儿少工作至今已12年有余。起初与他们工作，我会使用谈话和沙盘游戏的方式，但随着个案中低龄孩童比例的增加，我渐渐意识到了工作上的局限。我们可以坐在访谈室与一个青少年去谈他们的生活经历、情绪感受和梦境联想，但当你面对的是一个4岁的稚童时，可能光是让他在你对面的沙发上安静地坐下都已经让你费煞脑筋。我想，应该有一种更适合于儿童的工作方式。

心之所向，素履以往。终于，我认识了游戏治疗。2016年，我有幸初识本书的作者——美国游戏治疗协会前主席海蒂·卡杜森博士，并开始踏上学习游戏治疗的漫漫征途。随着学习的深入和个人的实践，我愈发觉得，对于亟须心理关注的儿童来说，游戏治疗是一把多么珍贵的钥匙。如果弗洛伊德说，梦是通往人类无意识的康庄大道，那么游戏就一定是通往孩童内心的卧波虹桥。

学习及发展游戏治疗道长且阻，一方面，虽然游戏治疗在国际上已有百年历史，但引入中国大陆不过30年，而且早期的大部分研究均还停留在文献探讨阶段，真正进入实操领域的人少之又少；另一方面，可供学习的关于游戏治疗的书籍和课程亦寥若晨星。所以当我第一次收到这本书并浏览了它的内容纲要后，我的心情无比激动。我迫不及待地想把这样一本集理论与实践于一体的“教科书”推荐给更多和我一样在游戏治疗的森林里求知若渴的同行。在这本书里，海蒂老师与美国游戏治疗领域中最顶尖的12位游戏治疗师一起，以她的导师——美国游戏治疗协会创始人查尔斯·谢弗提出的14种游戏疗愈力为基础，对13种常见的儿童问题进行了一一剖析，从该疾病的背景、症状学描述、病因解析、各种其他疗法的原理，到游戏治疗针对该疾病的疗愈力，再加以个性化游戏干预方式的讲解，令人一目了然。

这本书的翻译工作，我花了2年多时间。作为一名译者来说，的确低效得让人惭愧，但作为一位临床工作者来说，我希望这不会影响一本好书可以带给读者的获益。在第一遍译稿期间，我并未停下咨询工作和其他关于游戏治疗的学习，随着对游戏治疗的深入理解，我发现了一些在之前的翻译中对原文的误解，或是翻译得不甚准确的地方。因此，我决定从头审稿，逐章更正，并就原文中的一些困惑之处发邮件向海蒂老师请教。尽管未必能达到专业译者的“雅”，但力求尽可能地还原13位著者的本意，做到“信”与“达”。在此期间，我要衷心感谢家人对我工作的全力支持，以及我在翻译过程中给予我帮助的专业译者程霄晨先生。

如今这本译作终于面世，如同一个精心孕育的婴儿将要呱呱坠地，回首在此之前，从未想过自己的名字有一天会出现在“译者”一栏，是游戏治疗给予我力量和新的可能，也希望这份力量同样能伴随每一位在儿童游戏治疗的路上前行的同伴，创造更多的可能，造福更多的中国儿童！

吴佳奇

2023年5月18日

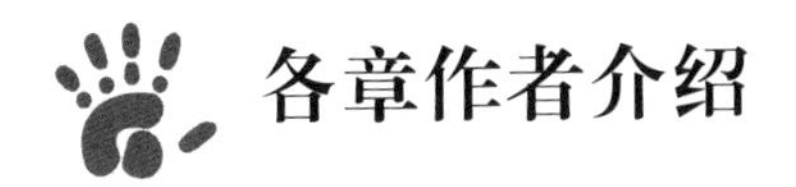

各章作者介绍

海伦·E. 贝内迪克(Helen E. Benedict)：哲学博士，德克萨斯州韦科市贝勒大学(Baylor University)心理学与神经科学系心理学教授兼临床教育主任。

詹姆斯·N. 鲍(James N. Bow)：哲学博士，密歇根州底特律市霍桑中心(Hawthorn center)和韦恩州立大学(Wayne State University)医学院精神病学主任。

詹姆斯·M. 布雷斯梅斯特(James M. Briesmeister)：哲学博士，密歇根州布卢姆菲尔德希尔斯市家庭发展服务中心全职心理学家；密歇根州精神诊断医师，职业康复咨询师；密歇根州谢尔比村私人执业。

尼尔·凯布(Neil Cabe)：神学硕士，文学硕士，俄亥俄州北区中心蓝波北区咨询中心(Rainbeau Northfield Counseling Center)临床医生；在俄亥俄州北区中心私人执业。

唐娜·M. 坎格拉西(Donna M. Cangelosi)：心理学博士，在新泽西州蒂内克市私人执业。

乔·安·库克(Jo Ann L. Cook)：教育学博士，在佛罗里达州温特帕克市私人执业。

帕梅拉·E. 霍尔(Pamela E. Hall)：心理学博士，纽约市佩斯大学(Pace University)心理学兼职副教授；在新泽西州萨米特市私人执业。

海蒂·G. 卡杜森(Heidi G. Kaduson)：哲学博士，新泽西州海斯特镇游戏治疗培训研究所联席主任；在新泽西州海斯特镇私人执业。

特里·科特曼(Terry Kottman)：哲学博士，艾奥瓦州锡达福尔斯市北艾奥瓦大学(University of Northern Iowa)心理咨询副教授。

达奇·莱茵斯-理查德(D'Arcy Lyness-Richard):哲学博士,宾夕法尼亚州雷丁市雷丁医院和医疗中心(The Reading Hospital and Medical Center)家庭和社区医学临床助理教授、行为医学主任。

莉萨·宾兹·蒙戈文(Lisa Binz Mongoven):得克萨斯州达拉斯市达拉斯儿童指导诊所博士后研究员。

珍妮·S. 谢尔比(Janine S. Shelby):哲学博士,加利福尼亚州托伦斯市海港-加州大学洛杉矶分校(Harbor - UCLA)医学中心儿童创伤门诊主任。

瑞思·范弗里特(Risë VanFleet):注册游戏治疗师,督导师,宾夕法尼亚州梅卡尼克斯堡村 VanFleet 家庭促进与游戏治疗中心总裁。

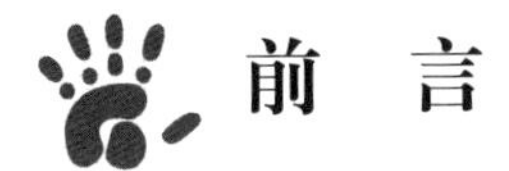

前　言

西格蒙德·弗洛伊德将与成人进行的心理治疗称为“谈话疗法”，因为他认为治疗师和病人之间的言语互动是达成治疗性转变的主要手段。但是对于儿童来说，“游戏疗法”似乎是一种更为合适的方式，因为相比起谈话，小孩子更乐意通过游戏行为和成年人互动。艾瑞克·埃里克森（Erikson, 1979）指出：“儿童最自然的自我疗愈方法就是游戏。”同样，海姆·吉诺特（Ginott, 1994）也写道：“相比语言，摆弄玩具可以让儿童更加充分地展现他们对自我以及他们生活中重要他人和事件的感受。”吉诺特提出：“孩子的游戏就是他们的话语，玩具就是他们的词汇。”同样地，鲁思·哈特利（Hartley, 1994）写道：“解读游戏的语言就是解读孩子的内心世界。”

游戏治疗绝不是一个新的流派。事实上，游戏治疗一直是美国过去50年多来最受欢迎且使用最为广泛的儿童治疗形式。然而直到最近，这一领域的临床工作者和研究者才开始关注游戏行为本身所具备的治疗性致变因子。谢弗（Schaefer, 1993）介绍了一种分类方法，其中概述了14类具有一种或多种治疗功能的游戏“疗愈力”。我们常常将这些疗愈力称为“治疗因子”，它们往往也存在彼此重叠的部分。下表阐明了谢弗所说的治疗因子以及它们可能带来的益处。

本书介绍了一种游戏治疗的处方式模型，用以上因素对有各种心理障碍和适应困难的儿童进行案例概念化并予以治疗。虽然处方式治疗在医学（Fredin, 1989）、营养学（Wurtman, 1987）和特殊教育（Kirk et al., 1985，Rappaport, 1991）领域都得到了有效的应用，但是这些技

游戏的治疗因子

治 疗 因 子	有 益 作 用
克服阻抗	治疗同盟
沟通	理解
自我效能感	自尊
创造性思维	创造性解决问题
情感宣泄	情绪释放
发泄	适应创伤
角色扮演	实践/习得新的行为,共情
幻想/形象化	理解幻想
隐喻教学	洞察力
依恋形成	依恋
关系促进	自我实现,自尊,亲近他人
积极情绪	自我提升
克服发展性恐惧	成长和发展
规则游戏	提升自我力量,社会化

引自 Schaefer(1993)

术在儿童临床心理学领域特别是游戏治疗领域的应用仍然很有限。这本书的主要目的就是介绍处方式游戏治疗,这一广谱模型会考虑到以下因素:

1. 特定的儿童期障碍中常见的心理问题;
2. 儿童独有的生物-心理-社会学变量;
3. 特定问题儿童的当前需要、短期需要和长期需要;
4. 基于儿童需求,整合、应用了治疗因子的游戏治疗计划;
5. 熟练应用符合游戏治疗目标与目的的干预措施。

处方式的方法是根据特定临床人群的个体特点和需求来制定心理技术与干预措施。研究表明，某些技术对于一些心理障碍的治疗效果优于其他技术。例如，有人认为行为技术对治疗自闭症最为有效（Lovaas，1980）；认知行为的方法对缓解抑郁症最为有效（Beck，1983）；精神动力学干预是人格障碍的首选治疗方式（Kohut and Wolf，1978）。同样地，有些方法与个体的生物-心理-社会学的特征以及需求的吻合度比其他方法更高。精神动力学干预用于治疗一些聪明的、语言能力出众的神经症性障碍患者是最为有效的，而行为干预对于不够健谈，行动导向型的人来说是最好的。

处方式治疗的使用激励着临床工作者去检验特定的理论取向对于治疗各种障碍的优势和劣势。研究表明，由于同一诊断组中个体之间存在异质性和易变性（Barlow，1981；Burke and Silverman，1987；Rappaport，1991），因此需要根据来访者的特点采取不同的治疗策略。然而，临床工作者在理解病人的需求和设计治疗方案时，往往很难跳脱出他们的理论取向。

有一种不良的趋势，那就是对某种理论有强烈偏好的专业人士倾向于使用自己所偏爱的技术，而事实上，有些孩子可能根本无法从中获益。这种情况是长期存在的，即使一些教科书的作者倾向于"雄辩地捍卫一种特定的治疗技术，却也未能提供（任何）该技术真正优于其他技术的循证证据。"（Gupta and Coxhead，1990）因此，初出茅庐的和经验丰富的临床工作者都会面临着风险，那就是如果他们对来访者需求存在专业上的盲点并延续这一状况，就会导致治疗无效。

一个处方式的游戏治疗要求临床工作者能为特定的儿童量身定制一个集各种干预措施于一体的全面的治疗方案。虽然上面列出的很多游戏治疗因子都起源于特定的思想流派，但是它们可以整合成一个有凝聚力的治疗方案。例如，基于完形（Gestalt）治疗和行为治疗原理的角色扮演技术可以有效地应用于认知取向（Goldstein and Glick，1987）和精神动力学（Levenson and Herman，1993）的游戏治疗。

这种整合技术的方法反映了诺克罗斯（Norcross，1987）所说的

"综合折衷主义"，因为它强调将各种理论应用于一种相互作用和协调的治疗方式。这和诺克罗斯提出的"厨房水槽折衷主义"[1]（kitchen-sink eclecticism）这一非理论治疗模式是非常不一样的。在后一种情况下，临床工作者会以忽略技术背后之理论的方式来应用不同流派的技术。这种方法最好的结果也可能只是随意且无效的，实际上，它可能还会伤害到一些孩子。

本书所提倡的广谱化游戏治疗方法考虑了儿童当前、短期和长期的需要，依据特定的方案需要将上述治疗因子应用于治疗的不同阶段。例如，如果人们认为孩子的当务之急是学会应对当前或者即将发生的生活状况的技能，那么角色扮演技术就会被纳入治疗中去。同样，隐喻教学可能会被用于以提升洞察力为重要目标的治疗中。

每个治疗因子对来自不同背景和临床人群中的儿童来说都是有效的，这一点会在后面的章节中有所展示。然而，在实施任何干预的时候都应该考虑几个重要问题。最重要的问题是关于儿童是否有需要且有能力使用这些技术或方法，并能从中获益。治疗师的因素，例如知识基础、培训、专业能力和使用各种干预技术的适应性等都是需要考虑到的。最后，环境变量，如父母的参与、儿童的生活状况、可用的治疗资源，都将在制订和实施一个有效的治疗方案中起着重要作用。

这本书的主要目的是为了说明游戏行为中内在的治疗因子是如何被应用于患有各种心理障碍和出现问题的儿童的。这本书描述了这种方法如何被运用于治疗内化问题的儿童（第一部分），应激反应问题的儿童（第二部分），外化问题的儿童（第三部分），以及那些在其他情境中遇到困难的儿童（第四部分）。案例说明演示的是如何有效地运用一种或多种游戏治愈力来使用这些技术。

---

① 指没有对哪一种理论观点有偏好，仅仅根据治疗师认为对某个来访者采用什么方法较为可行的判断，来灵活采用治疗方法。——译者注

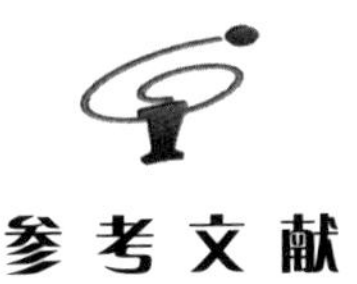

参考文献

Barlow, D. H., ed. (1981). *Behavioral Assessment of Adult Disorders*. New York: Guilford.

Beck, A. T. (1983). *Cognitive Therapy of Depression: New Perspectives*, ed. P. Crayton. New York: Raven.

Burke, A. E., and Silverman, W. K. (1987). The prescriptive treatment of school refusal. *Clinical Psychology Review* 7: 353 - 362.

Erikson, E. (1979). Play and cure. In *Therapeutic Use of Child's Play*, ed. C. E. Schaefer, pp. 475 - 485. New York: Jason Aronson.

Fredin, J. (1989). New hope for people with epilepsy. *Journal of Orthomolecular Medicine* 1: 193 - 204.

Ginott, H. (1994). In *The Quotable Play Therapist*, ed. C. E. Schaefer and H. Kaduson, p. 33. Northvale, NJ: Jason Aronson.

Goldstein, A. P., and Glick, B. (1987). *Aggression Replacement Training: A Comprehensive Intervention for Aggressive Youth*. Champaign, IL: Research Press.

Gupta, R. M., and Coxhead, P., eds. (1990). *Interventions with Children*. London: Routledge.

Hartley, R. (1994). In *The Quotable Play Therapist*, ed. C. E. Schaefer and H. Kaduson, p. 37. Northvale, NJ: Jason Aronson.

Kirk, S., Kirk, W., and Minskoff, E. (1985). *Phonic Remedial Reading Lessons*. Nocato, CA: Academic Therapy.

Kohut, H., and Wolf, E. (1978). The disorders of the self and their treatment. *International Journal of Psycho-Analysis* 59: 413 - 425.

Levenson, R., and Herman, J. (1993). Role playing. In *Play Therapy Techniques*, ed. C. E. Schaefer and D. M. Cangelosi, pp. 225 - 236. Northvale, NJ: Jason Aronson.

Lovaas, O. I. (1980). *Teaching Developmentally Disabled Children: The ME Book*. Baltimore: University Park Press.

Norcross, J. (1987). *Casebook of Eclectic Psychotherapy*. New York: Brunner/Mazel.

Rappaport, S. R. (1991). Diagnostic-prescriptive teaming: the road less traveled. *Journal of Reading, Writing and Learning Disabilities* 7: 183 - 199.

Schaefer, C. E. (1993). *The Therapeutic Powers of Play*. Northvale, NJ: Jason Aronson.

Wurtman, R. (1987). Circulating nutrients and neurotransmitter symptoms. *Journal of Applied Nutrition* 1: 7 - 28.

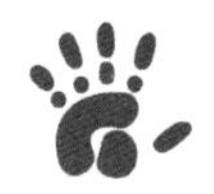

目　录

第二部分 应激反应

第三部分 外化问题

第四部分 其 他

第一部分

内化问题

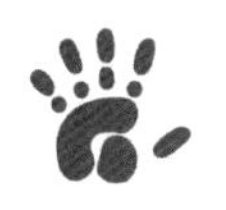

第一章

针对抑郁症儿童的游戏治疗

詹姆斯·M. 布雷斯梅斯特
(James M. Briesmeister)

背景和历史渊源

抑郁症的概念有很长一段发展历史且长期具有争议性。早在有医学记录以来，抑郁障碍就一直困扰着人类，并且引起了包括医生在内的许多人的关注。这个术语在诊断中的作用曾经由**忧郁症**（melancholia）来承担（Gray，1978）。事实上，在古埃及，希腊和希伯来文献（Beck and Brady，1977）中，都记载了被称为忧郁症的精神困境的状态。回顾希波克拉底（Hippocrates）和盖伦（Galen）的著作，可以发现早期的治疗师们花了很大的篇幅来诠释他们所认为的忧郁症和身体体液失衡之间的联系（Madden，1966）。

在克雷佩林精神障碍分类体系发展建立期间，忧郁症已经被划分为不同的类型。单纯性忧郁症，伴有妄想的忧郁症和木僵型忧郁症只是这个早期分类系统的少数代表（Gray，1978）。1899 年，当克雷佩林的诊断综合方法更新到第 6 版的时候，忧郁症被归入更年期的焦虑型抑郁中，并且与衰老退化放在了一起。生命早期发生的抑郁症与早发性痴呆或躁郁症有关（Gray，1978）。

值得注意的是，除了精神分析学的创始人，没有人能够阐明抑郁症的概念。在《哀伤与忧郁》（*Mourning and Melancholia*，1917）中，弗洛伊德将忧郁症与一般的悲伤情绪做了比较，他提出抑郁和哀悼的过程类似，两者都是失去所爱客体的反应。精神分析对抑郁症的开创性提法得到了卡尔·亚伯拉罕(Karl Abraham)的进一步支持(Gray，1978)。亚伯拉罕提出，对于所爱客体的攻击性冲动受到压抑，并且被导向矛盾的内化。这一过程的结果就是使人进而体验到了自责和抑郁。历史上许多令人印象深刻且有影响力的研究者和临床工作者都受到了弗洛伊德对于抑郁症概念的界定的影响。大量以精神分析为导向的文献涌现出来，每一个后续的贡献者都在弗洛伊德的原始表述的基础上有了更深入的研究。举几个具有代表性的例子，在诸多著作(Bleuler，1911；Feniche，1926，1941，1945；Rado，1928；Deutsch，1933；Klein，1935；Bibring，1953；和 Ostow，1970)里，大量记录了包括抑郁过程的历史建构和概念，人们也可以从中检阅和学习到历史上对这种疾病的性质、病因和治疗方法的研究。

毫无疑问，抑郁症的概念已经在心理学和精神病理学的历史文献中得到了充分而有力的体现。但是，这些最初的概念界定只关注到了成年人所经历的抑郁症。抑郁症在成人的初级和次级表征上的认识、诊断和治疗都已经毫无争议。事实上，认识到抑郁症在成人中如此频繁的发生使这种疾病得到一个并不光彩的声誉，即被称为心理学上的“普通感冒”。然而，从历史上来看，直到最近的15年，围绕儿童抑郁症的概念一直充满了质疑、困惑和争议(Arieti，1962；Arieti and Bemporad，1978；Asch，1966；Bemporad and Wilson，1978；Cytryn and McKnew，1981；Lefkowitz and Burton，1978)。

儿童抑郁症作为一种临床结构并未被列入世界卫生组织1974年出版的《精神障碍专业词典》(*Glossary of Mental Disorders*)和《精神疾病诊断和统计手册》(*Diagnostic and Statistical Manual of Mental Disorders*)第2版(1968)。它被列入了第3版的《精神疾病诊断与统计手册》(1980)，却没有列在“婴儿期、儿童期或青少年期首次出现的疾病”的标题下。在抑郁症的诊断分类上拒绝承认它可能包括儿童并且会对其产生深远影响的这种情况，并非没有先例。人们只需要记住，如今很容易为人所接受的儿童精神分裂症的诊断，当初也是同样遭遇了质疑和争议的(Toolan, 1981)。第4版(1994)的条款根据年龄将疾病分为不同的类别，只是为了便于理解，而并非为了明确区分“儿童”和“成人”疾病。

在不久以前，通常人们还认为儿童并没有自我的能力或认知能力去感受抑郁，在早期的一篇论文中，(Bibring, 1953)将抑郁状态的多重性减少到他认为的最小共性，也就是自尊的丧失。他认为，儿童(在青春期之前)在这个领域里还没有发展出足够的自我和自我分化去体验丧失。施佩林(Sperling, 1959)写道，儿童达不到足够的标准被诊断为“完全”的抑郁病症，相反，他们可能会经历“抑郁等价物”。瑞(Rie, 1966)同意洛文杰(Loevinger, 1959)的观点，即在青春期早期之前并不会完全具有“自我认知能力”。值得一提的是，洛文杰的确承认，在某些儿童当中，这种能力可能会在8岁时就开始出现了。从本质上讲，这些理论家认为这些以抑郁为特征的完全分化和泛化的原初情感，即对自我的丧失、失望和绝望的体验感受，并不在大多数儿童潜伏期(latency)[①]结束前的经验范围之内。

1946年施皮茨(Spitz)发表了一篇关于婴儿对与母亲分离反应的论文。除了为今天仍在进行的卓有成效的研究开辟了道路之外，施皮茨还对婴儿期“类抑郁发作”的概念做出了宝贵的贡献。施皮茨在描述他观察到的6个月大的婴儿以及他们随后与其母体的分离时写道，这些婴儿的反应是哭泣，抗议行为，最终只能退缩并昏睡。他创造了**依恋性抑郁**(anaclitic depression)这个术语来定义和描述这种现象。在认识到他的依恋性抑郁与亚伯拉罕(Abraham, 1911)和弗洛伊德(Freud, 1917)的有关抑郁症的经典理论之间有一些相似之处的同时，施皮茨也指出了一些本质上的区别。他警示说，虽然这些婴儿表现出的症状可能与成人抑郁症相似，但是他们不同于成人抑郁症发作，因为婴儿时期的“类抑郁症”发作缺乏成人抑郁症的主要因素，即构建了一

① 本书中提到的latency是指弗洛伊德人格理论中的潜伏期。——译者注

个残酷的、自我惩罚的超我。

约翰·鲍尔比(John Bowlby)是众多多产的理论家之一,他受到勒内·施皮茨(Rene Spitz)关于生命早期抑郁症发作的研究影响。鲍尔比研究并记录了婴儿对母体的依恋和分离的过程。在1960年发表的《婴幼儿的悲伤与哀悼》(*Grief and Mourning in Infancy and Early Childhood*)中,鲍尔比提出了与婴幼儿抑郁症特别相关的概念。鲍尔比认为,分离过程分为3个阶段。在最初的抗议(protest)阶段,婴儿非常沮丧,试图通过哭泣重新与他人建立连接。在第二阶段,婴儿在绝望(despair)中依然寻求与母亲的团聚,然而此刻,婴儿表现得更安静和不稳定。到了第三阶段,也是最后一个阶段,分离(detachment),婴儿看上去已经克服了他的失落感,并且对其他成人做出回应。不管怎样,婴儿不再只选择母亲。鲍尔比的研究不仅描述了这种对丧失和分离做出反应的3个阶段的过程,还指出过早的中断或没有形成母子依恋关系会导致最早的类抑郁症形成。他也乐观地认为,亲子关系的破裂造成的消极和导致功能损伤的影响并非不可逆转。幸运的是,通过矫正问题情境,儿童是可以恢复健康的发展的。治疗干预是可能的,并且为解决目前存在的问题提供了希望。

儿童抑郁症的性质和发病率

研究者们的立场已经逐渐从坚决否认婴儿和青春期前的儿童会患抑郁症转变到至少承认这一人群中会出现“类似抑郁症的状态”。目前,专业人士已经认识到,抑郁症肯定存在于儿童中。青少年能够也确实体验过这些抑郁综合征所伴随的常见症状,如令人苦恼的情绪、丧失的感觉、压倒性的消极结果。这种疾病对于青春期前儿童的身体健康、认知功能、情绪状态和行为表现的普遍影响已经得到了认识,关于这一临床问题的研究数量将继续成倍增长。那些仍旧排斥儿童抑郁症可能性的研究者和临床工作者在当今的专业群体中只占了相对较小的一部分。这种令人痛苦的疾病在青春期之前的存在是有据可查的。

在第 4 版的《精神病学综合教程》(*Comprehensive Textbook of Psychiatry*)中,普依格-安蒂克(Puig-Antich)在他的关于情感障碍的论述中写道,"在成人患者中描述的所有类型的情感障碍也会在儿童和青少年中被发现"(1985)。这位学者接着举例说明了儿童抑郁症可能表现出的某些潜在形式和类别,包括重度抑郁发作(例如内源性抑郁症亚型和精神病性抑郁症)、恶劣心境障碍、分裂情感障碍和伴有抑郁症状及特征的调节反应。事实上,《儿童和青少年精神病学简明指南》(Dulcan and Popper, 1991)中指出,儿童重度抑郁症在青春期前的少年儿童中的发病率达 2%,在青春期的青少年中发病率大约为 4.7%。在第 4 版的《精神疾病诊断与统计手册》(1994)中,允许将儿童列入情绪障碍诊断类别。手册指出:"情感性抑郁发作(mood depressive episode)的核心症状对于儿童和青少年来说是相同的,虽然有数据表明,典型症状的显著性会随着年龄的增长而改变"(DSM - IV, 1994)。

儿童抑郁症和自杀的风险

心理健康和医学专业人士已经可以普遍接受儿童抑郁症,也很少有人会否认,在儿童和青少年中自杀冲动及想法的发生率是非常令人痛心的。在美国,每年有 1.2 万名 5—14 岁的儿童因为企图自杀而被送往精神病治疗机构。许多专业人士认为,这个数据被严重低估了(Shamoo and Patros, 1990)。最近有关自杀的数据统计表明,自杀是 1—14 岁儿童死亡的第十大主要原因(Centers for Disease Control, 1985)。也有证据表明,27%～52%的儿童临床样本都符合抑郁症的标准(Asarnow et al., 1987)。

虽然在 14 岁之前自杀死亡率相对较低,但自杀意愿、冲动和非致命性自杀企图在青春期前的儿童中并不少见。这些因素的出现,已经被证明是发生致命自杀前的证据。此外,它们经常发生在临床抑郁症的背景下(Pfeffer et al., 1979)。抑郁症和自杀企图之间具体的关系尚不清楚,虽然有明显的重叠,但也有大量的有抑郁无自杀行为以及未必抑郁却自杀的儿童(Carlson and Cantwell, 1982)。然而,越来越明确的是,青春期前的儿童是可能会经历抑郁的,在某些情况下,抑郁症可能会使儿童面临自杀的风险。儿童抑郁症和自杀的概念是值得继续研究的。所有形式的儿童抑郁体验都有必要予以临床关注和心理治疗的干预。

抑郁症的描述:发展过程中的症状学

诊断儿童的抑郁症并不容易(Kerns and Lieberman, 1993)。当孩子表现出持续的抑郁状态或者几乎完全无法从生活中常见的奖励和强化中获得快乐,对先前可以引起愉悦、兴奋或者好奇心的活动表现出失去了兴趣时,就可诊断为抑郁症或相关情绪障碍(Puig-Antich, 1985)。DSM－IV(1994)对重度抑郁症的诊断标准要求,在大量的可能症状和特征列表中符合5个或以上的症状特征,且必须在两周或更长时间内持续出现。这些症状也必须表现出相对于过去功能的改变。此外,至少有一种症状必须包括情绪低落或者明显的对快乐或兴趣的丧失。这个列表中一些符合条件的症状包括:主观报告的情绪变化或悲伤、丧失兴趣、正常饮食习惯和体重正常维持方面的重大改变、睡眠障碍、精神躁动、疲劳、无处不在的无价值感或内疚感、认知功能减退、难以集中注意力和有死亡或者自杀的念头。

在评定和评估儿童时,必须非常谨慎地解释这些诊断症状。针对儿童年龄组到青春期前的年龄组的抑郁症诊断和治疗,都必须基于发展过程背景下的精神病理症状的考虑。朱尔斯·本布拉德(Jules Bemporad)指出,“临床表现、病因和治疗选择因年龄的不同而有很大的差异,临床人员在对疾病的理解和治疗过程中必须灵活”(Arieti and Bemporad, 1978)。不仅是发展差异和年龄阶段相关,敏锐的医生也必须警惕可能会在儿童身上发生的各种表现形式和表达方式。虽然在儿童和成人中情绪障碍的标准基本相似，但是在不同的发展时期，这些行为肯定会以不同的方式呈现出来(Dulcan and Popper，1991)。值得注意的是天真的孩子往往会把他们的抑郁情绪和特征隐藏于一些更容易识别的问题(例如学业失败、害羞和社交退缩)或者自我怀疑和低自尊这些不易察觉的表现背后。

儿童抑郁的存在可能会使忧心忡忡的父母和家庭成员感到恐惧。它也有可能被伪装，因此，即使是最有经验的临床工作者，也会面临诊断上的挑战。抑郁的孩子得不到诊断或者被误诊是很常见的事。人们通常会认为孩子只是行为问题，然而，像悲伤、哭泣、付诸行动、退缩、低自尊、孩子对日常生活失去兴趣和/或快乐等情况都应该被视为是一种呼救。

儿童抑郁症的临床表现可以是直接或是间接(隐蔽)的。抑郁症的症状在其所有的变迁中，必然会以无数种令人意想不到的形式呈现。例如，年龄较小的儿童可能会表现出分离焦虑，害怕陌生人，恐惧性回避的症状。潜伏期的孩子可能表现出特定行为模式的改变。原本合群友好，善于社交的孩子可能突然会以害羞和回避的方式回应。聪明孩子的学业和整体成绩可能会有明显下降。原本彬彬有礼的孩子也有可能开始胡闹，频繁爆发脾气。他们可能会更多与父母、同伴、老师有攻击性和辱骂性的语言。没有攻击性的孩子也可能变成了操场上的恶霸。与此相反，那些性格外向，在同龄人中很受欢迎的孩子可能会变得郁郁寡欢和社交退缩；他们可能会拒绝参与正常的游戏。在这个年龄本该独立而且自信地自我表达的男孩和女孩可能会变得郁郁寡欢和沉默。成人在儿童的生活中可能会开始注意到他们注意力和集中力的显著下降。平常能够游戏、阅读、看电视或者在相对较长的时间内进行适当沟通的孩子，可能拒绝在任何合理的时间参与这些活动。他们很快就会厌烦。这些具体的症状可能与注意缺陷/多动障碍相混淆，那么潜在的抑郁症就可能被忽略了。这些不同的行为、认知、情感和社交症状及特征可能是直接表现出来的，也可能会更加隐蔽和被掩盖。此外，它们可能单独存在，或者以多种组合的形式存在。无论如何，它们都必须在适当的发展阶段和过程的背景下被评估、诊断、理解和治疗。

需要值得注意的是，对潜伏期之前的儿童进行的抑郁症研究表明，抑郁症的症状可能是与其他儿童期障碍共存的。大量的研究和治疗干预的方式已经探讨了这个问题以及儿童情感障碍不确定的特征及影响。有证据表明，行为障碍和抑郁的风险在发育严重滞后和缺乏社交技能的儿童中会增加。同样，研究显示，有与对立违抗障碍相关症状的青少年可能有罹患轻度抑郁症和相关的情感障碍的风险（Wenning et al.，1993）。

无论从破坏性的结构还是从其导致功能丧失的特性上来说，抑郁症都不会只表现为单一的症状。它是一种综合征，儿童会通过无数种途径去体验和表达这种持续性和广泛性的障碍所带来的情绪、行为、认知和社会影响。虽然心境恶劣（悲伤）的情绪不一定是儿童抑郁所独有的（Carlson and Cantwell，1979；Stark，1990），但它通常是情感障碍主要的以及最明显的标志。有证据表明，心境恶劣通常与多种相关特征相结合，例如哭泣、兴趣缺失、嗜睡、低自尊、自怜、自我否定、回避、饮食或睡眠障碍、自杀倾向等。

无论何种独特的症候群，悲伤体验的现象学表征都无疑是该疾病严重程度的主要指标之一。体验到更加严重的和临床相关水平的抑郁的儿童极有可能是正在经历内源性抑郁。从另外一方面来讲，那些抑郁相对较轻的人，可能是对短期内遭遇的不愉快经历或者相对当前的丧失做出的反应。悲伤或者焦虑症状的严重程度涉及两个时间维度的变量。第一个变量是儿童在一天之中感受到悲伤的时间。这种悲伤感有可能是短暂的、转瞬即逝的，也有可能是萦绕一整天的、势不可当的。第二个变量是这种情感障碍持续的时间。悲伤的感觉是持续一天、一周、一个月还是一年？在评价情感障碍的严重程度时，这两个时间持续越长，症状严重程度就越高、持续性越强，也越难治愈。

除了对抑郁症症状可能假设的各种组合保持警觉之外，对治疗师来说，考虑到儿童行为的“适龄性”也是很重要的。任何治疗结构和治疗目标的制定都必须在儿童发展水平的框架内进行。很少有治疗师会认为在学龄前的儿童会拥有青少年的假设推理能力。同样，临床工作者也不会期望一个正常的青春期孩子在玩一个蹒跚学步的孩子的玩具时会觉得很愉快。然而，除了充分认识到发展水平和年龄适宜性，在治疗评估中考虑儿童在各领域的发展成就和进展的不平衡也是尤为重要的。事实上，发展并不总是遵循一个平稳且严格可预测的过程。

儿童会在不同的功能领域以不同的速度发展。环境可能会让一些孩子扮演不合适的角色，并且对他们提出不同寻常的期望和要求。当考虑到儿童的发展规则以及人类发展中可能会呈现的独特形式和迂回时，须记得古人云：凡是规则，皆有例外。奥康纳（O'Connor，1991）在他关于伪成熟儿童特征以及这些特征对其以及其所处环境中他人的影响这一讨论中阐述了这一点。通常，抑郁会导致这些孩子体力、运动技能和心理情感耐受力的丧失。他们的动作和反应会明显减慢。因此，与同龄儿童相比，他们的行为可能显得更加可控和成熟（伪成熟）。例如，他们可能会变得一直沉默寡言，孤僻回避。随着时间推移，家长、老师和同伴们开始期望这些孩子在任何时候、任何情况下都更像一个成年人一样。如果当他们真的以自己适龄的方式行事，其他人会觉得很惊讶。人们可能变得过于苛刻和挑剔。他们不期待，也不允许这种伪成熟方式有任何偏差。在这种情况下，成人样的行为和反应实际上掩盖了抑郁症的本质和严重程度。不幸的是，由于其他人逐渐开始期待和要求这些伪成熟行为，在本质上来说，这正是在阻止这些孩子表现得像儿童一样。游戏治疗是特别适合他们的。它提供了一个机会，让他们以一种与自己实际年龄相符的方式进行表达、演绎和反应。

鉴于抑郁综合征表现方式的多样性和隐匿性，以及发育过程的复杂性，抑郁症儿童不能被充分识别也就不足为奇了。我们还必须记住另一个重要因素，在我们的文化中有一种普遍存在的信仰——童年时代是纯真和幸福的。这种文化迷思排除了儿童期重度抑郁症的存在。抑郁症往往被误认为是孩子正在经历的“一个阶段”。许多没有快乐童年的成年人宁愿把自己看作是例外而不是常规（Stark，1990）。在生命早期对任何不快乐的压抑和否认，往往会使一个谬见更加根深蒂固，即人们都是无忧无虑自然而然地就长大了。儿童抑郁症常常被认为是一种暂时的消沉、郁郁寡欢或者消极的过程。它会过去的，或许我们愿意去这么认为。这种信仰并没有认识到抑郁症状和特性的强度和影响。它还否认并且削弱了儿童真正的痛苦和悲伤。这可能会让孩子觉得没人能理解他。更重要的是，他可能会认为："没有人真的相信我有多难过。"我们只能希望孩子不会最终认为没有人真正地关心他。

我们必须还要认识到一种趋势，即如果抑郁症出现在儿童时期，它不仅是非典型性的，也可能是对某些现有事件的暂时反应。因此，我们认为只要简单地改变不愉快的事情，就可以消除抑郁。虽然这在某些情况下确实也是一种有效的解决办法，但是对有些儿童来说，即使是积极的或者建设性的环境干预也是不足以疗愈他们。本波拉德(Arieti and Bemporad, 1978)认为，对非常年幼的孩子来说，抑郁状态通常是对环境中一些易识别的压力作出的反应。他认为，年幼的孩子会因为生病、被家长批评或忽视而感到心烦意乱。然而，情况并非总是如此。抑郁症并不总是一种反应性障碍。此外，抑郁症的原因也不总是那么容易识别的。当然，每个年龄段的孩子都有能力去体验适应反应。他们可能在应对生活中的压力时遇到困难。还应指出的是，各个年龄阶段的孩子都有能力去体验各种各样性质复杂的真正的抑郁症。我们必须学会谨慎，避免因为孩子的世界看上去好好的，就忽略抑郁症真实存在的可能性。再一次提醒大家，儿童抑郁症可能是隐藏得很深的。它不仅难以识别，而且其根源并不总是可以追溯到可识别的不愉快事件或者丧失的。

传统的治疗策略

有许多形式的治疗干预已经被设计用于解决和消除临床抑郁症。团体游戏治疗(PGP)被建议作为一种可行的策略用于应对抑郁症和减少风险因素(Kernberg and Chazan, 1991)。同样地，也有这样的案例：

一个小男孩在他的同胞死于意外事件之后表现出了问题行为，艺术治疗被作为一种有效的技术对他的抑郁症进行了诊断和治疗(Cohen, 1971)。治疗师们试图去改变例如消极的自我对话(Meichenbaum, 1977; Meichenbaum and Goodman, 1971)、自我破坏性的和扭曲的认知以及一个人的能力(Beck, 1976; 1983)、自责和悲观的归因风格(Seligman, 1974)等症状，而研究显示这些症状通常和成人及儿童抑郁症相关。此外，综述文献发现，许多研究都采用了以精神分析的理论和临床应用来评估和干预儿童抑郁症的案例。斯皮茨(Spitz, 1946)、马勒(Mahler, 1961)和雅各布森(Jacobson, 1971)的著作只代表了少数以精神动力为导向的应用于儿童抑郁症直接或间接表达的方法。这些干预措施都遇到了不同程度的成功或失败。有些方法已经在增强自尊，积极重构自我否定的倾向和促进健康方面取得了成功。

游戏治疗原理

在治疗患有抑郁症的儿童时，治疗师在治疗方案的选择和适应性匹配时必须考虑大量的相关因素。治疗所采取的形式必须适合目标儿童的需要、环境和症状的特殊性。因此，临床工作者必须了解儿童的主要生态系统。来自直系的和大家庭成员、玩伴、学校，以及老师的影响如何强调都不为过。必须要考虑到孩子们生活的整体环境和他们对这个环境的感知。此外，由于抑郁症是一种多样性的疾病，儿童体验这些症状的独特方式，包括症状的强度和持续时间，必须在治疗前和治疗过程中反复评估。处方式方法还设置了与目标儿童相关的可行性长期和短期目标。由于心境恶劣是抑郁症最主要和典型的症状，所以治疗的短期目标通常会聚焦于悲伤情感和情绪基调的即时缓解。

为缓解成人抑郁症而开发的心理治疗策略中，有很大一部分可以用于儿童游戏治疗。当然，应当注意的是，大多数成人的方法极度依赖认知和语言技能。它们会要求被认定的病人识别并说出对他们的功能和日常生活的乐趣产生负面影响的，具有破坏性和干扰性的感觉、想法和行为。语言用于表达问题，它框定并且促进治疗进程。本书在前言中提醒过我们，正是弗洛伊德将成人的治疗称为“谈话治疗”。

儿童，尤其是非常年幼的孩子，从他们的发展水平和个人能力来说，通常还不足以去表达情感。由于他们缺乏语言和熟练的口头表达能力，他们往往无法表达出功能障碍的影响以及症状的复杂性和强度。如前所述，抑郁症的症状往往是与其他问题及确诊的障碍共存的。这些症状的结合是不可思议的。此外，它们是如此的微妙、变化多端、具有伪装性和特殊性，即使是训练有素的医生和心理健康专业人士都有忽视或误诊的可能。对一个孩子来说，如果可能的话，要用一种清晰而又易懂的方式去吐露、解释和表达抑郁症带来的强烈的现象学感受上的影响，那将是一件多么困难的事情。

尽管他们可能缺少语言熟练度和对抽象语言全面的发展及掌握，但是大部分的儿童有足够的能力去游戏。游戏不仅是儿童自我功能最现实的表现(Waelder, 1933)，也是他们交流和表达自我的方式。埃里克森(Erikson, 1979)认为游戏是儿童自我表达与自我修复的一种自然形式。安娜·弗洛伊德(A. Frued, 1965)提出了这样一个观点，即游戏中涉及的幻想是有很强的适应性的，它可以作为一种退行的方式实现为自我服务的功能。弗洛伊德(Frued, 1917)和埃里克森(Erikson, 1950)都强调了儿童实现内在控制的内驱力。同样，儿童也必须学会掌握外部的事物和环境。从婴儿期到成人期，我们被要求掌控自己以及周围的环境，并且在每一个过渡和成长的阶段掌握具体的发展任务。

谢弗(Schaefer, 1993)对游戏中的治疗因子进行了系统的分类和分析，他重申了游戏治疗并不仅仅是孩子在玩耍这一概念。游戏作为一种治疗形态，它整合了多种基于高度发展的理论视角和临床技术下的治疗模式。这种理论取向和技术策略必须在发展理论的基础上加以落实。这种合并要达到一个主要的目的：恢复儿童的适龄性和天生的“权利”，使他们成为一个孩子。游戏治疗的主要目标之一是聚焦于帮助儿童玩得开心。游戏治疗试图重建埃里克森(Erikson，1979)对儿童时期“天生的自我表达”和“天生的自我疗愈”的定义。

针对抑郁症儿童的游戏疗愈力

患有抑郁症的儿童在建立掌控感上是有困难的。抑郁症的症状，尤其是心境恶劣抑制了所有的成就感和能力感。儿童在发展的每一种情况和每一个阶段，通过与父母、兄弟姐妹、老师与同龄人之间成功的互动和协商来逐渐获得对世界的掌控感。通常，伴随着临床抑郁症而来的社交退缩、悲观和无价值感，以及习得性无助感，会明显降低他们获得成功的社交互动，进而削弱他们获得成功的掌控能力。在试图建立一种掌控感时，抑郁的孩子可能表现得过度控制，正如伪成熟的孩子一样，或者表现出极低的控制能力，就像我们经常见到的冲动和焦虑的孩子一样。抑郁症状造成了患者的功能损伤，这严重影响了患者应对外部世界及其要求的能力。它也极度限制了一个人获得控制内在的能力。

例如，角色扮演等因子会鼓励孩子获得新的、建设性的行为和共情能力。规则游戏是游戏治疗的重要组成部分，它不仅能增强自我力量，还能发展互惠互利的能力，总的来说，它可以促进积极的社交和人际交往技能。在和抑郁症儿童的治疗中，情感宣泄是另一个至关重要的治疗因子。这种情绪的释放对抑郁的儿童尤为重要，对他们来说，强烈的情感是这一障碍的基础和核心特点。游戏治疗框架中有诸多固有的益处，这些只是其中的几个示例。

抑郁的孩子常常忘记如何去玩耍。心境恶劣和兴趣缺失阻断了所有自然和自发的愉悦感。他们体验快乐和愉悦的潜能是受到限制和抑制的。事实上，成功的游戏治疗的定义是，儿童可以重新体验到一种自然的快乐感觉，一种亲身体验到的愉悦感，不会因为势不可当的持续性的悲伤或者在生活的挑战中遇到困难而产生自我批评、不自然或受到阻碍的感觉。游戏治疗的主要目标是让孩子克服那些妨碍他们享受生活的行为，并建立起各种应对技巧、人际关系、自我评价和自我力量，以帮助他们以更好的状态在这个世界上生存。

方法：认知-行为策略在游戏治疗模式中的应用

虽然已经有一些重叠交织的策略被应用于治疗抑郁症及其症状，但依然有证据表明，认知-行为方法在缓解成人抑郁症方面是特别有效的(Beck, 1983)。同样，认知-行为游戏疗法在消除儿童抑郁症的复杂症状方面显得尤为重要。除了与抑郁有关的痛苦情绪之外，儿童无法在任何合理的时间内关注于自己的症状，也不能表达这种情绪的强度。他们无法阐明或者表达这种势不可当的感觉。当被问及感觉如何时，他们通常会用一个通用的，但与其年龄相符的单个的词语来回答，例如"很差""不好"或者"难过"。这些词很难清晰地解释其复杂性、强度以及持续的影响。游戏治疗给孩子提供了一个机会，通过游戏的行为来表达那些不能用语言表达的东西。我们将认知-行为策略的原则整合到了游戏治疗的模式中，其实是将这种已被反复研究且被证明非常有效的主流理论和临床观点融入了一种对儿童的特定发展水平和适龄性的需要及能力具有敏感性的治疗结构。

抑郁症儿童对于认知行为治疗师来说是一个特殊的挑战。由于抑郁症的症状往往集中在不同的组合中，而且很容易被掩盖，这对于干预策略的制定是很不利的。认知-行为疗法需要儿童的积极参与。从本质上来说，认知行为治疗是一次治疗师与病人的联袂探奇。抑郁的孩子是被动的、回避的，他们心理运动性的躁动或抑制体验，抑制的语言反应表现，使他们不愿意参与到治疗及互动中。当然，在这种抵制之下，他们的恶劣情绪也会进一步维持并加剧。这同样也强化了他们的绝望感。抑郁的孩子可能会想："为什么要那么麻烦？没有人可以帮我的"或者"我觉得很糟糕，这是没有用的。"这些消极的认知和症状进一步阻碍了儿童在治疗中发挥积极作用的意愿。典型的认知-行为任务如：家庭作业、社交技能训练或者角色扮演都需要儿童的积极参与。此外，抑郁的孩子常常发现不管什么时候，参与到人际交往中实在是太困难、太令人困惑和难以忍受了。

注意力无法集中是抑郁症另一个常见的症状。所以儿童可能会觉得传统的“谈话治疗”太无聊，太口语化。相比于其他形式的干预，游戏治疗的优点是更吸引人，它有着更令人愉悦的情感基调。肯达尔(Kendall，1991)认为，一种高强度的、令人愉悦的情感基调对认知过程是有着积极作用的。对孩子来说，自然有趣和吸引人的治疗技术在认知重建的发展和促进方面取得成功的可能性更大。令人愉快的干预策略会减少孩子的抗拒，也更容易消除他们对人际交往的恐惧。由于游戏治疗迎合了儿童喜欢愉悦活动的天性，也满足了儿童的发展需要，所以即使是抑郁的儿童也可能更容易接受干预，更愿意参与到“游戏治疗”中。

技　术

预评估和游戏治疗目标的形成

在开始游戏治疗之前，与孩子及其家人见面是至关重要的。这种最初的并行摄入性访谈使治疗师有机会预先评估孩子与父母的互动及家庭的动力。这也是施测一些自我量表、家长量表和面谈的机会。评估是治疗中必不可少的一部分。它会影响到诊断、治疗的结构和内容、治疗目的和目标以及各个方面治疗的尝试。根据目前存在的问题以及儿童和家庭的个体需要，最初的评估可能会侧重于确定儿童的发展水平、认知过程、人际互动模式、自我力量和对压力的反应等。例如，可以选择马谢克互动法[①](*Marschak Interactional Method*，MIM；Jernberg

---

① 一种以依恋理论为基础，针对每对亲子从参与性、结构性、挑战性与抚育性等4个维度设计的亲子游戏活动，通过结构性观察做出评估的方法。——译者注

et al.，1980）来评估复杂的互动模式。同样，他们也会采取各种测量工具来判断孩子的认知、情感、社交、学业和应对策略。对儿童进行全面和最近的身体/健康状况的更新十分重要。如果需要转介精神科干预，那么儿童正在服用的处方药物种类也是很重要的。所有关于儿童的信息必须在儿童发展水平的背景下加以解释。所有的治疗计划和评估都应该充分考虑到这些发展的问题。

评估抑郁症状的类型、强度和持续时间同样重要。儿童抑郁症的测量方法多种多样。根据孩子的年龄、认知和言语水平，可以用《抑郁形容词检查量表》（*Depression Adjective Check List*，DACL；Lubin，1967）。在初始访谈的部分，可以用半结构化访谈，如《学龄儿童情感障碍和精神分裂症问卷》（Kiddle SADS；Puig-Antich and Ryan，1986）。另一个很有价值的评估工具是《儿童抑郁量表》（CDI；Kovacs，1983）。这种自我评价式的评估包含了用于成人的《贝克抑郁量表》（BDI；Beck et al.，1980）的主要元素。CDI 中语言表述的结构和内容专门针对儿童作了修改。与儿童和家庭一起进行的初始摄入性访谈和预评估可以显示出儿童的功能、发育水平和抑郁症状的持续性。所有诊断、游戏治疗的结构与内容、治疗的目的与目标都是建立在预评估的基础之上。它与鉴别诊断（重度抑郁、心境恶劣、双相情感障碍、抑郁调节反应）主要症状及其持续时间的判断都有着密切的关系。

预后变化的评估是基于儿童、父母及儿童的总体完型的某些因素而定的。例如，如果家庭成员正在用不合适的互动模式或者有伤害性的语言进行沟通，他们是否会愿意并能够做出积极的改变？孩子和家人是否能够坚守游戏治疗的基本要求？治疗方式、技术和形式是否适合儿童和家庭？全面且相关的评估将给出所有这些问题的答案。

游戏治疗的目标也是必须要确立的。首先，最重要的是，游戏治疗应该给儿童一个机会，让他们可以成为一个孩子。它应该促进自发的游戏。治疗同样也需要为孩子们创造一种矫正性的经验。此外，它还需要使用创造性的方法，使儿童参与到治疗的合作过程中。儿童特别难以处理的问题、体验和需要决定了治疗的目标。这当然必须包括为治疗提供一个吸引人的环境。治疗环境的建立和维持是治愈的必要条件，但不是充分条件(O'Connor，1991)。因此，其他因素例如与儿童建立融洽的关系、获得家庭的信任与合作、设限的需要以及使儿童参与到游戏互动中的技巧，只是其中的几个必须解决的问题。

同样重要的是，我们要对儿童如何看待治疗目的这件事保持警觉。必须确立一个目标，对孩子提出这些目标时的方式，不能让孩子对治疗产生误解。我们不希望孩子觉得治疗是一种对他们过度抑制、适应不良或是一些不良行为的惩罚。在这方面，游戏治疗相比其他治疗方式有着明显的优势，因为游戏的本质是给孩子带来愉悦、吸引和乐趣，所以它不太可能被曲解为惩罚性的。我们应该在心里建立起这些目标并在游戏治疗的协同性中呈现。在这场治疗的探险中，孩子和治疗师都是积极的参与者。不应该让孩子觉得他们“必须”以某种方式去表演，或者有什么是一定要玩的游戏，又或是需要隐藏自己的想法和情感。儿童和家庭是联合治疗师，从这个意义上来说，他们是和临床工作者一起来制定可行的干预策略和目标的。如果目标是根据儿童心理的特定需要、力量和发展水平而制定，那么治疗的过程、结构和内容对于儿童、家庭和治疗师来说都应该是感觉很自在的。应该尽所能去设立一个目标，以确保儿童不仅是治疗的积极参与者，更是治疗的焦点。游戏治疗是服务于儿童的幸福和健康的。

治疗技术

认知-行为游戏疗法结合了多种技术，可以非常有效地治疗儿童抑郁症。这种方法通常涉及认知重构，在认知重构的过程中，孩子们学会使用适应性的认知取代不良的想法和观念。社交技能训练、模仿和角色扮演是一些可以帮助儿童以更合适的方式与同龄人和成年人相处的技巧。这些治疗可以减少社交退缩和破坏性的行为模式，并教授新的和更有建设性的行为和互动方式。积极的改变会通过行为的强化过程得到固化和加强。通过使用这种方式和每日活动计划，可以教会孩子如何自我监管。这样，即使没有治疗师或家长的帮助，积极的行为也能得到强化。

针对抑郁症儿童的游戏治疗案例

以一个 7 岁男孩罗比的案例为例，这是一个采用认知-行为策略与游戏治疗的结构和形式相结合的综合治疗方案。罗比的母亲带他来参与了初始的摄入性和评估性访谈。她很担心，因为罗比已经有很长一段时间都显得无精打采，毫无动力。虽然罗比并不害羞，但是他会回避其他孩子。他在学校不参加社交活动，很少和其他孩子接触。例如，在游戏的时候，他会独自坐着，或者更愿意和老师坐在一起。当他和同龄人在一起的时候，他会变得非常霸道和专横。罗比坚持我行我素。如果他受到其他孩子的反对或挑战时，他就只是走开。他渐渐变得郁郁寡欢、孤僻、拒绝再玩耍。这当然也就助长了他社交孤立的循环。罗比回避其他的孩子，由于他不良的社交模式，其他孩子也同样不和他玩。他是独生子。此外，他们家住的公寓大楼里大部分都是退休人士。放学回家后，他几乎没有机会和其他同龄孩子交流。

罗比的母亲大约在 3 年前被诊断出患有乳腺癌。在罗比 4 岁的时候，她做了一次乳房根治术，常规的化疗已经令人耗竭，但是大约在一年半后，她依然还要接受第二次的乳房切除术。罗比接受治疗时，她的癌症似乎已经得到了控制。然而他母亲却总是担心癌症的复发，她深怀对宿命的恐惧，用她的话来说："癌症的转移可能只是时间的问题。"每当罗比做出一些不受欢迎或者消极的行为时，他母亲总爱说："你知道妈妈病了，如果你真的爱妈妈，你就应该做个好孩子。"尤其在罗比离群索居、拒绝与家人交流或者玩耍或是不愿意与人交谈的时候，她会补充道："你知道你这样会让妈妈很担心。"这位母亲正在接受抑郁症的治疗，帮助她应对癌症给她带来的不良影响。由于长期患病，这个家庭在经济上和精神上都几近耗竭。因此，罗比的父亲做了一份兼职，以支付日益增加的医疗费用和维持家用开销。他和儿子的关系很好，罗比很期待能多和父亲在一起。但是，由于现状，这样的机会很少。

罗比的言行形成很有趣的悖论。大多数情况下，他会采取伪成熟的方式。他想象自己是妈妈的照顾者和保护者。他的解释也表明了他试图去成为一个“好孩子”。遗憾的是，他变好的方式是变得沉默寡言、闷闷不乐、毫无反应。他不会参与游戏或者交流。罗比喜欢看电视和玩电子游戏这类的被动活动。治疗的前几次他都是带着他的掌上游戏机来的。不过，他有时也会放下假成熟的伪装，变得很有控制欲和苛求。当他得不到自己想要的（或者玩一款新的电子游戏）时，他会噘嘴生气并抱怨，说出和他妈妈如出一辙的话：“如果你爱我，你就会满足我。”

由于罗比伪成熟的特点，他喜欢和大人在一起，而不喜欢和别的孩子在一起。他也会从成人那里寻求很多关注，并渴望取悦于成人。因此，让这些孩子和治疗师互动并非难事。在治疗的最初阶段，电子游戏被用作促进共同兴趣和互动的跳板。埃里克森（Erikson，1979）提出，儿童的游戏经常会被与压力和创伤有关的内部冲突所打断。这似乎就是罗比的处境。即使在玩的时候，他依然保持着伪成熟。他“允许”治疗师去玩规则游戏。他还试图建立自己的游戏规则，并决定每一个游戏的持续时间。然而，大约在第三或第四次治疗的时候，罗比对治疗师、治疗环境和房间里的玩具的反应更积极了。治疗联盟形成了，他会用更多的时间去玩“治疗师的玩具”，而不是他的电子游戏。随着治疗的进程，他也表达了对自己和对妈妈责任的各种消极和异常的看法。他的言论清楚地表明了他的设想，那就是只有做个好孩子，他的妈妈才能活下去。为了满足这个期待，他承担了家长和照顾者的角色。

认知重建是在游戏治疗的框架内实现的，目的是为了对抗和改变罗比的消极想法，例如“如果我不是个好孩子，我的妈妈会死”或者“我爱我的妈妈，我会一直按她希望的那样去做”。伴随着这些想法的是一种潜在的假设和态度，即他必须以一种伪成熟的方式行事。当他的母亲两次从手术中复原时，他受到鼓励去尽力继续保持安静和远离她的视线（隐形）。这证明了他对妈妈的爱和对她健康的关注。此外，在他歪曲的观点中，他认为自己在妈妈的康复中发挥了积极而且重要的作用。甚至，只要他足够好，足够地爱她，继续足够的守规矩（伪成熟），他的妈妈就会彻底好起来。将自己从其他孩子的陪伴中孤立出来，他就可以使自己在妈妈需要什么东西或者忽然生病的时候近在咫尺。应该指出的是，这些解释已经和他的父母讨论过了。然而，他们并没有和罗比提起。埃里克森（Erikson, 1950）曾说过，不要直接去解释那些冲动和强烈的影响，以免增加焦虑和退行或者是中断游戏。

罗比的症状似乎与异常的认知模式（包括消极的自我评价）和社交技巧的不足有关。这些混合的因素使心境恶劣、孤僻、自卑、精神萎靡、压抑和与年龄不符的伪成熟等特征得以维持。考虑到孩子的发展水平、特殊的技能和需求，以及使他成为一个积极合作的治疗伙伴的重要性，治疗师在游戏治疗的背景下制定了认知-行为策略。例如，用木偶游戏来促进认知重建。这些木偶被罗比放在虚拟的情境中。他告诉"儿童木偶"，由于它的行为，另一个木偶生病了。这时，治疗师参与到木偶游戏中，并用一些合适的认知和语言去回应。治疗师会说："有人会因为我不听话而生气，但是他们不会因此而患上重病"或者"并不会因为你（儿童木偶）不说话或者不和我（其他木偶）玩就代表你不爱我，我还是爱你的。"

游戏实现并整合了建设性的模型，治疗师会提供替代的方法去解释来自他人的否定。抑郁症的儿童往往很难强化和奖励自己（Lewinsohn and Graf, 1973）。关于抑郁症的一个极具破坏性的事实是，抑郁症患者会对自己、周围的世界以及未来可能发生的任何变化产生消极的看法（Beck, 1983）。因为抑郁的人会认为没有什么可以帮助他，他往往是缺乏动力去改变的。这当然也就无法得到愉悦和强化的经验。罗比觉得他不配有愉悦的感觉。毕竟，在他歪曲的观念中，他觉得自己无法治愈他的妈妈，因为他不够爱她。如果他能够满足妈妈的愿望，变得更加开朗和善于社交，她就不会那么担心了。此外，尽管他知道情况，他依然会埋怨他爸爸长时间的工作，他想要有更多的时间和爸爸待在一起。在创建木偶戏的各种场景中，罗比重现了自己的经历。治疗师告诉他，在任何情况下，孩子想念父母，想要有更和他们相处的时间都是可以理解也是被允许的。木偶游戏、角色扮演和模仿替代了自我陈述，特别是自我评价式的陈述。适当的策略和评论让他学会奖励和肯定自己。他学会引入计分制，按级别从好到坏给自己的行为打分，1 分代表非常不好的行为，5 分代表非常好的行为。他和他的父母接受使用日常活动表。他们被教授学会如何用积极的解释、自我陈述和自我评价去评估和强化好的以及非常好的行为。

同样，罗比也学会了去衡量他的情感强度。大部分孩子都知道什么是温度计以及它的作用。用硬纸板做一个巨型温度计，在纸板温度计的插槽里插一条红色的纸板，它可以上下滑动，用于计量从最低点数字 1，向上经过 2、3、4，一直到最高点数字 5。当其中的一个木偶有一些强烈的感受时，无论是好是坏，治疗师都会要求罗比移动"感觉温度计"的红色标条去评价这种感觉的强度。这是一种微弱的感觉还是很强烈的感觉？在游戏中使用的小策略也有助于教会他们如何识别情感，并区分积极（好的，愉快的）情感和消极（坏的，不舒服的）情感。随着时间的推移，他能够明白那些情感并不是只有两种极端，他们存在于从好感觉到坏感觉之间的连续统一体中，情感体验的强度也是不同的。抑郁的人总是以泛化的方式思考和评估，不是最高就是最低，常常做出非此即彼的假设（Beck et al., 1980），这样的训练有助于纠正此类倾向。在这个自我监控的过程中，罗比的父母也参与了进来，让罗比能在家里也使用日常情绪表。希望通过这种方式，使治疗能在家里以及游戏室之外一样发挥积极的益处。由于情感是主观感受，所以治疗师并没有要求罗比的父母去评价罗比情感的强烈程度。

他们又制作出了第二个巨型纸板温度计。为了避免混淆，这个温度计的插槽里用的是蓝色的标条。它被称为"行为温度计"，用类似的方式，罗比被教会了如何评价他的行为和互动模式。他首先评价了在角色扮演短剧中的木偶和代表人物的行为和社交模式，然后适时评价了自己的行为。他能辨别出很好和很坏的行为。除了自我监控之外，罗比的父母也被要求对他的行为进行评价，因为这些行为会对其他人产生影响。因此，罗比得到了一些反馈，并获得了一种将他对自己行为的解释和其他人的解释进行对比的方法。他能够更好地理解他的行为可能对他人产生的影响。替代行为的呈现也提升了他回应的能力。

木偶剧、角色扮演和模仿也会被用来帮助弥补社会技能的缺陷。在游戏和角色扮演中，是非常强调相互关系、公平竞争和互惠互利的。角色扮演的情境给罗比提供了在社交场合互动的其他方式。例如，治疗师扮演罗比的角色，而罗比则扮演他的同学。在这个游戏技巧中，罗比能够从其他孩子的角度评价他自己的互动模式。事实证明，这种共情和换角度训练对这个孩子来说非常有效。当罗比被问及重现他的人际交往模式，包括专横和生气地噘嘴，会让他有什么感觉时，他承认，"如果你想要成为一个朋友，那样子（他对待其他孩子的行为）是不好的。"在角色扮演和木偶剧中，替代性和建设性的关系模式也得到了重现。

经过了大约12次的治疗后，在罗比父母的许可下，罗比与其他两个孩子一起被安排在了一个小型的游戏团体治疗项目中。这给了3个孩子一个互动的机会，去练习他们新的、适应性的社交技能，并参与互动性的游戏。孩子们同样被要求评价自己的社会人际关系的模式。治疗师没有要求他们去评价其他两个孩子的模式，相反，他们需要分享其他孩子的行为和互动带给他们的感受。由此，这三个孩子都得到了一些相关的反馈，关于他们的行为模式是如何影响到同伴们的，不带有任何负面的比较或者评判。

班杜拉（Bandura, 1977）在其交互决定论中指出，行为是认知和环境因素的产物，同时也是认知和环境产生的决定因素。这一原理解释了认知、社会关系和行为之间的相互联系。家庭当然是一个主要的社会结构，我们从中看到了这个原理的影响。例如，罗比的很多反应和评论都反映出他母亲的说法和模式。任何形式的儿童治疗都必须有家庭的参与。家庭是社会化的主要来源，家庭行为会直接影响孩子。家庭治疗已经被证明是家庭系统内一种强有力的治疗干预形式，并被广泛接受。家庭动力对健康和问题行为的影响已被进行了综述（e. g.,

Schaefer and Briesmeister，1989）。

如果不干预家庭内部并改变一些功能失调的认知、自述和互动模式，罗比的症状就无法得到充分的理解、处理和治疗。罗比的母亲被强烈建议继续她自己的个人心理治疗。与此同时，她和罗比的父亲同意每两周与治疗师见一次面，以促进罗比的治疗进程。他的母亲能够以积极的态度去改变她原先对罗比情绪满满的评论。在她每次说话或提要求时，她不会再说"如果你爱我，你就会遵从我的意愿。"她还和自己的治疗师讨论了认知过程和归因模式。她在很短的时间内取得了巨大的进步。更大的挑战是如何弥补父亲由于繁忙的工作安排而造成的在家庭中的缺失。不过，他是非常渴望去解决家庭中的不良模式的，他想要花更多的时间和罗比在一起，并尽力去减少抑郁症对妻儿的影响。他能够参加每月两次的家庭治疗，并也取得了重大进展。

罗比大约接受了 11 个月的游戏治疗，在最后 4 个月的治疗中，会谈减少到每两周一次。贯穿于整个治疗过程中，每两周进行一次家庭会谈。团体游戏小组也同样按照每两周一次的安排继续进行。在治疗结束的时候，罗比的自我报告，他父母的报告以及客观的评估都显示他烦躁情绪的明显减少、社交联系的改善以及自我意识和自我价值的显著增强。更重要的是，他的行为、认知图式、自我陈述、社会关系、应对方式和整体功能都得到了显著改善，变得更积极，更具适应性。

治疗师在最后一次治疗的 4 个月和 6 个月后分别安排了随访治疗，所有报告和可观察到的证据均表明，罗比的能力水平有了显著提高，社会交往有所改善，认知和自我陈述也更加积极和适龄。尽管罗比的父亲说他遇到了"一两个小挫折"，但是他不再表现出伪成熟的行为或特点。他不再做保护者，不再回避退缩，不再从身体上、社交上和情感上孤立自己。在游戏治疗过程中所建立起的全新健康的适应模式维持并普及他生活和功能的许多领域。他的父母也从他们作为协同治疗师的角色中受益。特别是他的母亲，能够去理解她的行为和评论与罗比的病情之间的联系。从真正意义上来说，罗比也是她母亲的治疗师。

他让她看到了自己的抑郁模式对整个家庭的影响。通过帮助他，她也帮助了自己。游戏治疗有效地消除了儿童抑郁综合征的许多症状，使罗比恢复了他作为一个孩子应有的和适当的身份。

总 结

本章回顾了关于儿童抑郁症的概念和存在的一些主要历史趋势。这种临床障碍存在于青春期前人群的可能性最初遭到了怀疑和反对。这一概念本身与公认的观点相悖，即儿童尚未发展出在现象学上感受抑郁体验的认知和自我能力。基于大量的研究和大量的临床及实践证据，儿童抑郁症的概念渐渐地被接受，成为了一种适当的和普遍的临床障碍。近几十年来，人们越来越认识到，困扰成年人的抑郁症也可能存在于幼儿期和青春期前的儿童。还有一点可以确认的是，抑郁症状的表征和表现在成人和儿童的身上是完全不同的。

儿童的任何症状性障碍都必须在发育进程的背景下进行评估、理解和解释。经验性研究和临床操作与既定的发展理论相互交织，使得我们对儿童的理解更加全面和丰富。就如同儿童生活和功能的所有方面一样，抑郁症的症状是通过与年龄相适宜的认知、行为、情感基调、驱力、社交模式和应对策略来体验和表达的。

本章讨论的治疗模式将认知-行为理论的原理整合到游戏治疗的结构和形式中。在成年期，消极的自我陈述和评价、扭曲且失调的认知、社交技能的缺失都与抑郁症的特征和体验有关。任何意图改善儿童抑郁症状的治疗手段都必须与年龄相适宜，并满足该儿童的特定需要。同样要强调的还有家庭动力对于儿童状况的极度重要性和影响。因此，家庭干预被推荐为游戏治疗非常重要的辅助手段。为了使儿童产生适应性变化，那些深植于家庭系统中并维持和加剧儿童抑郁特质的失调模式必须从根本上改变。游戏治疗为抑郁症儿童提供了一个可行性模式，从而影响他们产生建设性的变化。

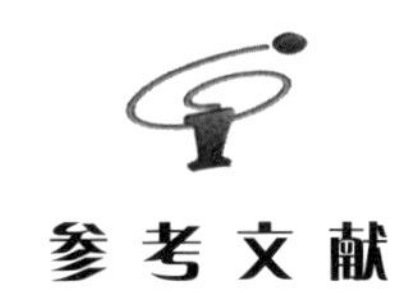

参考文献

Abraham, K. (1911). Notes on the psycho-analytical investigation and treatment of manic-depressive insanity and allied conditions. In *Selected Papers on Psycho-Analysis*, pp. 37 - 156. London: Hogarth.

American Psychiatric Association. (1968). *Diagnostic and Statistical Manual of Mental Disorders*, 2nd ed. Washington, DC: APA.

——(1980). *Diagnostic and Statistical Manual of Mental Disorders*, 3rd ed. Washington, DC: APA.

——(1994). *Diagnostic and Statistical Manual of Mental Disorders*, 4th ed. Washington, DC: APA.

Arieti, S. (1962). The psychoanalytic approach to depression. *American Journal of Psychotherapy* 16: 397 - 406.

Arieti, S., and Bemporad, J. (1978). *Severe and Mild Depression*. New York: Basic Books.

Asarnow, J. R., Carlson, G. A., and Guthrie, D. (1987). Coping strategies, self-perceptions, hopelessness, and perceived family environments in depressed and suicidal children. *Journal of Consulting and Clinical Psychology* 55(3): 361 - 366.

Asch, S. S. (1966). Depression: three clinical variations. *Psychoanalytic Study of the Child* 21: 150 - 171. New York: International Universities Press.

Bandura, A. (1977). Self-efficacy: toward a unifying theory of behavior change. *Psychological Review* 84: 191 - 215.

Beck, A. T. (1976). *Cognitive Therapy and the Emotional Disorders*. New York: International Universities Press.

——(1983). Focus on target symptoms. In *Cognitive Therapy of Depression: New Perspectives*, ed. P. Cryton, pp. 167 - 208. New York: Raven Press.

Beck, A. T., and Brady, J. P. (1977). The history of depression. *Psychiatric Annals* 7: 9 - 13.

Beck, A. T., Rush, A. J., Shaw, B. F., and Emery, G. (1980). *Cognitive Therapy of Depression*. New York: Guilford.

Bemporad, J. (1978). Management of childhood depression: developmental considerations. *Psychosomatics* 23(3): 272 - 279.

Bemporad, J., and Wilson, A. (1978). A developmental approach to depression in childhood and adolescence. *Journal of the American Academy of Psychoanalysis* 6(3): 325 - 352.

Bibring, E. (1953). The mechanisms of depression. In *Affective Disorders*, ed. P. Greenacre, pp. 13 - 48. New York: International Universities Press.

Bleuler, E. (1911). *Dementia Praecox or the Group of Schizophrenias*. New York: International Universities Press, 1950.

Bowlby, J. (1969). *Attachment and Loss, vol. I: Attachment*. New York: Basic Books.

Brazelton, T. B. (1992). Depression. In *Touchpoints: Your Child's Emotional and Behavioral Development*, pp. 239 - 242. Massachusetts: Addison-Wesley.

Carlson, G. A., and Cantwell, D. P. (1979). A survey of depressive symptoms in a child and adolescent psychiatric population: interview data. *Journal of the American Academy of Child Psychiatry* 18: 587 - 599.

———— (1982). Suicidal behavior and depression in children and adolescents. *Journal of the American Academy of Child Psychiatry* 21: 361 - 368.

Centers for Disease Control. (1985). Suicide surveillance report summary, 1970 - 1980. Washington, DC: U. S. Department of Health and Human Services.

Cohen, F. W. (1971). Mark and the paint brush: how art therapy helped our little boy. In *Therapies for Children: A Handbook of Effective Treatments for Problem Behaviors*, ed. C. E. Schaefer, and H. L. Millman, pp. 68 - 70. San Francisco: Jossey-Bass, 1977.

Cytryn, L., and McKnew, D. H. (1981). Diagnosis of depression in children: a reassessment. *American Journal of Psychiatry* 137: 22 - 25.

Deutsch, H. (1933). The psychology of manic-depressive states with particular reference to chronic hypomania. In *Neuroses and Character Types*, pp. 203 - 217. New York: International Universities Press, 1965.

Dulcan, M. K., and Popper, C. W. (1991). *Concise Guide to Child and Adolescent Psychiatry*. Washington, DC: American Psychiatric Press.

Erikson, E. (1950). *Childhood and Society*. New York: Norton.

————(1979). Play and cure. In *Therapeutic Use of Child's Play*, ed. C. E. Schaefer, pp. 475 - 485. New York: Jason Aronson.

Fenichel, O. (1926). Identification. In *The Collected Papers of Otto Fenichel, vol. 1*, pp. 97 - 112. New York: Norton, 1953.

———— (1941). The ego and the affects. In *The Collected Papers of Otto Fenichel, vol. 1*, pp. 215 - 227. New York: Norton, 1953.

————(1945). *The Psychoanalytic Theories of Neuroses*. New York: Norton.

Freud, A. (1965). *Normality and Pathology in Childhood: Assessments of Development*. Madison, CT: International Universities Press.

Freud, S. (1917). Mourning and melancholia. *Standard Edition* 4: 152 - 170.

Gray, M. (1978). *Neurosis: A Comprehensive and Critical View*. New York: Van Nostrand.

Jacobson, E. (1971). *Depression: Comparative Studies of Normal, Neurotic, and Psychotic Conditions*. New York: International Universities Press.

Jernberg, A., Booth, P., Koller, T., and Allert, A. (1980). *Manual for the Administration and the Clinical Interpretation of the Marschak Interaction Method (MIM)*. Chicago: Theraplay Institute.

Kendall, P. C. (1991). Guiding theory for therapy with children and adolescents. In *Child and Adolescent Therapy: Cognitive-Behavioral Procedures*, pp. 3 - 22. New York: Guilford.

Kernberg, P. F., and Chazan, S. E. (1991). *Children with Conduct Disorders: A Psychotherapy Manual*. New York: Basic Books.

Kerns, L. L., and Lieberman, A. B. (1993). *Helping Your Depressed Child: A*

Reassuring Guide to the Causes and Treatments of Childhood and Adolescent Depression. Rocklin, CA: Prima.

Klein, M. (1935). A contribution to the psychogenesis of manic-depressive states. In *Contributions to Psychoanalysis*, pp. 282 - 310. London: Hogarth.

Kovacs, M. (1983). *The Children's Depression Inventory: A Self-Rated Depression Scale for School-Aged Youngsters*. Pittsburgh, PA: University of Pittsburgh Press.

Lefkowitz, M. M., and Burton, N. (1978). Childhood depression: a critique of the concept. *Psychology Bulletin* 85(4): 716 - 726.

Lewinsohn, P. M., and Graf, M. (1973). Pleasant activities and depression. *Journal of Consulting and Clinical Psychology* 41: 261 - 268.

Loevinger, J. (1959). *Ego-Development: Conceptions and Theories*. San Francisco: Jossey-Bass.

Lubin, B. (1967). *Manual for the Depression Adjective Check List*. San Diego: Educational and Industrial Testing Service.

Madden, J. R. (1966). Melancholy in medicine and literature: some historical considerations. *British Journal of Medical Psychology* 39: 125 - 136.

Mahler, M. S. (1961). Sadness and grief in childhood. *Psychoanalytic Study of the Child* 48: 332 - 351. New Haven: Yale University Press.

Meichenbaum, D. (1977). *Cognitive Behavior Modification: An Integrated Approach*. New York: Plenum.

Meichenbaum, D., and Goodman, J. (1971). Training impulsive children to talk to themselves: a means of developing self-control. *Journal of American Psychology* 77: 115 - 126.

O'Connor, K. J. (1991). *The Play Therapy Primer: An Integration of Theories and Techniques*. New York: Wiley.

Ostow, M. (1970). *The Psychology of Melancholy*. New York: Harper & Row.

Pfeffer, C. R., Conte, H. R., Plutchik, R., and Jerrett, I. (1979). Suicidal behavior in latency age children. *Journal of the American Academy of Child Psychiatry* 18: 679 - 692.

Puig-Antich, J. (1985). Affective disorders. In *Comprehensive Textbook of Psychiatry*, ed. H. I. Kaplan, and B. J. Saddock, 4th ed., pp. 1850 - 1861. Baltimore: Williams & Wilkins.

Puig-Antich, J., and Ryan, N. (1986). *Schedule for affective disorders and schizophrenia for school-age children (6 - 18 years): Kiddie SADS*. Unpublished manuscript. Pittsburgh, PA: Western Psychiatric Institute and Clinic.

Rado, S. (1928). The problem of melancholia. *International Journal of Psycho-Analysis* 9: 420 - 438.

Rie, H. E. (1966). Depression in childhood: a survey of some pertinent contributions. *Journal of the American Academy of Child Psychiatry* 5: 653 - 685.

Schaefer, C. E., ed. (1993). *The Therapeuic Powers of Play*. Northvale, NJ: Jason Aronson.

Schaefer, C. E., and Briesmeister, J. M. (1989). *Handbook of Parent Training: Parents as Co-Therapists for Children's Behavior Problems*. New York: Wiley.

Seligman, M. E. P. (1974). Depression and learned helplessness. In *The*

Psychology of Depression: Contemporary Theory and Research, ed. R. J. Friedman, and M. Katz, pp. 109 - 142. Washington, DC: Winston-Wiley.

Shamoo, T. K., and Patros, P. G. (1990). *Helping Your Child Cope with Depression and Suicidal Thoughts*. New York: Lexington.

Sperling, M. (1959). Equivalents of depression in children. *Journal of the Hillside Hospital* 8: 138 - 148.

Spitz, R. (1946). Anaclitic depression. *Psychoanalytic Study of the Child* 2: 313 - 342. New York: International Universities Press.

Stark, K. (1990). *Childhood Depression: School-Based Intervention*. New York: Guilford.

Stark, K. D., Reynolds, W. M., and Kaslow, N. J. (1987). A comparison of the relative efficacy of self-control therapy and a behavioral problem-solving therapy for depression in children. *Journal of Abnormal Psychology* 15: 91 - 113.

Toolan, J. M. (1981). Depression and suicide in children: an overview. *American Journal of Psychotherapy* 35(3): 311 - 322.

Waelder, R. (1933). The psychoanalytic theory of play. *Psychoanalytic Quarterly* 2: 208 - 224.

Wenning, K., Nathan, P., and King, S. (1993). Mood disorders in children with oppositional defiant disorder: a pilot study. *American Journal of Orthopsychiatry* 63(2): 295 - 299.

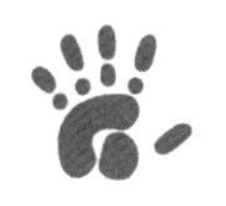

第二章

针对儿童恐惧及恐惧症的游戏治疗

达奇·莱茵斯-理查德
（D'Arcy Lyness-Richard）

三岁半的丹尼穿着他最喜欢的超能战士睡衣，拉着爸爸的手正准备开始进行他新的就寝仪式中的最后一个部分。他们一起走近丹尼卧室的衣橱。在爸爸打开橱门并把头探进去的时候，丹尼往后退了一点。

“这里有怪物吗？”爸爸对着黑暗的衣橱喊道，“这里是不允许怪物进来的，所以如果你在里面的话，马上给我出去！”丹尼的爸爸检查了衣橱的每一个角落，最后把头伸了出来说：“丹，好了，这里一个怪物也没有，你要确认一下吗？”

小男孩看了看衣橱，轻轻地喊道：“有怪物吗？我没有看到什么怪物，怪物是不可以进来的哦。”他看着爸爸“咯咯”笑了，“爸爸，现在去看看床底下。”

父子俩小心翼翼地扫视过鞋子和玩具，用假装严肃的声音说：“有怪物吗？最好是没有，我们是不会让怪物待在下面的。”

爸爸宣布：“一切正常，这里也没有怪物！”

丹尼踮着脚跟在爸爸身后，站得笔直，摆出了他最像怪物的姿势，对着他爸爸大吼一声。他爸爸转过身来，假装惊讶地张开了嘴。

“嗨！怪物是不允许来这里的！”爸爸陪丹尼玩着他的游戏。

“是我，爸爸！”丹尼说。

“哦，丹尼，我还以为你是个怪物呢！”爸爸笑着抱起儿子，把他放到了床上，替他盖好被子，“祝你做个好梦！亲爱的，一切安好，明早见！”

丹尼和大多数孩子一样，在这个年龄阶段会对独自睡在自己的房间而感到不安。他担心怪物可能会藏在他的衣橱里或床底下。在安静漆黑的房间里，声音和影子都会在他丰富的想象力下变成了怪物接近的证据。虽然，他知道在现实生活中没有怪物这种东西，但他有时候也不那么确定。丹尼的想法和感觉会受到自我中心、奇幻思维和有限的现实检验的影响，这些都是他这个发展阶段的特征（Piaget，1954；Wadsworth，1989）。

难怪丹尼的恐惧主要表现在就寝时间。在入睡时他要和保护自己的父母分开，这考验着他在黑暗中独处的能力。一个人躺在床上，丹尼要靠自我安慰才能让自己摆脱控制，得以入睡。他对自己是否安全十分担忧，那种对黑暗中怪物的恐惧挥之不去。丹尼的就寝仪式说明了他父亲的那种有趣的且具有支持性的方式帮助丹尼掌控了自己的担忧。在游戏中，丹尼在父亲的保护下勇敢地搜寻怪物，然后他自己变成了怪物，这展示了一种掌控恐惧的健康尝试。

儿童的正常恐惧

对于怪物、黑暗、女巫和其他生物的等假想危险的短暂关注是学龄前时期的正常现象。这和其他正常的恐惧代表了儿童在现实生活中的担忧，它们具有重要的发展性功能，为情感和认知的发展铺下基石（Fraiberg，1959）。埃里克森（Erikson，1950）认为掌控正常的恐惧是儿童的中心任务。参与其中可以让孩子发展健康的应对机制，并发掘其他社交及情感资源。探索和适应正常恐惧的过程可以使孩子对世界的理解更为开阔，有助于培养他们面对生活挑战的能力。

儿童和成人一样，恐惧是在感知危险时所产生的一种情绪和生理的反应。从积极的角度来说，恐惧是一种适应性的反应，它能让我们远离危险的安全，在某些情况下，对我们的生存非常重要。对于被烧伤的恐惧提醒孩子们远离火炉，对于被绑架或者被车撞的恐惧能让孩子保持适当的谨慎。同样，对于巨型犬、蛇和陌生人的恐惧有助于保护孩子的安全。由于儿童的认知技能和生活经验有限，他对危险的感知会在真实的危险很小或是不存在时就被唤起。儿童的恐惧可能是由新的经验、未知事物或是不寻常的事情而引起的。小孩子缺少现实检验能力去区分真实和其他想象的危险（Wadsworth，1989）以及内部和外部的经验（Erikson，1950）。儿童自己内心的经历，如愤怒或者其他强烈的情绪，可能会是令人不安的或者来势汹汹的，并会引发恐惧的反应。埃里克森（Erikson，1950）将恐惧与焦虑进行了区分，他认为恐惧涉及一个可以避免的具体对象，而焦虑指的是一种更加广泛的情绪状态。埃里克森指出在儿童时期，这样的区分并不是很有用，因为这两者经常同时发生。

儿童的恐惧是围绕着特定的发展主题组织起来的。许多理论家讨论认为，这是在特定发展阶段的背景下产生的（Erikson，1950；A. Frued，1966；Kagan，1974；Peller，1964；Piaget，1954）。埃里克森（Erikson，1950）描述了一系列在儿童成长经历和成熟过程中要探索和解决的发展任务。从出生起，被养育和持续照料的体验会让婴儿感觉外界是一个安全可预测的地方。满足婴儿情感和身体需求的积极体验会带来日益增强的信任感。埃里克森解释说，特定的恐惧代表了特定的发展阶段所涉及的更广泛的社会焦虑。例如，婴儿对于突发动作的本能恐惧与忽然失去悉心照料的情感有关。

皮亚杰（Piaget，1954）在对儿童认知发展的描述中，用**感知-运动**（sensory-motor）一词来指代婴儿通过感官来体验世界以及使用早期的运动技能进行探索的方式。在这一阶段中，恐惧与不熟悉的感官刺激有关。婴儿害怕喧闹或奇怪的噪音、突然的动作、突如其来的触摸、陌生的面孔以及巨大或变形的物体。卡根（Kagan，1974）将焦虑解释为个体对差异的反应。焦虑是婴儿面对与他现有的模式不符的事物时所产生的反应。婴儿可能感觉输入新的感知是危险的，因为它是未知的，它不容易处理或分类。此外，在这样的刺激之下，婴儿保护自己的能力是有限的。由于婴儿没有办法自己离开，他可能会转过身、哭泣或是紧紧地抱住父母。

莉莉·佩勒(Peller, 1964)和安娜·弗洛伊德(A. Freud, 1966)都是精神分析的理论家,他们也将儿童恐惧置于正常的发展背景之中。精神分析模型将童年时期描述为一系列连续的阶段,每个阶段都以特定的快乐和特定的忧虑为特征。佩勒和安娜·弗洛伊德注意到,儿童在游戏活动中会自发地努力应对每个阶段的忧虑。

每个阶段相关的特定恐惧标志着儿童与该阶段正常的发展性挑战之间的斗争。特定的恐惧具体呈现了孩子所关注的内容。儿童很难去讨论这些更为抽象的问题和冲突,只能通过特定恐惧的象征形式表现出来。例如,分离焦虑通常源于幼儿对黑暗恐惧。幼儿对黑暗的恐惧可以理解为他们与分离和独立有关的核心情感斗争的象征。

儿童时期特有的恐惧是儿童发展阶段或任务的产物,以及伴随着该阶段或任务而来的情感关注或担忧的产物,也是儿童的认知能力和想象力的产物。用这种具体的方式来表现对某一特定阶段的恐惧或担忧,对他们来说是很重要的。通过创造和外化一个特定且具体的恐惧,孩子能够开始进入掌控的阶段。将她的恐惧作为一个具体的对象外化,孩子会积极地考虑问题和应对措施,并获得熟悉和理解。儿童需要倚赖成人可靠的指导和保护去学习如何准确地理解周围的世界。

由于特定恐惧与发展主题密切相关,所以孩子们在某一阶段中的特有恐惧是相当一致的(Augustyn, 1995; Dixon, 1992; Lyness, 1993; Schachter and McCauley, 1998)。婴儿会对突然的动作、巨大的噪音、巨型或变形的物体以及陌生人产生恐惧的反应。幼儿害怕陌生人、黑暗以及和父母分离。学龄前儿童想象力生动而丰富、容易内疚、常常使用投射,这使得他创造出了复杂具体的恐惧对象,如怪物和其他可怕的生物。

对于可能性的幻想和创造复杂故事的能力使得幼儿对真实或者想象的危险的感知有了进一步的扩展。因此,学龄前儿童和学龄早期的儿童往往会有"如果……将会……"的恐惧。这个年龄段的孩子有认知能力去想象可怕的可能性,但是他们缺少对现实世界的经验让自己确信其实"如果……将会……"的事情很少会发生。当孩子尝试投身学校和社会环境，远离父母的庇护和熟悉的家时，就会发展出这些担忧。学龄期儿童往往会害怕受伤、雷电、窃贼、绑架和自然灾害。

青春期的孩子会发展更为广阔的世界观，也会有新的弱点。青少年要调动防御以抵御弱势的感觉，他们会通过冒险的行为来证明自己，从而将弱势的感觉外化。当青少年身体自我或是情绪自我的完整性受到威胁时，他们会发展出潜在的焦虑。他们的担忧往往会被理智化和泛化，进而演变为对战争和环境问题的恐惧。在更个人的层面上，青少年常害怕受到躯体攻击或是被嘲笑。

恐惧是儿童认知和情感发展的一种功能，所以我们应当注意，认知发展延迟的儿童所展现的恐惧会与他们的心理年龄相一致。同样，有情感问题或在某一方面有弱项的孩子可能会表现出退行的恐惧(Dixon, 1992; Lyness, 1993)。

儿童在恐惧的倾向和对恐惧反应的强度上是存在个体差异的。有些孩子的恐惧会甚于其他孩子。有人推测，性格扮演着重要的角色，我们注意到害羞的孩子比外向的孩子更容易害怕(Schowalter, 1994)。此外，校园恐惧症更多见于害羞的孩子(Schmitt, 1995)。社会学习也是恐惧形成的一个重要因素(Rutter and Garmezy, 1983)。人们普遍认为，恐惧是可以习得的，而且经常可以注意到，恐惧、焦虑的父母往往会养育出同样的孩子(Augustyn, 1995)。埃里克森(Erikson, 1950)描述了孩子在学习区分真实和想象的危险时，需要父母的确认。他指出，如果孩子察觉到成人的恐惧，那么他们会感受到"一种令人恐慌的不确定感，好像灾难随时都会发生"。

大多数儿童时期的恐惧都是正常的和短暂的。特定阶段的恐惧会经历其发展过程，并随着每个阶段情感关注问题的解决而逐渐消退。如果一个孩子从父母那里得到了足够多的情感支持，并且拥有适龄的应对技能，那么正常的恐惧不会妨碍他的功能，它将逐步得到发展并被掌握。孩子通过游戏探索、父母的理解与支持，以及他们不断增长的认知和情感技巧来处理这些恐惧。儿童健康且成功地去掌控恐惧的尝试包括使用情感防御，尤其是认同、投射、行动和抵消、重复和理智化

(A. Freud, 1966)。在儿童的游戏行为中可以观察到他们如何运用这些防御来控制“正常”的恐惧(Lyness, 1993)。

“正常”恐惧何时会变成一种症状?

对有些孩子来说,特定的恐惧会一直持续,可能发展成为恐惧症,或是保持一种广泛性焦虑的状态。创伤性经历会导致“正常”的恐惧固着下来,并对问题的解决产生更多阻碍。与特定事件相关的恐惧可能会变得泛化。例如,被狗咬伤的孩子可能会对狗产生恐惧。这种恐惧会变得强烈,以致孩子会躲避所有的狗。在这种情况下,恐惧就可能会发展成为恐惧症。

如果孩子缺乏足够的环境支持或应对技能来完成与恐惧相关的发展任务,那么与成长相关的恐惧可能会持续下去,直至超过正常的持续时间。学龄前儿童对黑暗的恐惧是分离恐惧的象征,如果她经历过多次被遗弃、丧失或忽视,那么这种恐惧就不太可能消退。幼儿对狗或者怪物的恐惧,代表着一种潜藏的担忧,他们担忧如果父母的攻击不受控制,那么持续在这样的环境中自己究竟是否安全。同样,那些父母受伤或者生病的孩子可能会发展出校园恐惧症,他们会一直担心失去父母。一个在自然灾害中幸存下来的孩子可能会患上创伤后应激障碍。孩子可能会重新体验在过去对雷电、巨大的噪音、自然环境或者独处的恐惧。如果一个学龄期儿童生活在暴力盛行的社区,那么他对窃贼或“坏人”的适龄恐惧可能就无法解决。考虑到他恐惧的现实基础,他或许只能控制自己一部分的恐惧。例如,他可能极为需要使用认同的方式作为防御。成为帮派的成员或者采取暴力、坏人的行为可能是他试图控制对攻击性的恐惧所作出的表现。很显然,这种部分解决的办法在减轻某些焦虑的同时,也将以其他道德和社交发展任务为代价。因此,正常的恐惧会因为令人不安的环境而被放大,并且持续下去,影响儿童的功能和发展进程。阻碍儿童健康功能的恐惧会被认为是潜在情绪困扰的征兆，并可能成为专业干预的焦点。

恐惧症是一种持续的、强烈的、不现实的恐惧，它会干扰儿童的功能(American Psychiatric Association，1994)。有恐惧症的孩子会耗费过多的精力来躲避害怕的情况或事物。他们经常会认识到他们的恐惧是不现实或是夸大的，但仍然会被强迫性思维、极度的焦虑和逃避的行为所困扰。安慰对于恐惧症的孩子来说通常是没有帮助的。

关于恐惧症的病因有很多种理论。精神分析理论认为恐惧症是一种被取代的恐惧(A. Freud，1966)。行为理论的解释则集中于认为恐惧症是在条件作用和模仿以及社会学习的影响下习得的反应(Schowalter，1994)。在临床实践中，具体的病例似乎支持不同的病因理论。以下的两个案例中，第一个适用于精神动力学的解释，第二个例子呈现了一种具有大量习得成分的恐惧症。在本章后面提到的茱蒂丝的案例，显示了多种病因因素是如何发展和维持一个孩子的恐惧和恐惧症行为的。这些病例提醒我们，要制订有效的治疗计划，必须仔细考虑每个病例的具体因素。

太阳恐惧症

迈克尔，9岁，母亲与癌症抗争多年，3个月前去世。迈克尔的父亲沉浸在悲痛之中，并没有和迈克尔过多的谈论他母亲的病情和她的去世，就回到了工作岗位。

夏天来了，迈克尔对在户外玩耍没有什么兴趣，他的姨妈在他父亲白天上班的时候照顾他。她坚持让迈克尔花更多的时间在户外玩。他很不情愿地做了。一个阳光明媚的日子，迈克尔的姨妈叫他进屋来吃午饭。她看着迈克尔穿过后院来到厨房门口。他从草坪上的一片树荫下跑到另一片树荫下，当他这样跑到厨房门口时，他哭了。

“怎么了，迈克尔?”姨妈问。

“今天早上我忘记涂防晒霜了，现在我的皮肤晒伤了。我也会得癌症而死的!”

迈克尔的家人并不知道,他已经患上了一种太阳恐惧症。整个夏天他都躲在室内或阴凉处玩耍,并用神奇的防晒霜保护自己。他的恐惧症可以理解为对死亡和丧失的恐惧的替代,再伴以他想象中对于母亲疾病的愧疚,同时也害怕因为自己的愤怒情绪而受到惩罚。

一位治疗师帮助迈克尔表达了他对母亲生病这件事的痛苦、悲伤、失落、内疚和愤怒。他的父亲也参与了治疗,治疗师帮助这对父子去讨论了迈克尔的母亲,她的疾病和死亡,以及他们的感受。

恐狗的母女

6 岁的杰米非常害怕狗,妈妈因此带她去见了心理治疗师。这种强烈的恐惧使得杰米无法走路去学校,因为她担心在路上会遇到一只狗。杰米在一年级的时候交了一个新朋友,但是当她得知这个朋友养了一条狗之后,她就不能再去朋友家玩了。最近,甚至是有关狗的故事、狗的照片和电视上的狗也会开始让杰米不安。

杰米的妈妈向治疗师吐露,她也一直非常害怕狗。事实上,她也会避免可能看到狗的情况,这有时会带来很多麻烦。她不希望杰米和她一样忍受这种不适,她一直告诉杰米不要害怕狗。

不难看出,杰米的恐惧中的习得成分,以及她是如何效仿了她的妈妈。尽管妈妈说的话与此相反,但她依旧向杰米灌输了自己的信念:狗是危险的。这个治疗中包含了对母女俩的放松训练和系统脱敏的行为技术,且非常地成功。

治疗恐惧和恐惧症

被恐惧和恐惧症困扰的儿童常常会引起治疗师的关注。在临床情境中，儿童可能出现广泛性焦虑障碍、特定恐惧症、惊恐发作、急性应激障碍、创伤后应激障碍或是与恐惧相关的情况，如学校回避，通常被称为学校恐惧症。另一方面，在治疗中孩子的过度恐惧可能不是当前呈现的问题。儿童各种各样的行为和情绪困难需要在治疗过程中加以解决。

有几种概念化的方法在治疗恐惧和恐惧症方面是有用的。行为咨询技术因其对焦虑症的疗效而被广泛认可。行为疗法的应用基础建立在一个假设之上，即恐惧和恐惧症是后天习得的反应，是可以消退，并被其他功能更好的反应所取代的。认知-行为治疗师认识到思想和信念作为刺激-反应模式媒介的重要性（Brems，1993）。认知-行为干预主要围绕着探索和修正那些会刺激当事人引发恐惧的想法。

行为技术主要基于雅各布森（Jacobson，1938）、沃尔普（Wolpe，1958）和拉扎勒斯（Lazarus，1966）的早期工作。雅各布逊描述了一种被称为渐进式放松的技术，在这种技术中，病人在指导之下让全身肌肉群进行系统性的紧张及放松。例如，一个人可以先从他的脚趾和脚开始，然后是他的脚踝周围的肌肉，接着是他小腿肚的肌肉，通常自下而上，最后是头部和头皮的肌肉，直到他所有的肌肉都得到紧张然后放松为止。就这样，整个人得到了一种渐进的放松。沃尔普提出了一个交互抑制的概念，即对同一刺激来说，两个冲突的反应不能同时发生。简单来说，就是不可能同时体验紧张感和放松感。

就儿童的治疗来说，如果一个孩子是放松的，那么他就不会在同一时间感觉到焦虑。由于放松是一种比焦虑更有益的状态，如果一个儿童被指导用放松来应对引发焦虑的刺激，那么放松将逐渐取代焦虑成为对刺激的反应。儿童可以通过治疗师执教的渐进式放松或者引导意象来学习放松。在渐进式放松中，我们会邀请孩子坐在一个舒适的位置，闭上眼睛，做几次放松的呼吸。当呼气和吸气进入一个比较舒适的节律时，治疗师指导孩子依次绷紧和放松肌肉群。经常使用积极反馈是很有帮助的。在每组肌肉绷紧和放松后说“好”是简单而有效的方法。治疗师会给孩子暗示，让他们在每次呼吸时都感觉越来越放松，在呼气时，孩子会呼出所有的担忧和紧张。治疗师可以使用抑扬顿挫的语调和节奏来强化放松的过程。

“你可以继续吸气……呼气……感觉很好……每一次吸气……你感觉更轻松一点……你可以释放……担心和紧张……当你呼气的时候……好。现在可以转移到你手部的肌肉，握紧拳头，尽可能地紧……再握紧一点……好。现在保持这个握紧的拳头……紧握不放……一，二，三，现在你可以让你的手放松下来……好……就让它像柔软的木偶的手一样在你的身边放松下来……好。”

在意象引导中，邀请孩子去想一个曾经去过的地方或者想去的地方，在那里他会感到非常舒适和放松。然后，孩子会向治疗师详细地描述这个地方。治疗师不仅要知道这是个什么样的地方(钻进被窝、浮在云上、坐在安乐椅上、在温暖的阳光下躺在草地上)，还要知道在这个地方孩子看到了什么，以及其他感官感受的细节，例如触觉和手感，味道和声音。治疗师用这些意象引导孩子在闭着眼睛的时候进入他想象中的那个地方。

“你可以闭上眼睛……然后做几个美好的，深入的……呼吸……吸气……呼气……如果你愿意，你可以去到你的专有领地，在那里你会感觉放松……和舒服……用你所喜欢的方式。你拥有这个特别的地方，在这里你总是能感觉很棒……很安全……一切都很好……你椅子上的靠垫很软，你可以依偎着它们……用你最舒服的方式。你能听到你的小猫在你身边‘咕噜咕噜’的叫声……你可以感觉到她温暖的毛茸茸的身体……你可以闻到厨房里飘来的香味……在这里的感觉是非常棒、非常安全的……在这个特别的地方，只属于你的地方。”

对于恐惧或恐惧症的治疗，渐进式放松或意象引导可以配合系统脱敏来进行(Schowalter, 1994)。系统脱敏是一种通过让儿童逐步暴露于导致恐惧的情境中，从而达到减少和消除儿童恐惧的技术。在暴露于恐惧对象的同时会结合更令人愉悦或更舒适的刺激(放松)。在系统脱敏疗法中，治疗师会要求孩子列出一系列与恐惧相关的场景。这些场景是按顺序排列的，在列表的底部是轻度厌恶的场景，逐步到列表的顶部是越来越令人焦虑的场景。孩子学会了一种放松的技巧。让他在放松的时候去想象这些场景，每次一个，从最温和的场景开始，逐步加强到更令人厌恶的场景。在不感到焦虑的情况下，让孩子尽可能地提高场景等级。当孩子感到焦虑时，让他们用事先安排好的方式向治疗师发出信号，例如举起一根手指。当孩子给出信号，则表示自己无法在没有焦虑的情况下更加深入时，治疗师就会返回列表中上一个不那么令人焦虑的场景，让孩子重新回到放松的状态。随着时间的推移，当面对旧的刺激时，孩子体验到的是放松而不是焦虑。这个过程之后可能会有行为预演，即对导致恐惧情境的实际演练。

在行为疗法中，治疗师承担着帮助孩子的角色，让他们去实现自己所设定的目标，或者是帮助他们去为自己设定目标。视情况对儿童努力实现目标进行积极强化，例如，贴纸图会有助于跟踪和强化儿童的进步。治疗充满恐惧的孩子时，很重要的一点是帮助他们学会掌控这些情况而不是回避。汤普森和鲁道夫（Thompson and Rudolph，1983）指出，如果孩子们觉得自己有能力，他们对环境的焦虑就会减少。值得注意的是，有分离焦虑症、校园恐惧症或者其他焦虑行为的孩子，往往是整日忧心忡忡的，这些依赖不断安慰的孩子，他们缺乏自己掌控事物的能力。仅仅通过学习如何放松，孩子就能开始觉得有成就感，感觉到自己是有能力的。他学会了一种新技能，他的新成就也得到了治疗师的积极反馈。这种成功的治疗关系是今后所有成功的基础。行为预演能进一步增强孩子的自信心和掌控感。通过对情境的讨论，增加了孩子对恐惧情境的认知理解，使一些恐惧的原因正常化，讨论和计划处理情境的方法，可以促进掌控感，从而降低焦虑。

瓦赫特尔（Wachtel，1994）强调，教给那些充满恐惧的儿童有效解决问题的技巧是很重要的。她指出，父母往往会给这些孩子提供安慰或者解决方案，但是心怀恐惧的孩子很难去利用这些建议。此外，有恐惧和恐惧症的儿童倾向于使用消极或批判性的自我对话或者其他不适宜的潜在信念。这些因素导致孩子在消极经历后以偏概全，从而增加了他们的痛苦。瓦赫特尔建议治疗师问问孩子他能对自己说些什么，让自己不那么担心。这种技巧可以让孩子形成一系列积极的自我对话。它还将处理焦虑的责任从父母身上转移开，让孩子能够使用自己的解决方案。这种解决问题的技巧可以在小组环境中结合行为干预一起教授，如放松练习、系统脱敏和后效强化。

除了放松、系统脱敏和行为预演，邵瓦尔特(Schowalter, 1994)强调了对于可信任的成人给予的安慰及保护的需要。父母和治疗师可以为恐惧症患者提供一个安全的模型。此外，我们也要牢记儿童在恐惧的情境下，对于他们需要关注或保护的程度进行评估的实际重要性。

图雷克(Turecki, 1994)向他年幼的患者传授深呼吸、渐进式肌肉放松和意象引导，然后应用系统脱敏法逐渐将儿童暴露于恐惧的事物中。他也会使用思维替代和他所谓的积极的魔法思维，比如"神奇怪兽喷雾"的暗示或一个勇敢的动物玩具伙伴可以帮助一个受到惊吓的孩子变得有勇气。

多夫特(Doft, 1992)指出，有恐惧症的儿童往往有潜在的分离困难和与丧失相关的强烈愤怒。将行为方法与心理动力学技术如日记、绘画、木偶和其他形式的表达性游戏相结合，可以帮助孩子识别潜在的担忧和焦虑的原因。对于很多充满恐惧的孩子来说，心理动力问题和系统性问题需要在治疗中解决(Wachtel, 1994)。

因此，有恐惧和恐惧症的儿童通常都会有各种治疗需要。借鉴不同理论模型的具体技术可以满足每个孩子的个体需求。例如，减少焦虑的目标可以通过渐进放松的行为技巧来实现。另一种行为技巧——行为预演可以帮助孩子身临其境，在令人恐惧的情境中建立掌控感和信心。用积极自我对话这种认知技巧有助于纠正那些充满恐惧的孩子对自己的限制性信念。对经历过很多困难和失败的孩子来说，治疗师可以使用一种以来访者为中心的支持性方法来传达对他们的接受与积极尊重。心理动力学方法可以用来发展自我技能，帮助处理焦虑，允许孩子去表达愿望和担忧，来揭示和处理动力性的冲突。心理教育或技能培养的方法可以帮助儿童发展面对现实生活环境所需要的能力。

针对儿童恐惧的游戏治疗

儿童用语言表达思想和情感的能力有限，但是玩耍却是一种自然的交流和自我表达的方式。埃里克森（Erikson，1950）写道："孩子们善于在空间结构中表达他们不能或不敢说的话。"游戏是孩子天生就会的探索、学习和掌握的方式，因此这也是解决困难的天然方式。

儿童游戏作为一种诊断和治疗工具的价值早已被认同（Erikson，1950；A. Frued，1966；Hellersberg，1964；Klein，1932；Peller，1964；Waelder，1933）。游戏是儿童心理状态的一种体现，它可以引导我们如何正确地干预儿童的冲突（Waelder，1933）。

安娜·弗洛伊德（A. Freud，1966）将游戏作为让年幼的患者放松的一种方式。她把小玩具放在治疗室里，她发现游戏的机会能让孩子分散注意力。她观察到，邀请孩子游戏有助于解决孩子最初对治疗师的阻抗，促进积极治疗关系的发展，提升孩子的语言表达能力。梅兰妮·克莱茵（Klein，1932）强调了游戏对于理解儿童的愿望、恐惧和幻想的重要性。她将儿童游戏视为重要的象征性沟通，并在儿童分析会谈中解读儿童游戏的心理动力意义。佩勒（Peller，1964）指出游戏揭示了儿童的发展水平、能力和社交中交互的能力。赫斯伯格（Hellersberg，1964）描述了与特定发展能力相对应的游戏活动。

埃里克森（Erikson，1950）描述了游戏内在独特的治疗价值。"在游戏活动中，自我获得了重建和自我治疗"。游戏治疗是游戏在儿童心理问题治疗中的具体应用。埃里克森认识到孩子天生有用游戏作为治疗方式的倾向，以及治疗师在促进这一自然过程中起到的作用。埃里克森将游戏治疗描述为"帮助孩子的自我得以自助"。亚瑟兰（Axline，1947）认识到，对孩子来说，表达情感和想法的活动具有内在的治疗作用。她描述了非指导性或以来访者为中心的游戏疗法，治疗师的角色是提供一个支持性的人际氛围和游戏的机会，从而促进儿童的情感发展。

游戏是一种灵活的媒介，可以在任何理论框架下使用。游戏治疗可能有很多种不同的思想流派作为理论基础（Thompson and Rudolph, 1983）。当然，在实践中，决定如何最好的为孩子服务的，是孩子的需要，而不是理论模型。在游戏治疗中，为儿童设定治疗目标，并使用与这些目标相匹配的游戏治疗技术。治疗师各不相同，儿童来访者千变万化，这就使得儿童游戏治疗的每个案例都是独一无二的。最成功的游戏治疗师可以灵活使用适合孩子具体需求的技术，而不是拘泥于某一特定的理论方向或技术。

游戏治疗可以是指导性的，也可以是非指导性的，这取决于治疗目标。游戏活动可以由治疗师引导或由儿童发起。儿童和治疗师可以一起参与到游戏中，或者由治疗师观察儿童的游戏并提供解释。这些治疗师的行为可能受到他们理论取向的影响。以精神分析为导向的儿童治疗师倾向于使用更多的观察和解释，而行为取向的治疗师可能会以更有指导性的方式参与结构化的活动。一个以来访者为中心取向的治疗师可能会让儿童有机会用游戏来促进其新技能的发展。一个有经验的临床儿童治疗师会自由借鉴所有的这些模型，调整她的角色以适应儿童的需要。随着游戏治疗经验的积累，临床工作者徜徉在游戏独特的语言和文化中，跨越了治疗流派的界限，让游戏在治疗中的应用越来越自如。

游戏治疗特别适合治疗有恐惧问题的儿童。游戏的独特性使得它成为了一种在恐惧治疗中颇有价值的工具。谢弗（Schaefer, 1993）描述了 14 种独特的游戏疗愈力，这些疗愈力增强了儿童临床治疗的疗效。其中之一就是克服发展性恐惧。谢弗（Schaefer, 1993），埃里克森（Erikson, 1950），韦尔德（Waelder, 1933）和西格蒙德·弗洛伊德（S. Freud, 1922）都注意到游戏在帮助儿童克服发展性恐惧中所起到的重要作用。儿童会自发地利用游戏来克服正常的恐惧，因此，同样的游戏元素也可以用于治疗有恐惧和恐惧症的儿童。在这里将会描述和说明一些游戏中对于掌控恐惧和恐惧症来说极为重要的疗愈力。

在治疗的最初阶段，治疗师可以引入游戏的元素来解决儿童的阻抗，减少他们对新情境的正常焦虑。埃里克森（Erikson，1964）指出，在游戏面前，孩子们是无法抗拒这种诱惑的。不管他们此刻有何种焦虑，治疗室里的玩具都会唤起儿童天性里对于玩耍的欲望。即使是犹豫不决、担心害怕的孩子也会屈服于游戏的诱惑（Erikson，1964）。谢弗（Schaefer，1993）提到了游戏**克服阻抗**（overcome resistance）的特别能力。有一部分是因为游戏是纯粹的**内在的愉悦**（intrinsically pleasurable）（Waelder，1933）。孩子从活动本身获得快乐。游戏用与快乐相关的**积极情绪**（positive emotion）替代了其他情绪（Aborn，1993）。

大部分的孩子来到治疗室时都是非常担心的，他们有一种模糊的感觉，是因为自己哪里出了问题才需要被父母带来见治疗师。基于他们对于就诊原因的想法，他们的症状，父母和老师对于该症状的反应，以及他们已经接收到的准备工作，让他们来初始访谈时可能会有羞愧、恐惧或担心的感觉。症状的性质可能会影响对治疗的先入之见。例如，有尿床问题的孩子可能会对他们的症状感到害羞和尴尬。学业失败或是有“不良”行为的孩子通常会有一种感觉，觉得自己成为了父母失望和愤怒的焦点，并期待治疗师对他们做出负面的评判。焦虑、恐惧的孩子可能会对新的环境或是治疗师感到害怕。

恐惧的孩子会特别关注环境和治疗师。对于初始访谈简单却又关键的考量包括治疗室的布置，治疗师的自我介绍以及治疗过程的介绍。治疗师会问年幼的来访者：“爸爸妈妈有没有告诉你今天为什么带你来这里见我吗?”通过问“他们怎么告诉你……”治疗师得以在已有的信息之余掌握更多孩子的信息。这使得治疗师在不与父母冲突的前提下增加对孩子的理解。大多数的孩子会拒绝回答这个问题，但是这个问题会给到一个机会，为他们提供一个简单的、不带批判性的解释，以消除误解、羞耻感，或是任何将治疗视为一种惩罚的想法。

在介绍的过程中提及游戏材料会有助于克服阻抗。“你想看看我的游戏室吗？我有一些玩具，或许你会喜欢。我的工作是帮助孩子们排忧解难。很多孩子来这里是因为他们有一些担心和害怕的事情。当我们玩的时候，我会帮助小朋友去驯服那些可怕的东西。你会愿意让我帮你去学习如何做到这些吗?”

用玩偶克服初始访谈中的阻抗

格洛丽亚,6 岁,曾遭受严重的虐待并被疏于照管。3 岁的妹妹最近在家里溺水身亡,显然是死于母亲之手。在案件调查过程中,格洛丽亚被送往寄养中心。格洛丽亚被当作妹妹死亡的目击者,她已经接受了许多社工、地方检察官和警察的面谈。她害怕警察,她认为警察已经把她的妈妈送进了监狱,他们也会将她带走。她还担心妈妈会因为格洛丽亚“向法官说出实情”而报复她。

格洛丽亚是由她的新养母带来治疗的,对于这个小女孩的创伤经历她感到很担心。她报告的症状包括恐惧、噩梦和许多失控行为。不出意料,在初始访谈中格洛丽亚怀疑地看了看治疗师,并不愿多说话。她僵直地坐在椅子上,目光扫视房间。治疗师温和的安抚和共情几乎没得到任何回应。格洛丽亚看了看玩具,治疗师邀请她玩任何她想玩的玩具,她拒绝了。治疗师从架子上拿了一个大的填充狗玩偶,并开始了和玩偶的对话。

“你说她为什么不想和我们一起玩呢?达奇医生?”玩偶问。

“我想可能格洛丽亚有点害怕——毕竟她还不太了解我们,而且她最近遇到了很多新朋友,你知道,那并不容易。”

“我知道,在一个新的地方我总是会有点害怕。尤其是,如果我不知道自己为什么为会在那里,也不知道这些新朋友都是谁的时候。我可以去告诉她我的名字吗?也许她会抚摸我的耳朵或者握握我的爪子?”

“为什么你不问问她,这样可以吗?”

“格洛丽亚,我可以过去见你吗?”格洛丽亚严肃地点点头。治疗师慢慢地挪到她旁边的沙发上。玩偶把爪子伸向了格洛丽亚,“我的名字叫拉尔夫,我和达奇医生一起工作。我们帮助那些担心和害怕的孩子。

这是一个安全的房间,在这里不会有不好的事情发生在你身上。我们会好好地照顾你。”玩偶转向治疗师问:“我做得怎么样?”

“太棒了,谢谢你!你正帮忙让格洛丽亚感觉到安全。”

“你觉得她会喜欢挠我的耳朵吗?那样总会让我感觉更好。格洛丽亚,你愿意吗?”

小女孩慢慢活跃起来,试探地摸着玩偶的耳朵。当玩偶用鼻子蹭她的手时,她给了它一个更热情的爱抚,并害羞地笑了。她用眼角瞟了治疗师一眼,然后拉起玩偶耷拉下来的耳朵,悄声说出了她的担忧:“她不是警察吧?”

玩偶沟通让格洛丽亚克服了她最初对治疗师的阻抗,并通过玩偶与治疗师建立关系。一个简短而有趣的交流帮助她向玩偶说出了她不能直接与治疗师表达的感觉和担忧。游戏作为一种治疗媒介,在初始访谈的过程中为这个恐惧的孩子带来了亲近和安慰。受到开头的影响,后期的治疗中,格洛丽亚用玩偶或娃娃来表达了她的困境。因此,她展示了游戏的另一种疗愈力的应用。谢弗(Schaefer, 1993)将这种独特的疗愈力描述为**加强**治疗师与儿童之间**沟通**(enhance communicate)。当游戏被作为一种治疗形式去使用时,那些对成年人有戒心或怀疑的孩子会放松下来,更自由地交谈。游戏可以帮助儿童表达他们无法或者不愿用语言去表达的情感。

用娃娃和治疗师交流困境

格洛丽亚偶尔会带着她自己的洋娃娃玛丽去参加心理治疗。在一起访谈中,格洛丽亚告诉治疗师,玛丽想要告诉她一个秘密。她把玛丽拿到治疗师的耳边,平静地说:“格洛丽亚的亲生母亲以前对她很刻薄,有时候她会将她伤得很重。”于是,玛丽娃娃和治疗师之间展开了一段关于格洛丽亚受虐经历的对话。最后,格洛丽亚终于可以用自己的声音说话了。

治疗师(对着玛丽娃娃):那一定伤害了格洛丽亚,她心里一定感到很难过。

格洛丽亚(摆弄着玛丽娃娃):是的,她觉得很糟糕。有时候她是个坏女孩,但是她并不想变坏。

治疗师:我知道格洛丽亚不想做任何坏事,格洛丽亚是一个很好的女孩,玛丽。即使她有时做了坏事,但所有的孩子都会有做坏事的时候,那只是学习的一部分。格洛丽亚内心一直是个好孩子。

玛丽娃娃:格洛丽亚的妈妈说她是个很坏的女孩。坏到骨子里。她打了她的头,让她待在外面。还不肯给她食物,因为她太坏了。

治疗师:听到有人这样对待格洛丽亚这让我很难过,但是,玛丽,我想让你知道这不是格洛丽亚的错。

玛丽娃娃:她不喜欢被打。

治疗师:没有人喜欢被打。格洛丽亚从不应该被打。打人是绝对不允许的。

格洛丽亚(把玛丽娃娃放在一边,用她自己的声音说):就在我头上这里,每次被打都很痛。(格洛丽亚低下头让治疗师看她头顶上的一处,孩子们通常会用这样的方法指出需要抚慰的受伤位置,治疗师轻轻地触碰那个地方。)

治疗师:哦,有时候你的头还是会疼,每次被打你都会感觉受到了伤害。

格洛丽亚:是的,这伤害了我的感情。

尽管承认游戏是内在的愉悦,但西格蒙德·弗洛伊德(S. Freud, 1961)观察到,仅仅是愉悦并不能解释孩子们为什么要玩。他注意到,在游戏中,儿童会再现那些实际上毫无乐趣的场景。韦尔德(Waelder, 1933)阐述了同样的现象。他描述了一个孩子的牙医游戏,他观察到“一种高度非愉悦情境成为了游戏的重点或是起点,在玩了一段时间之后,逐渐被放弃”。韦尔德总结说这种经历可能本身太沉重,它是在游戏中逐渐被消化的。因此,游戏开始被概念化为一种方法,对某种经历进行加工和再加工，以消化相关的焦虑。

弗洛伊德(S. Freud，1922)认为游戏是儿童主动尝试掌握经验的过程。并指出“每一次新的重复似乎都会加强孩子为之努力的掌控感”。韦尔德(Waelder，1933)描述了重复在儿童游戏中的意义，他指出儿童会为了寻求满足或者实现对事件的掌控而一遍又一遍地创造相同的情境。在每次有趣的重复中，孩子都有更多的自由去改变最初引发焦虑的事件之结果。恐惧的孩子经常在他们的游戏中重复，并利用独特的能力一次或多次的改变原始事件的结果。谢弗(Schaefer，1993)提出了游戏疗愈力中的发泄(abreaction)和情感宣泄(catharsis)的作用。

创伤主题的重复：桥的梦和游泳池游戏

格洛丽亚画了一幅画，画的是一个可怕的梦，她梦见一座桥和一些水。在画中，有许多孩子在桥上，有的站着，有的坐着。一些孩子掉到下面的水里去了。格洛丽亚一边继续讲着孩子们一个个掉进水里的故事，一边继续增加画的内容。孩子们注意到他们掉下来是因为有个女巫正在摇动这座桥。只有一些孩子会游泳。有人过来扔救生圈，但是只有一部分孩子能够得到。有几个孩子淹死了。格洛丽亚画到自己掉进水里，继续讲故事，“接着我的养母跳进水里，我爬到她的背上，我们游回了岸边。”

在完成了画和故事之后，格洛丽亚收集了一些游戏材料并继续这个主题。她用一个塑料盆当游泳池，用一些小人来代表被卑鄙的女巫推进水里的人。孩子们大声呼救并试图自救。一些好妈妈帮助孩子们离开了水面。一个好妈妈叫来了警察，把坏女巫关进了监狱。过了一会，他们把其中一个小女儿送进监狱去检查，看看女巫是否“变好了”。当她从监狱被释放后，她试图把这个小女儿推进游泳池，于是她又一次被送进监狱，直到她能“变好”为止。

格洛丽亚在随后的治疗中又发起几次类似的游泳池游戏。有时候小人淹死了，有时候他们得救了。在经过对这个主题的几次修改之后，格洛丽亚在她最后一次游泳池游戏结束时叹了口气，“我想念我的妹妹，我希望她没有淹死。”

格洛丽亚有很多恐惧。她特别害怕女巫、黑暗，还有弗莱迪·克鲁格(Freddy Krueger)①和杰森(Jason)②，这两个可怕的角色，他们吓唬人的特殊方式就是出现在人们的噩梦中。格洛丽亚有针头恐惧症和睡眠障碍。她害怕睡觉，有一部分原因就是她害怕做噩梦，还有一部分是她害怕在睡觉的时候受伤或死亡。她经常在夜里从噩梦中哭着并且颤抖着醒来。她的养母很难在这种时候安抚她。格洛丽亚很难入睡，她宁愿保持警惕，也不愿意去睡觉。她对控制的需要可以概括为她与养母在限制、权力和基本规则上的斗争。由于过去她在家中是被忽视的，她习惯了一个人做事，不适应有父母的生活。她也习惯了做她同胞的父母，习惯去做决定，去寻找和准备食物。恐惧是格洛丽亚在治疗过程中需要解决的诸多问题之一。

从被动到主动：制造一个女巫陷阱

格洛丽亚告诉治疗师，她晚上害怕睡觉是因为怕做噩梦。在一次治疗中，治疗师要求她画一幅关于噩梦的画。她画了一幅弗莱迪·克鲁格的蜡笔画，他的手是血淋淋的爪子，脸上有伤疤。这幅画非常可怕，以至于起初格洛丽亚看着它的时候会感到很不舒服。经过对弗莱迪的一些讨论以及对这幅画的询问，治疗师提出将弗莱迪的画放在她办公室的书桌抽屉里保存，她说会看住弗莱迪，这样格洛丽亚就不必担

---

① 恐怖电影《猛鬼街》中的杀人狂。——译者注

② 恐怖电影《十三号星期五》中的杀人狂，与弗莱迪·克鲁格均被列为影史四大杀人魔。——译者注

心他会出现在自己的梦里了。格洛丽亚同意了，那一周她都没有再做弗莱迪的梦。不过，她说自己做了一些可怕的女巫梦。

治疗师问她："你觉得怎样能帮助你从梦里赶走女巫呢？"

"我知道"，格洛丽亚回答，"我要做个女巫陷阱。"她画了一幅画，她站在养父母的中间，在他们前面拉着一根长长的绳子，这就是女巫的陷阱。

"我要把我的跳绳放在门口，这样如果女巫进来，她就会被绳子所绊倒，我的爸爸、妈妈听到后就会从床上起来，把她踢出我们的房子。"她画了第二幅画，一个小女巫被她的养父母赶走了。她的养父母被画成了巨人，指着门外的路喊道："出去！"

在游戏中，儿童可以在她曾经历的作为被动受害者的场景中扮演一个积极主动的角色（Schaefer，1993；Waelder，1933）。这种积极的，提升的状态是孩子对于恐惧的对象获得掌控的一种方式。在游戏中，孩子会支配、驯服甚至成为令人恐惧的对象。安娜·弗洛伊德（A. Freud，1966）描述了一个"女鬼"运用认同攻击者（identification with the aggressor）的防御机制来掌控自己对鬼的恐惧。这个女孩要穿过一条黑暗的走廊，她担心那里藏着鬼，于是她假装自己变成了鬼。

游戏有一种非现实的特性（Waelder，1933），一种"好似"（as if）的特性（Schaefer，1993），这使得创伤性体验有可能得以发泄。治疗师会帮助孩子去把它玩出来，让它以不同的方式结束，或者给孩子一个不同的角色，帮助孩子吸收这种全新的体验。这种非现实的，假装的特性让孩子可以去扮演一些平时被禁止的角色（Waelder，1932）。

对被禁角色的认同：
坏娃娃玛丽和愤怒的母亲

在几次游戏治疗中，格洛丽亚扮演妈妈，娃娃（玛丽）扮演坏女孩。格洛丽亚发起了这个游戏，并且一人分饰二角。治疗师观察，然后干预，给这个游戏重新定向。

格洛丽亚（摆弄玛丽娃娃）：我饿了。

格洛丽亚（扮演妈妈）：你这个坏女孩。你什么都没有，听到了吗？你太坏了，所以没有东西给你吃！

玛丽娃娃：哇！哇！

妈妈（打玛丽娃娃的屁股）：你别哭了！你是坏孩子！坏透了！坏透了！

治疗师：可怜的玛丽！玛丽哭了。她妈妈打了她，她很伤心。

妈妈（打得更用力）：坏女孩！坏女孩！坏女孩！你给我闭嘴！不许哭了！

治疗师：（轻轻地拉开妈妈的手让她停止）：妈妈，请别再打玛丽了。你伤害了她，我不能让你这么做。

妈妈：她该打。她是个很坏很坏的女孩。

治疗师：玛丽做错了什么？

妈妈：她哭了。

治疗师：婴儿和小孩在难过、害怕或者饥饿的时候都会哭。让我们看看能做些什么让玛丽觉得好一些。（跳出游戏向格洛丽亚建议）你扮演玛丽，我扮演妈妈，看看我能不能知道玛丽在哭的时候需要什么。

这个游戏在另一次治疗中的变体：

治疗师：哦，玛丽。她只是需要吃点东西。

格洛丽亚（扮演妈妈）：她太贪心了。

治疗师：我了解玛丽。她是一个好姑娘。她是饿了，并不是贪心。（抱起玛丽）可怜的玛丽。她觉得伤心和沮丧。她饿了，她只是想吃点好吃的东西。我们来给她弄点。（对玛丽说）没事了，玛丽，你不会再被打了。

格洛丽亚开始游戏，她将语言和身体虐待的被动经历变成了一种主动的体验。这次她扮演了一个严厉的虐待孩子的母亲。治疗师观察了一段时间后，决定在某一时刻进行干预，为这个游戏重新定向。很明显，这种严厉的对待来自格洛丽亚真实的生活经历，而她仍然完全认同这个受害的孩子。即使在游戏中，这样的虐待也是不能被纵容的，治疗师选择对虐待行为设限，并建立另一种替代模式。

由于格洛丽亚有时候会虐待自己，治疗的目标包括传达接纳与关爱，以及塑造适当的社交与同理心的技能。为了达到这一目标，治疗师会发起一些指导性的游戏。在治疗室里，玛丽娃娃和其他娃娃被温柔地喂饱、沐浴、擦干、裹进毯子里。格洛丽亚和治疗师练习给娃娃涂抹婴儿乳液，把他们放到床上，给他们读书唱歌，当他们哭的时候安抚他们，哄他们入睡。不出意料，格洛丽亚自己也开始"扮演婴儿"，试图挤进婴儿车里，并表示自己希望被治疗师推着走。治疗师解读了格洛丽亚想要做一个婴儿的愿望——被这样温柔地照顾感觉真好。格洛丽亚称自己像一个"好妈妈"一样照顾孩子，并哀叹自己的"旧妈妈"是一个"非常苛刻的妈妈"。格洛丽亚很喜欢和娃娃们聚在一起听治疗师为他们读书，尽管她的愿望不能全部都得到满足。

格洛丽亚在接受治疗时遇到了很多问题，包括广泛性的恐惧感以及包含女巫和噩梦怪兽在内的特定恐惧。不难看出，这些恐惧是如何与现实生活中虐待她的母亲联系在一起的，特别是她妹妹溺死的创伤性经历是如何被反复重演的。那个试图淹死孩子，为了变好而不得不被送进监狱的女巫是她游戏和艺术作品的主题。一系列的创伤事件和现实生活中的危险造成了她的恐惧。创伤事件在她的治疗中通过游戏得到了象征性表达，并逐步地经过言语化，从而消除她的恐惧。格洛丽亚的游戏涉及重复的创伤主题，通过绘画和想象对恐惧的对象进行表达，扮演积极而非被动的角色，以及对攻击者的认同。治疗包括了对象征性素材的解读，为非指导性的游戏提供机会，指导其他游戏，塑造同理心和社交技能，以及提供一个安全而具有养育性的环境。

在治疗中，很多孩子除了焦虑的问题，可能还有恐惧或是恐惧症。

退行性恐惧可能是由于情感冲突或创伤阻碍了掌控感。因此，在治疗过程中，恐惧从某种程度上来说可能成为干预的焦点。游戏的具体特性可以用来满足孩子的需求。艾瑞克的个案就是一个例子。

艾瑞克：克服打针恐惧症的医疗游戏

艾瑞克6岁，他的母亲对于他无法集中注意力很担心。他在家里或是幼儿园的教室里都无法很好地倾听。他经常做白日梦或是磨磨蹭蹭，不去完成手头的事情。他在幼儿园表现得很糟糕，很快要上一年级了，可他的入学准备技能却少得可怜。艾瑞克的母亲想知道药物是否对于他集中注意力会有帮助。

艾瑞克开始不喜欢上学，他经常在早晨上学前抱怨身体不舒服。他的妈妈不确定他是否真的生病，就常常允许他待在家里。她希望艾瑞克在学校里取得成功，也担心他的起点很差。

艾瑞克的妈妈说他还有很多其他的困难让她很担心。他很害羞，他喜欢一个人独处而不是和其他孩子一起玩。自从他们一家从乡下搬回城区之后，他就不爱出门玩了。艾瑞克的妈妈说，有一件好事情是她不用担心他过马路，因为他怕在马路上被车碾过。

艾瑞克的妈妈认为他比其他的孩子更“孩子气”，更需要和她亲密。他“几乎害怕每一件事”，尤其是黑暗。他担心床底下有丑陋的怪物，睡觉的时候拒绝关灯。艾瑞克害怕打针，上一次在儿科医生的办公室里，他需要被控制住才能完成验血，他的妈妈担心即将到来的疫苗接种。

与艾瑞克和他母亲的初始访谈是在儿科进行的。艾瑞克害羞而且退缩。当他的妈妈温柔地叙述着对他的许多担忧时，他低下了头。很显然，对于自己的问题，他觉得无能为力和羞愧。

他远离了妈妈，闲逛到挂着儿科设备的墙边。他按下按钮，拧开了耳镜的灯，并把它从架子上拿了下来。妈妈开始责骂让他不要动，但是治疗师想给艾瑞克一些支持，避免他因为被斥责而更没面子，他建议艾瑞克试试这种特别的灯，并教他如何握住它。

一个医疗游戏自然而然地开始了，艾瑞克用灯光去检查治疗师的耳朵，然后检查和治疗她手上假想的伤口。医生给了他创可贴、酒精湿巾和一个无针注射器，他给治疗师打了一针，并宽慰她会有一点疼。治疗师扮演了病人的角色，向医生倾诉了她的恐惧和痛苦。游戏结束后，治疗师称赞艾瑞克对器材的细心使用，以及他娴熟的“打针”和包扎。他显然很自豪。

艾瑞克用更多的“针”练习，他提及了自己对打针的恐惧。治疗师帮助他更勇敢地使用针，并且教他一种方法，让打针不那么疼，只是感觉像轻轻捏了一下。艾瑞克点点头表示感兴趣，在他再回来时，他表示得到了帮助。因此，艾瑞克和治疗师开始建立起了关系，和解决他问题的游戏氛围。

评估的早期阶段，治疗师对艾瑞克在学校的表现问题进行了调查。心理健康评估显示艾瑞克的智商较低，有些分值属于轻度智障的范围。他也很沮丧，感到自己不够好和挫败，并倾向于回避那些他不知道如何去掌控的情况。他较弱的认知能力使他更难去克服日常的挑战，例如认识他的新邻居，他对于新环境带着恐惧和担忧。他生性谨慎，没有什么良好的应对技巧，这使得他对周围的环境感到困惑与恐惧，一心只想着危险。艾瑞克的母亲对他过度保护，一方面是因为她认识到他的特殊需求；另一方面是因为，她承认，“我对所有事都很担心。”

把艾瑞克安排到合适的特殊教育环境是早期的首要任务，这很容易做到。艾瑞克有一位善于育人的老师，她鼓励艾瑞克并且确保他能成功地学会新技能。很快，他开始乐于去学校了，并且自豪地向治疗师汇报自己的进步。艾瑞克的情感关注在此基础上得到了进一步的探索。帮助艾瑞克克服他的一些恐惧成为了治疗的焦点。在大多数情况下，艾瑞克会立刻走向医疗设备，并与治疗师开始玩医疗游戏。

在早期的一次治疗中，治疗师向艾瑞克介绍了一种叫“小指按压”的游戏，这是一种帮助他应对打针恐惧的行为技巧。他需要找出哪条胳膊感觉更勇敢，可以自愿打针。他很快做出了决定，看上去他似乎很高兴自己的一条胳膊能那么勇敢。然后,治疗师要求他将注意力集中到另一条手臂的手上,这就是将要用来“小指按压”的手。

治疗师向艾瑞克演示了如何用同一只手的拇指和食指紧紧地压住小指的尖端,并要仔细观察小指,看它是变白了还是变粉了。接着艾瑞克需要背诵5个固定的数字,同时继续压住并观察小指。治疗师鼓励他尽可能用力地按压。治疗师解释说,这个方法就是将大部分“哎哟(疼)”从打针的手臂转移到小指上。她暗示说打针的地方其实只有一点点的被捏的感觉。治疗师告诉他,只要小拇指能忍受,手臂也可以。

艾瑞克练习了几次,当他准备好的时候,治疗师得到艾瑞克的允许,在他的手臂上轻轻捏一下(模拟打针),看看感觉如何。

“我几乎感觉不到,不痛。”艾瑞克说,“捏重一点”,他坚持道。

艾瑞克成功地学会了小指按压,因此他得到了表扬。治疗师提醒他,下次护士必须给他打针的时候,可以用这个方法,这对他一样奏效。小指按压的练习成为了后续治疗的一小部分,逐步发展为一种练习的方式,即每次护士走进房间,取掉“练习针筒”的盖子时,艾瑞克同时开始做小指按压。这些练习通常是在艾瑞克扮演医生的某种医疗游戏之后进行的。

真正的考验终于来了。疫苗接种安排在了儿科门诊。治疗师在场指导他,艾瑞克自豪地告诉护士他可以坐在他妈妈的腿上打针。当艾瑞克瞥见“真正的”针筒被打开时,他表现出短暂的惊慌,但是当治疗师提醒他护士会注视针头,而他需要注意小指时,他很快就恢复了正常。

“小指准备好了吗?按压,1、2、3、4……”在艾瑞克数到5之前,护士宣布“好了”。他受到了周围人的祝福,显然他对自己的新成就感到既惊讶又兴奋,于是他要求护士再给他打一针(护士拒绝了)。

这个游戏是在艾瑞克第一次访谈的基础上建立起来的。自发的医疗游戏由艾瑞克自己发起,他提供了一个发泄(abreaction),并由被动转为主动(passive to active)的机会,这是游戏的两个关键治疗元素(Schaefer, 1993)。治疗师以一种非指导性的方式回应艾瑞克的问题。在游戏中,艾瑞克表现出了他一直以来的担忧——打针恐惧症,以及他泛化的恐惧，即便是对无痛的儿科检查。这些医疗恐惧成为了治疗师发起的结构性治疗干预的焦点。小指按压是一种结合了系统脱敏和行为预演的行为技术，是一个从被动到主动的转变。艾瑞克的主动任务就是选择手臂，看着小指，观察它的颜色变化，在按压小指的同时数到5。

艾瑞克的游戏治疗是在一个改造过的儿科检查室里进行的。这带来了一个额外的好处。这个地方曾是他焦虑的根源，他有机会在这里感受更轻松、更积极和更熟练的体验。按压小指技术结合艾瑞克使用幻想的能力（有魔力的小指按压能将疼痛从打针的手臂上转移掉），允许他自己去和手臂与小指之间拉开距离，这样他会认为，它们都是独立于他的，进而去思考，比如，哪一条胳膊觉得更勇敢。

治疗师在艾瑞克的个案中建立了各种治疗目标。学校安排问题作为最紧要的事情首先得到了解决。很明显，艾瑞克需要接受特殊教育，而没有合适的环境去满足他的这些需要，已经成为导致艾瑞克一直出现问题的根源。治疗师为艾瑞克提供一种方式去“习得”如何应对打针，这件事本身还传递了一个附加信息：艾瑞克其实可以学得很好。完成这样一个勇敢的壮举增强了他的自豪感和自主性。这为接下来的治疗定下了基调，很快艾瑞克又向治疗师呈现了另一件他想要掌控的“可怕的事情”。

艾瑞克与血腥怪兽

艾瑞克的大部分治疗他的母亲都在场。此外，这也受到治疗师工作的地方是一个儿科办公室的影响，父母们已经习惯于出入儿科门诊。这样的环境有额外的益处，包括父母可以参与儿童的治疗，以及学会在家也能使用的方法。

大部分治疗都是以艾瑞克的母亲与治疗师的对话为开场的，他们会简短地谈论艾瑞克的进展。此时，艾瑞克会被邀请在边上玩他所喜欢的玩具或是艺术材料。几分钟后，治疗师会把注意力集中到他身上，有时和他一起玩，有时观察他的游戏。

在一次治疗中，艾瑞克画了一幅蜡笔画“可怕、丑陋又血腥的怪兽”。他告诉治疗师，这些都是住在他床底下的怪兽。开着灯就能把它们关在下面，他解释道：“因为它们只在黑暗中出来。”

在交流了一些关于怪兽的事之后，治疗师想知道怪兽害怕什么。她暗示说或许这个可怕、丑陋又血腥的怪兽害怕灯光，就如同有些孩子害怕黑暗。想到怪兽也会害怕，艾瑞克开心地笑了。治疗师建议艾瑞克再画一幅画，这次要画出怪兽被吓到时的样子，他很高兴地照做了。他画了他的床和床下的怪兽。

他把他的画给治疗师和妈妈看，“现在它们变小了，我把它们变得很小”，他说：“待在那儿，你们这些胆小鬼！”他嘲笑它们。

“你想要有更多控制那些怪兽的魔力吗?”治疗师问。艾瑞克被邀请闭上眼睛，然后在引导下进入想象中安全而又勇敢的地方。治疗师让他假装自己拿着一个魔法手电筒。治疗师做了一个简短的想象引导，在引导中暗示说当他手持魔力之光时，怪兽就无法伤害他。他笑了，眼睛仍然闭着。治疗师又邀请他假装把光带进他的房间，对着床底下的怪兽照。

“它们想躲起来，”他说，“但是我正在照着它们，现在它们正在逃跑……它们都走啦！哈！”艾瑞克又画了几幅蜡笔画，把怪兽画得很小，自己画得很大，给它们画上了可怕的脸和害怕的脸。

有一次，艾瑞克的妈妈讲述了一个故事，说明了他医院恐惧的由来，或许也能解释艾瑞克就寝恐惧的特定含义。4岁时，他跌倒割伤了下巴，需要进行缝针。“他浑身都是血”，他妈妈说：“他的脸上、手上、衣服上，一片血肉模糊。”一群护士和医生试图按住他让他缝针，但是没有成功。最后，他被绑在一块木板上才得以保持安静。妈妈似乎为他的行为感到羞愧。“从那以后，他总是很害怕”，妈妈难过地说。“难怪他会害怕”，治疗师试图让他的恐惧合理化，“缝针非常可怕，尤其当你还是个小男孩的时候。”艾瑞克给治疗师看他的伤疤，治疗师称赞了它粗犷的外表，并夸他可以勇敢地经历像缝针那么可怕的事情。“现在他长大了，变得更勇敢了。”

在接下来的治疗中，治疗师给他介绍了一些医院的玩具，包括玩具救护车、轮床和一些布娃娃。艾瑞克对新游戏材料的增加感到非常兴奋，他自发地扮演了救护车司机、病人和医生的各种角色，并给妈妈和治疗师也分配了角色。他们谈到了缝针，治疗师解释了如何用特殊的线缝合伤口，让伤口愈合，直到一切恢复正常。艾瑞克练习用线和针给娃娃病人缝合，然后涂上特殊的药，这样娃娃就不会觉得疼了。这些游戏活动让艾瑞克能够获得对早期创伤经历的掌控感。他的游戏包括重复、改变结果、由被动化为主动，以及认同他扮演的不同角色，并逐渐理解消化与之前的就医创伤相关的焦虑。

茱蒂丝：黑暗恐惧症

11 岁的茱蒂丝患有黑暗恐惧症，如果晚上不把灯全都打开，她就无法一个人待在自己的房间里。每天晚上天黑前，她会把家里每个房间的窗帘都拉上，这样她就看不见外面天黑了。她的思绪完全被黑暗所占据，这让她没有能力在晚上专心写作业。她害怕入睡，每当就寝时间快到的时候，她就焦虑地看着钟。她恳请有人留在房间里陪她睡觉，或者允许她在大人们醒着的时候睡在客厅里。茱蒂丝在学校很难集中注意力，白天忧心忡忡，她担心晚上必须得睡在自己的房间里。再多的安慰也不能帮助她克服恐惧。

尽管茱蒂丝一直害怕黑暗，但是最近她的担心和恐惧行为升级了。病史记载，茱蒂丝从出生起一直到 11 岁都和母亲同睡在一张床上。茱蒂丝的妈妈受困于她的焦虑。茱蒂丝的爸爸在几年前抛弃了这个家庭。茱蒂丝的妈妈把她封闭起来，担心她在她们安全的避风港之外的世界会有危险。茱蒂丝几乎没有独立的能力。

最近，茱蒂丝和她的妈妈搬进了茱蒂丝已成年的姐姐家里。姐姐发现茱蒂丝受到了母亲的过度保护，她意识到母亲的心理健康问题，希望通过新的生活安排为茱蒂丝提供一个培养独立性的机会。茱蒂丝和母亲第一次分开住。姐姐让茱蒂丝自己挑选家具，粉刷自己的房间，希望把这间房间变成她想要的样子。当她意识到茱蒂丝对独处的恐惧程度，她的黑暗恐惧症，她的过度担心，以及她在学校的注意力问题时，她变得非常担心。

在茱蒂丝的案例中，不难看出她的恐惧症背后隐藏着一个重大的分离问题。茱蒂丝的恐惧行为也导致了她对于成人额外的关心与关注的继发获益。此外，茱蒂丝母亲在早年为她做出的恐惧示范，是她形成恐惧症的一个重要的学习成分。茱蒂丝是个生性羞涩的孩子，这也会强化她的恐惧反应。

因此，除了针对消去恐惧症反应的技巧之外，在茱蒂丝的治疗中还需要解决动力冲突、情感和气质因素。她的治疗包含了行为、认知、精神动力和支持性的游戏治疗技术。

茱蒂丝：黑暗恐惧症的治疗

茱蒂丝表现得相当羞涩和胆怯，她与治疗师保持着谨慎的距离。一些初始的游戏环节可以起到诊断的作用，也帮助茱蒂丝与治疗师建立起一个治疗同盟。在第一次治疗中，茱蒂丝选择了玩具屋和一个玩偶家庭，用一种相当刻板且克制的方式移动。最后，治疗师加入游戏中扮演了一个邻居的角色，开始玩娃娃们的自我介绍、友好相处和一些分享活动。茱蒂丝展现了更积极的反应和更有趣的一面。她也明显表现出更喜欢让别人带头，告诉她什么是被允许的，什么是被期待的。

在第二次治疗中，治疗师给茱蒂丝准备了美术用品，她画了两幅蜡笔画，画的是必须“远离彼此”的“两个最好的朋友”，画中的两人脸颊上都挂着眼泪。

这些初始治疗提供了一些信息，茱蒂丝害羞的性情，她被动和依赖的倾向，僵化的风格，她回避交流并且很难自由自在地玩耍。她的画显示了分离的主题，也许指的是她和她的母亲，过去同睡一张床，而现在她们分开了。

接下来的几次游戏治疗旨在帮助茱蒂丝和治疗师建立关系。治疗师提供游戏和美术用品，并始终在一个非指导性的位置，给予帮助、支持和关注。治疗师对茱蒂丝的能力做出积极的评价，表达出对她所做游戏的兴趣。茱蒂丝对治疗师的好感来得比较慢，但是她慢慢培养出一些积极的反应能力。她变得越来越爱说话，有更多眼神交流，偶尔会微笑，还会邀请治疗师一起参加游戏活动。

茱蒂丝知道她被带来治疗是因为她怕黑，不敢在自己房间睡觉。她承认有时候从学校走回家的路上会害怕，她更愿意姐姐来接她。对于新的就寝安排，她承认自己很生气。她的情绪得到了认可和合理化。

治疗师问茱蒂丝是否知道放松意味着什么，在茱蒂丝看来，放松就是“舒服与安全，和害怕相反，感觉一切都很好。”治疗师帮助茱蒂丝去感觉更多的放松而不是害怕，她说这需要练习，但治疗师确信，只要假以时日，茱蒂丝就可以在任何她想要的时候感觉到放松。茱蒂丝学会了渐进式放松。每次咨询中都会花 10 分钟来练习。

治疗师带来了一个行为预演游戏，她和茱蒂丝用治疗室来练习进入一个黑暗的房间。游戏开始时，他们走到门口（走廊上的灯都亮着），关上灯，看着漆黑的治疗室里。渐渐地，她们在黑暗中冒险进入治疗室，假装那是一个洞穴、地下室、鬼屋或丛林。他们制作了魔法项链作为特殊的护身符，一起手拉着手进入黑暗。她们用手和玩偶在墙上制造影子。茱蒂丝关上门来锻炼自己的勇气，这样房间就更黑了。这些活动有助于建立信心和慰藉。茱蒂丝创造了一个在黑暗的房间里“躲猫猫”的游戏，她躲在里面，让治疗师来找她。当治疗师靠近时，她会从藏身之处跳出来“吓唬”治疗师。就这样，茱蒂丝展示了一种掌控恐惧的方法，即对“可怕事物”的认同。这种渐进式放松最终在黑暗的治疗室里得到了实践。

茱蒂丝的另一个问题是缺乏与年龄相符的技能和自信。她几乎没有自主性，非常依赖别人，当然也对她自我保护、自我安慰或是为自己做些什么的能力有所怀疑。这助长了她的恐惧。茱蒂丝依赖的态度激怒了她的姐姐，她“拒绝再娇惯她”。茱蒂丝的姐姐抱怨她几乎不做家务，即使是她两个更年幼的表妹都会做得比她多。茱蒂丝没有做家务的经验，她总是在依赖者的位置，经常要求别人为她做事，当姐姐给她布置任务时，她总是会发牢骚。有时，茱蒂丝会同意帮忙洗碗，但却在肥皂水里磨蹭，无法完成任务。这种消极抵抗的姿态表明了茱蒂丝的愤怒。她对被父亲抛弃感到愤怒，对母亲没有给予她足够的养育和保护而感到愤怒。治疗师还推断茱蒂丝在肥皂水里磨蹭对她有一种舒缓和安慰的作用。

治疗师决定将水运用到治疗中。她准备了一个洗碗盆、一些小的塑料玩具和碟子、海绵以及温热的肥皂水。起初，茱蒂丝有些不情愿，但后来却在水里越玩越起劲。她显然很喜欢把杯子里的水倒在自己的手上和胳膊上，然后轻轻地挥动她的双手，产生泡泡。治疗师说：“在水里玩是多么舒服和放松啊。”茱蒂丝点点头。她让治疗师参与到游戏中来，并经常请她帮忙拿着一个容器，然后倒水进去。“有一个人在身边真好，一个在你需要或者希望得到帮助的时候陪着你的人。”治疗师说道。

茱蒂丝在后来的几次治疗中要求玩水。治疗师继续提供帮助、关注和支持。渐渐地，她鼓励茱蒂丝也来帮忙，给洗碗盆盛满水，帮忙清理。经过对她这些有益行为的认可和赞扬之后，茱蒂丝开始主动去做，并自豪地和治疗师一起完成这些事。茱蒂丝洗完并放好所有的碟子和玩具，洗掉碗槽里的泡泡，用纸巾擦干了台面。茱蒂丝的主动性和适龄性行为在治疗师的赞许之下得到了强化。茱蒂丝被赋予了更多的责任，而治疗师则继续提供有教育意义的材料、支持、认可和悉心的帮助。

最终，在与茱蒂丝姐姐的讨论后，治疗师给了茱蒂丝一个建议：“你的姐姐艾伦告诉我，她在家里确实需要一些额外的帮助，特别是在就餐时间。我告诉她你很会帮忙，我们每星期都会洗玩具并且打扫干净，她不知道你已经长大了。”

“所以我一直在想一件事，我想告诉你我的想法。我知道你喜欢听艾伦晚上给你读书，但是很多时候她不能，因为她要忙厨房的工作。你擅长洗东西，擅长做饭，擅长收纳。你的小表妹们太小了，她们做不了你能做的事情。所以我想知道，如果当艾伦在做其他事情的时候，你能负责做掉一些就餐的工作，情况会变得如何。你可以帮助艾伦，就像帮助我清理一样。这对艾伦来说会是个很大的帮助，这样艾伦就会有更多的时间和你一起读书，你觉得呢？”

茱蒂丝点点头表示她的兴趣，脸上带着羞涩但无疑是骄傲的微笑。她们共同起草了一份茱蒂丝想做的工作小清单。包括洗碗、就餐摆桌和倒牛奶。作为交换，茱蒂丝也拥有了特殊的一对一的时间让姐姐为她读书。因此，在家里帮忙的好处是使茱蒂丝获得了养育时光，放弃了退行和消极行为，增加了适龄性行为。

事实证明，在家里建立这种新模式是有益处的，这为茱蒂丝的恐惧症能够得到直接的解决提供了必要的基础。很显然，恐惧症的存在其潜藏的问题与养育和安全的需求有关。茱蒂丝需要得到保证，她在家庭中和在这个世界上都能得到保护和养育。她需要有办法来满足自己的需求，让自己得到慰藉。她需要锻炼一些适龄性的技能，培养一些自主性、自信心和自豪感。她需要家人提供悉心的照顾同时温和地坚持她适龄性的参与。

一旦这些要素都更有保障，茱蒂丝的恐惧症就可以得到更直接的解决。茱蒂丝已经连续几个月在每周一次的治疗中进行渐进式放松练习。意象引导也能帮助茱蒂丝放松。茱蒂丝最喜欢的意象就是在温暖的肥皂水中放松的玩耍，感觉安全又轻松，有人陪着她，帮助她，确保一切都很好。系统的脱敏治疗被用来帮助茱蒂丝准备独自待在自己的房间。贴纸图作为她晚上能独自在房间里睡觉的后效强化，然后能让她在晚上关掉所有的灯。治疗师给了茱蒂丝一段她最喜欢的意象引导的录音，让她在入睡前使用，最后成功地让自己睡着。

茱蒂丝的黑暗恐惧症解决之后，治疗仍在继续。游戏治疗让她可以表达与分离、丧失、抛弃有关的问题，并继续发展有益的技能来应对焦虑。考虑到茱蒂丝对于分离的易感性，她的治疗是逐渐终止的，具体做法是在每周一次的会谈结束后，提供一些“检查”。

总　结

游戏是儿童探索和控制正常恐惧和焦虑的自然方式。当孩子经历发展阶段的需求和与正常发展相关的恐惧时，他会自发地“玩出”他的恐惧。游戏独具的属性使它成为儿童使用的理想工具。这包括幻想、情感宣泄、发泄和角色扮演。

在游戏中，儿童可以开始通过将正常的焦虑外化并将其转化一个具体的特殊“假扮”对象来控制它。因此，儿童用想象力来表现恐惧，然后通过假装自己是可怕的生物来认同他恐惧的对象。在游戏中，他可以扮演积极的角色，驱逐或驯服恐惧的对象。造成焦虑的创伤性事件可以通过儿童创造的有趣的场景来表达、表现以及重复。这些游戏可以被修饰、改变和重复直到焦虑被消化。在游戏中，儿童可以扮演另一个角色，或者创造一个与现实生活事件不同的结局。他可以从焦虑的被动受害者变成恐惧的积极主人。

游戏治疗是利用游戏的特殊性质来治疗儿童的心理问题的。因为游戏的核心功能之一就是帮助孩子掌控焦虑，所以游戏治疗特别适用于治疗儿童的恐惧和恐惧症。很多以恐惧或恐惧症为表现症状的儿童都会受到治疗师的关注。很多因其他主要问题被送来治疗的孩子也可能有恐惧或恐惧症，这需要在治疗期间加以解决。

无论治疗师的理论取向如何，游戏治疗技术是为了匹配儿童的治疗需求而设计的。游戏治疗技术可能建立在行为、精神动力或以来访者为中心的方法上，在某一特定儿童的治疗中自由组合。折衷的方法让有经验的治疗师可以借鉴和调整那些促进儿童使用游戏之特定疗效的技术，并调整她的治疗角色去适应儿童的需求。

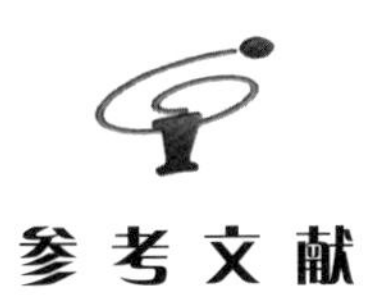

参考文献

Aborn, A. (1993). Play and positive emotion. In *The Therapeutic Powers of Play*, ed. C. E. Schaefer, pp. 291 - 307. Northvale, NJ: Jason Aronson.

American Psychiatric Association (1994). *Diagnostic and Statistical Manual of Mental Disorders*, 4th ed. Washington, DC: American Psychiatric Association.

Augustyn, M. (1995). Fears. In *Behavioral and Developmental Pediatrics: A Handbook for Primary Care*, ed. S. Parker, and B. Zuckerman, pp. 140 - 142. Boston: Little, Brown.

Axline, V. (1947). *Play Therapy*. Cambridge, MA: Houghton Mifflin.

Brems, C. (1993). *A Comprehensive Guide to Child Psychotherapy*. Boston: Allyn & Bacon.

Dixon, S. D. (1992). Two and one-half to three years: emergence of magic. In *Encounters with Children: Pediatric Behavior and Development*, 2nd ed., pp. 265 - 275. St. Louis: Basic Books.

Doft, N. (1992). *When Your Child Needs Help: A Parent's Guide to Therapy for Children*. New York: Harmony.

Erikson, E. H. (1950). *Childhood and society*. New York: Norton.

————(1964). The initial situation and its alternatives. In *Child Psychotherapy*, ed. M. R. Haworth, pp. 106 - 110. New York: Basic Books.

Fraiberg, S. (1959). *The Magic Years*. New York: Scribner.

Freud, A. (1966). *The Ego and the Mechanisms of Defense*. New York: International Universities Press.

Freud, S. (1961). *Beyond the Pleasure Principle*. New York: Norton.

Hellersberg, E. F. (1964). Child's growth in play therapy. In *Child Psychotherapy*, ed. M. R. Haworth, pp. 168 - 176. New York: Basic Books.

Jacobson, E. (1938). *Progressive Relaxation*. Chicago: University of Chicago Press.

Kagan, J. (1974). Discrepancy, temperament, and infant distress. In *The Origins of Fear*, ed M. Lewis and L. Rosenblum. New York: Wiley.

Klein, M. (1932). *The Psycho-Analysis of Children*. London: Hogarth.

Lazarus, A. (1966). Behavioral rehearsal vs. non-directive therapy vs. advice in effecting behavior change. *Behavior Research and Therapy* 4: 209 - 212.

Lyness, D. (1993). Mastery of childhood fears. In *The Therapeutic Powers of Play*, ed. C. E. Schaefer, pp. 309 - 322. Northvale, NJ: Jason Aronson.

Peller, L. E. (1964). Libidinal development as reflected in play. In *Child Psychotherapy*, ed. M. R. Hayworth, pp. 176 - 184. New York: Basic Books.

Piaget, J. (1954). *The Construction of Reality in the Child*. New York: Basic Books.

Rutter, M., and Garmezy, N. (1983). Developmental psychopathology. In

Handbook of Child Psychology, 4th ed., ed. P. Mussen, pp. 775 - 911. New York: Wiley.

Schachter, R., and McCauley, C. (1988). *When Your Child is Afraid*. New York: Simon & Schuster.

Schaefer, C. E. (1993). What is play and why is it therapeutic? In *The Therapeutic Powers of Play*, pp. 1 - 15. Northvale, NJ: Jason Aronson.

Schmitt, B. D. (1995). School avoidance. In *Behavioral and Developmental Pediatrics: A Handbook for Primary Care*, ed. S. Parker, and B. Zuckerman, pp. 251 - 255. Boston: Little, Brown.

Schowalter, J. E. (1994). Fears and phobias. *Pediatrics in Review* 15(10): 384 - 388.

Thompson, C. L., and Rudolph, L. B. (1983). *Counseling Children*. Monterey, CA: Brooks/Cole.

Turecki, S. (1994). *The Emotional Problems of Normal Children: How Parents Can Understand and Help*. New York: Bantam.

Wachtel, E. F. (1994). *Treating Troubled Children and Their Families*. New York: Guilford.

Wadsworth, B. J. (1989). *Piaget's Theory of Cognitive and Affective Development*, 4th ed. New York: Longman.

Waelder, R. (1933). Psychoanalytic theory of play. *Psychoanalytic Quarterly* 2: 208 - 224.

Wolpe, J. (1958). *Psychotherapy by Reciprocal Inhibition*. Stanford, CA: Stanford University Press.

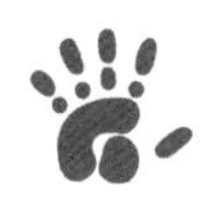

第三章

游戏与完美主义：把快乐带回家庭

瑞思·范弗里特
(Risë VanFleet)

背　景

“我的女儿是个完美主义者!”“我的儿子在他做到‘很好’之前绝不会放弃。”这些都曾是父母们带着自豪的口气说出的话。完美主义是一个值得骄傲的特点。把孩子描述成完美主义者意味着他们会很努力做到最好,在面对困难时坚持不懈,在他们的活动中表现突出,展现出未来取得成功的希望。很多自诩完美主义的成人也会把他们的成功和高成就归因于他们的这个特点。追求完美可能会成为一种激励人心的力量:“如果我没有为自己设立一个高标准,我就不会做得那么好。”

然而,与大多数的人格和行为特征一样,完美主义也有其负面影响。完美主义的儿童和成人可能会焦虑、固执、害怕做决定或是冒险、强迫,他们可能会在工作和社交关系中遇到困难。这一章探讨了完美主义的这些负面特征,以及游戏治疗是如何帮助人们减轻其影响的。

在过去的10年中,研究人员、临床工作者以及自助育儿书籍的作者已经开始发现儿童和成人的完美主义个性中潜在的问题(Ackerman, 1989; Burns, 1989; Fields, 1991; Freeman and DeWolf, 1989;

Mallinger and DeWyze, 1992; Rapoport, 1989; Smith, 1990)。虽然完美主义本身并不被认为是一种心理障碍,但是它却能导致不良的行为和人际关系,并与强迫症(Rapoport, 1989)和抑郁症(Burns, 1989)有关联。

"熟能生巧"

"熟能生巧"(practice makes perfect),在很多人成长的岁月中会经常听到这句话,它暗示着完美是一个值得追求的目标。虽然一个简单的短语不足以造就一个完美主义者,但是却有人相信,他们应该在所有的事情上力求完美。此外,他们也相信,只要他们试图把事情做得更完美,他们的努力就会有回报(Burns, 1989)。完美主义者通常会为自己和他人设定不切实际的高标准,然后根据这些标准来衡量自己的表现甚至是自我价值。当他们无法达到这个标准(即完美)时,实际上是在不断的为自己挖掘失败和失望的陷阱。设定高标准和追求卓越可以让人们获得显著的成就感和满足感,但追求永远无法达到的完美却会产生相反的结果:停滞不前和灰心丧气。

虽然所有人都需要在生活中有一种控制感,但完美主义者往往让这种感觉极端化。他们会用一些不切实际的期待给自己施加巨大的压力。这会导致各种适应不良的模式,例如拖延、刻板、试图控制他人、执拗、无法放松、自我贬低的想法、回避做决定、难以适应变化、害怕亲密、社交抑制、逆反、缺少主动性或幽默感,以及回避冒险行为(Burns, 1989; Mallinger and DeWyze, 1992; Smith, 1990)。

完美主义不一定是一种极端现象。有些人可能在他们做的大多数事情上都是完美主义,而另一些人可能在某些工作上追求完美,而其他事则不会。伯恩斯(Burns, 1989)提出了会让人烦恼的完美主义的不同类型,如外表完美主义、情感完美主义、身份完美主义、道德完美主义、表现完美主义、关系完美主义和性完美主义。

完美主义的孩子

近年来，临床工作者注意到越来越多的儿童因为完美主义的相关问题而被送来治疗。例如一个 6 岁的女孩会因为她两条腿上的及膝袜不在一模一样的位置而大发脾气，从而拒绝出门；一个 6 岁的男孩尽管能写出完整的句子，但学校作业却写得乱七八糟；一个 4 岁的女孩不愿意在生日派对上玩"给驴钉尾巴"的游戏，"因为我可能钉不准"；还有一个 9 岁的男孩在得到了 95 分这个"令人沮丧"的分数后，放弃和他的朋友去玩，每晚要花几个小时来学习。完美主义的儿童不符合强迫症的诊断标准，但他们完美主义的焦虑或行为却干扰了他们的日常功能。

完美主义也有可能扰乱儿童的心理发展。学习的过程包括要敢于进入未知领域。孩子害怕犯错或冒险会限制他们的学习。不能离开熟悉的环境去探索世界的孩子不太可能发挥他们的潜力。完美主义的孩子适应变化的能力也会下降。试图过度控制其他孩子的儿童或许在他们的社会交往中难以发展持续的友谊。

完美主义直到最近才被认为是儿童心理社会发展的一个潜在问题，所以它的相关信息主要是基于临床观察而不是研究。有关治疗方案的可用信息也很少。传统的治疗方法可能与儿童强迫症的治疗方法类似，依赖于行为疗法和育儿技能培训(Rapoport，1989)。这个领域的研究已经是成熟的。

儿童完美主义的来源

儿童可能会因为不同的原因而发展出完美主义倾向——包括适应性的和适应不良的。

父母不切实际的期望

父母可能会在无意中对孩子产生不切实际的期望。如果他们不熟悉儿童发展的基本知识，当他们与其他家庭成员和朋友谈论与比较他们的孩子时，他们可能会得出不准确的结论。他们对自己的孩子寄予厚望，也可能会带来不寻常的期待。父母会认为他们孩子的发展反映了他们作为父母的胜任力，因此他们会迫使孩子变得“完美”。父母会直接或相当巧妙地传达这些高期待。当孩子们要求大人不要再那样表扬他们时，可能是在传递这样一种信息，即表扬代表对高绩效的进一步期待。强化已经成为另一种要求完美的压力。

老师不切实际的期望

老师也可能对孩子提出不切实际的要求。遗憾的是，我们经常可以听到孩子们抱怨老师把他们和兄弟姐妹或者其他家庭成员作比较：“为什么你不能像你的哥哥一样努力学习?”

高度结构化的生活方式

有时一个家庭的生活方式会传达出不合理的期望。艾尔金德(Elkind, 1981, 1984, 1987, 1994)详细阐述了儿童发展过快所带来的风险。随着许多家庭为孩子报名参加各种体育项目、音乐和舞蹈课程、外语班以及速成课程，孩子们玩耍的时间和真正做孩子的时间越来越少。需要指出的是，许多这类活动对孩子们学习新技能和体验新事物是有价值的，但是父母让孩子过度地参与这些活动却是有害的。当孩子几乎每天晚上从幼儿园或学校放学后都被结构化地安排参加这些活动，他们可以自然玩耍和探索的时间就严重缩减了。父母通常是出于好意——他们希望自己的孩子拥有和其他孩子一样的机会。但是长期的结果可能是，孩子会因为想要变得完美或者总是需要证明自己而感到有压力。

完美主义的父母

当父母本身就是完美主义者时，孩子可能会发展出完美主义倾向。父母提供了完美主义的态度与行为的模型。

家庭成瘾问题

当孩子在有成瘾问题的家庭中长大时，他们可能会努力做到完美，以此来适应家庭环境，或是弥补自己感知到的不足（Ackerman，1989；Smith，1990）。

冲突或破碎的家庭

生活在充满冲突或关系异常的以及离异家庭的孩子，其反应可能与成瘾家庭的孩子类似。完美主义可能是一种应对家庭压力或试图“使它更好”的途径。例如，孩子们常常会为父母的离婚而责怪自己。他们可能会表现得“特别好”，希望这能让他们的父母重新在一起。

商业广告

电视上和杂志上的儿童产品广告，如衣服或玩具，往往是针对儿童本身的。有些广告甚至是针对很年幼的孩子，以迎合他们与其他孩子相处或是“看起来很酷”的需要。这会让孩子们认为一个人必须按照严格规定的方式行事才能被接受。广告迎合了父母想要把最好的给孩子的需求，例如名牌衣服或者最新的高级玩具，有时会反映在父母的行为和期望中。父母花了很多时间和金钱在孩子的衣着上，经常称赞他们的孩子好看，这可能会导致外表完美主义的形成。

完美主义儿童的游戏治疗

艾尔金德（Elink，1981）将游戏称为“速效药”。游戏治疗在很多方面都会对追求完美的孩子有帮助。后面的文章会介绍对追求完美的孩子使用游戏治疗的基本原理,以及影响这些儿童的游戏疗愈力的类型。

游戏治疗案例

追求完美的孩子有时会表现得很严肃。可能他们的父母或其他家庭成员也是如此。另一些完美主义的孩子平常也会表现出各种各样的情绪,包括无忧无虑和快乐,在觉得自己必须完美的情况下,他们会变得更加紧张。那时,如果他们没有达到自己或他人的期望,他们就会对自己很严厉和苛刻。父母、老师或朋友可能会对他们说"放轻松"。

游戏治疗为这些孩子提供了一个减压阀,也给了他们一个机会,让他们在没有压力的情况下做自己。通过使用游戏天然的治疗特性,治疗师可以帮助一个完美主义儿童调整他对控制、成就或遵从非现实标准的过度需求。很多时候,真正的游戏是与完美主义相对立的。如果孩子们可以玩耍,或许就能抵消完美主义带来的负面影响。让完美主义儿童受益于游戏的具体方法如下:

游戏的疗愈力

游戏的几种疗愈力似乎对完美主义的孩子及他们的家庭是有益的。下面会简要地叙述这些内容。

克服阻抗

完美主义的儿童会抵制各种形式的治疗,这些治疗似乎给了他们更大的压力,迫使他们去顺应成年人的标准。就像追求完美的成人一样,他们很难接受治疗,因为他们会把治疗看成是一种提醒,提醒他们自己并不完美。(完美的人不会有问题,即使有,他们也会自己解决问题。)游戏治疗不会对孩子提出更多要求,也不会要求他们去谈论自己的问题。游戏作为一种治疗方式对于孩子来说是自发的,治疗师可以使用它与孩子建立起融洽的关系。

有一个9岁的女孩对她之前的治疗非常排斥，在那段治疗中治疗师一直鼓励她谈论自己的问题。在几次毫无成效的治疗后，她最初的治疗师转介她进行游戏治疗。起初，女孩似乎对游戏治疗持有怀疑的态度，但是她被吸引到了黑板前。不久，她开始在黑板上写字并且玩上课的游戏。在她玩了两节独自一个人的上课游戏之后，她要求治疗师做她的学生。这种初始互动带来了积极的治疗效果。

沟通

追求完美的孩子会用游戏表达焦虑和紧张，当治疗师接受并理解了他们的感受时，他们就会感觉放松下来。在亲子游戏治疗中，如果父母参与进来，并开始能更好的理解孩子的反应，从而改变他们的一些期望，这种情况会更为明显。

自我效能感

如果用完美作为衡量自己的标准，孩子们可能会觉得自己不够好，没能力。他们会认为自己永远达不到别人或者自己的期待。游戏治疗可以帮助孩子按自己的节奏进步，并在一个没有威胁和评判的环境中尝试新事物。这就让他们以增强自尊的方式去发展技能或是想法。

一个7岁的男孩，在他尝试新的或者困难的任务时，总是轻言放弃。在游戏治疗中，他对飞镖枪非常感兴趣，但是他却很难拉回操控杆来射击。他很快转移到了其他事情上。在3节治疗过程中，他屡次回来尝试射击飞镖枪。因为男孩没有求助，治疗师没有干预。最后他成功地射出了镖枪，并开始了又一次的努力。他在游戏室玩其他玩具和完成任务的过程中反复出现这种模式。他最终尝试了更有挑战性的活动。

创造性思维

完美主义的孩子有时会花太多的时间按照别人的标准去“做得好”，以至于他们无法考虑新的或是独特的解决办法。他们往往不敢冒险，因为他们害怕失败。游戏治疗为这些孩子提供了一个机会，让他们在接纳的氛围中尝试新的想法或行为。玩耍并不要求孩子做对什么，因为没有所谓正确的游戏方式。随着对成功或者避免出错的压力消除,孩子们可以自由地使用他们的创造力来解决问题或表达自己。

情感宣泄

追求完美的孩子在表达情感时比较克制,尤其是那些他们认为是消极的情感。有时这些孩子会因为成熟或坚强而受到表扬,因为他们不哭也不生气。有时当经历艰难时期时,他们会觉得必须坚强,用没有情绪来保护自己的家庭。游戏治疗为孩子内心的情感提供了一个释放通道。

一个8岁的男孩,他的母亲正在接受癌症的强化治疗,而他要努力帮助父亲做家务,以及承担起陪伴弟弟、妹妹的责任,他看起来显得很满足。每当他的父母提起他母亲癌症治疗的话题时,他很快就会转换话题,说他已经都知道了。家庭成员、老师和医护人员都称赞他是"妈妈眼中的勇敢男孩"。在游戏治疗中,他玩得最多的是医生的工具箱。他扮演了一个对病人非常刻薄的坏医生。医生会捏和扔病人(通常是木偶)、不让他们吃饭,甚至用橡皮刀捅他们。经过这样的几次之后,他开始谈论他对母亲病情的担心,以及她是否会好转。

关系促进

斯汀内特和德法林(Stinnett and DeFrain, 1985)发现,强大的家庭有个重要特征就是他们会一起参加有趣或者好玩的活动。在家庭环境中使用游戏治疗,就像亲子治疗一样,为家庭提供一些技巧让彼此变得更有趣。这可以加强亲子关系和整个家庭的关系。游戏会有益于那些很严肃,以任务为导向,用牺牲乐趣为代价的完美主义家庭。游戏和幽默具有重要的连接功能。

一名5岁男孩似乎没有表现出对他的养父母有情感的迹象,他们对此表示担心。在亲子游戏治疗中,父母分别和这个男孩进行了特别游戏时光,这让他们感觉与孩子有了更多的连接。父母认识到他们过去与孩子的互动太"成人化",当他们和儿子玩的时候,孩子很高兴,他们也很高兴。

观点

完美主义的孩子和成年人往往会让自己显得很严肃。梅特卡尔夫和费利伯(Metcalf and Felible，1992)提出用幽默来帮助成人认识到他们并不是宇宙的中心。游戏也可以对孩子起到同样的作用。当孩子们玩耍时，他们更多地把注意力放在游戏活动上，而不是自己。此外，游戏治疗帮助孩子们学会接受他们本来的样子，而不是他们应有的样子。游戏通过这些方式让孩子们对自己保持一种更平衡的看法。

一个完美主义的4岁女孩被带来接受游戏治疗，因为每当她犯了"错误"，比如把颜色涂到线外或是打翻了什么东西，她就会变得极度不安。在她第一次治疗中，她洒出了几滴水，然后眼泪汪汪地对治疗师说："对不起！我很抱歉！我把你的游戏室弄得一团糟。"治疗师接纳了孩子的感受正如他接纳了孩子将水洒在外面的行为，几次治疗之后，女孩开始更频繁的玩水。整节治疗她都在把水从这个容器倒到另一个容器里。在3次这样的治疗之后，她开始从不同的高度倒水，故意让水溅出来。治疗师将她在游戏中的快乐反馈给她。她笑着说："别担心，这只是水而已，它会干的。下次我要做橡皮泥汤！"不久之后，她的父母反映她对自己的不满大大减少了。

针对完美主义儿童和家庭的游戏治疗方法

基于上面提到的原因，游戏治疗可以说是一种对完美主义儿童和家庭非常有益的方法。下面的小节将会介绍各种已经成功运用于这类人群的游戏治疗方法。除了游戏干预之外，还会介绍家长教育/培训与认知治疗作为对游戏治疗的支持所起到的作用。

以儿童为中心的游戏治疗

以儿童为中心的游戏治疗(CCPT)对追求完美的儿童非常有效，因为它旨在接受儿童本来的样子，不会将外部的期望强加于他们。以儿童为中心的游戏治疗(Axline，1969；Landreth，1991)提供了一种非指导性的游戏室环境，在这种环境中，儿童对游戏有很多选择权和控制权。CCPT 的治疗师创造了一个温暖的、接纳的氛围，帮助孩子们在游戏中轻松的表达各种感受和想法。治疗师相信，如果给孩子一个滋养的环境，他们有能力解决自己的许多问题，所以他们让孩子在游戏室里去主导：孩子们选择要使用的玩具，以及如何使用它们。以儿童为中心的治疗师使用共情倾听的技巧帮助孩子，使他们感到自己被接纳。治疗师通常每次只和一个孩子工作，给予他们全然的关注。这种游戏治疗最适合 3—12 岁的儿童。

CCPT 的目标是帮助儿童在不害怕被拒绝的前提下表达自己，促进他们独立性和掌控感的发展，增强他们的自尊和自信，并帮助他们在安全、清晰的边界内发展安全感。这些目标是和完美主义儿童的需求紧密联系起来的。

以儿童为中心的咨询师必须熟练运用 4 项基本技能：结构化、共情倾听、以儿童为中心的想象游戏和设限。结构化涉及为游戏治疗建立总体的指导方针。共情倾听是用来传达对孩子感受的理解与接纳。以儿童为中心的想象游戏是让咨询师在儿童的指导或建议下扮演各种想象中的角色。设限是告知儿童在游戏治疗中一些必需的规则以及当他们违规时去执行这些规则。所有这些技能都符合亚瑟兰(Axline，1969)所说的游戏治疗中的人本主义和非指导性原则。

完美主义儿童的行为在以儿童为中心的游戏治疗中差异是很大的。在他们刚开始游戏时通常会对新环境中“规则”表现得担忧，或是试图赢得治疗师的认可。当他们意识到自己做错了什么的时候，例如打翻水或是在治疗结束时没有收拾好玩具(CCPT 中不要求)，他们可能会感到不自在。因为这些孩子总是关注满足别人的期望，他们会因为游戏治疗的不确定性而变得焦虑。当治疗师没有像他们习惯的那样给予积极或是消极的评价反馈时，他们也会表现得焦虑。通过共情倾听他们的感受，以儿童为中心的游戏治疗师最终会帮助完美主义的孩子认识到，他们可以用自己积极的感受去代替来自他人的确认。例如，当孩子举起他们的艺术作品时，治疗师回应：“你为你的画感到骄傲”，这传递给孩子一个信息，就是不管治疗师怎么看，你都可以为之骄傲。

完美主义儿童的游戏主题往往会反映出秩序、清洁、玩具或物品的排列，以及穷尽性囊括（例如需要用娃娃的所有家庭成员、所有的积木、所有的玩偶等）。

一个 6 岁的男孩在他的初始游戏治疗中花了很多时间来整理游戏室，把娃娃屋收拾整洁，或是把娃娃仔细归类在他的“商店”里出售。他认真地为商店和娃娃家庭制定规则，然后按照这些规则去玩。如果治疗结束时他没有把玩具放回去，他就会很难过。几次治疗之后，他开始进行橡皮泥创作，这些作品越来越脏乱。最后，他开始加水制作“黏糊糊的东西”。过去每当他不小心把游戏室或是家里的东西打翻时他都会感到不安，所以当他能够容忍脏乱的东西时，这就可以被视为是一种进步。在他开始制作“黏糊糊的东西”之后不久，他的父母汇报说他在家里似乎更放松了，尤其是在事情不像他预期发展的那样时。

对于完美主义的儿童来说，最突出的游戏主题可能就是控制。控制有无数种表达的形式。他们会扮演家长或者老师的角色，指挥治疗师（扮成孩子或学生）去执行他们的命令。他们可能会对想象性游戏中的人物提出一个无理要求。他们对控制的需求常常体现在各种游戏活动中他们对获胜的需要。

完美主义的孩子们害怕失败，他们经常会设定一些情境以确保自己会成功。例如，孩子会创造一种特殊的纸牌游戏来和治疗师一起玩，他[①]设计的规则只对孩子自己有利。

一个 10 岁的女孩喜欢和治疗师玩套圈的游戏。她会站在离标杆不到 2 英尺的地方，确保她的圈都能落在正确的位置。而她要求治疗师站在 10 英尺远的地方。每当治疗师失败时她都会大笑着说：“我比你棒！你玩得真糟糕！”当她对自己的套圈技巧更有信心时，她使用了更多公平的条件：他们都从同样远的距离扔。最终，她承受冒险失败

① 原文为“he/she”（他/她），类似情况下，译文均以“他”来指代姓别不定的某人，但这并不意味着某种症状或疾病只在单一性别中发生。——译者注

的能力得到了提高。

具有攻击性的主题在追求完美的孩子中也很常见。当他们在游戏室选择的活动或任务不能如他们所愿地进行时,他们会表现得愤怒和受挫。完美主义的孩子会在他们的游戏中表达焦虑、抑郁或是羞怯的感受。一个以儿童为中心的治疗师通过对这些感受的关注与接纳帮助孩子们接纳自己。

亲子游戏治疗

儿童的完美主义鲜有是独立发生的。它通常受到家庭动力的影响,或是会影响家庭关系。虽然父母的期望导致了儿童的完美主义行为,但是孩子的刻板、焦虑或其他行为特征也会让其他家庭成员感到很沮丧。

由于儿童完美主义与家庭关系之间存在潜在的双向互动,亲子游戏治疗是针对儿童完美主义的首选方式。亲子游戏治疗有效地将游戏治疗融入家庭治疗中。在这种情况下,父母和自己的孩子进行以儿童为中心的游戏,这样儿童就不再需要与治疗师发展一种全新的关系(除了在有些复杂的情况下,治疗师在游戏治疗里可能会和亲子治疗一样)。和游戏治疗一样,它适用于3—12岁的儿童。经过调整后,也可以用于其他儿童。

亲子游戏治疗在其他地方也有详细的描述(Guerney, 1983; VanFleet, 1992b, 1994a, b)。亲子游戏治疗中父母是他们的孩子改变的主要因素。亲子游戏治疗师在父母和孩子进行以儿童为中心的游戏中给予培训和指导。他们也会帮助父母处理他们自己的担忧,并且教会他们各种育儿技巧。亲子游戏治疗是一种不具威胁性的方法,有助于增进孩子、家长和家庭成员之间的关系。它适用于儿童和家庭的各种情绪问题、社交问题和行为调整问题。亲子游戏治疗在心理教育上的助益使其也成为了一种适用于家庭提升能力或是预防问题的有效方法。

对于完美主义的孩子及其家庭来说,亲子游戏治疗就像是为他们的需求量身定做一样。第一，它让孩子和父母都参与到游戏中来，增强他们的意识，让他们认识到游戏对于孩子健康的社会心理发展的重要性。第二，它提供了一种不具威胁性的氛围，让家庭可以“尝试”新的相处方式，对彼此更体贴，要求更少。第三，它的心理教育属性使它更容易被完美主义的家庭所“接受”，这些家庭可能会将治疗视为自身不完美的标志，但是他们重视学习新技能和知识。第四，它为父母提供了第一手的信息，让他们理解自己的孩子可能正在感受到的压力。当父母开始理解孩子游戏的意义时，他们有时也会看到自己在为孩子设立不切实际的高标准，或是示范完美主义行为中所扮演的角色。第五，经过一段时间与自己孩子的游戏，家长在治疗师的培训和指导下学会了如何将游戏治疗带到家庭环境中，并将其作为家庭发展的一部分继续下去。他们还学习到了如何在更广泛的生活环境中使用游戏治疗里所学会的技能和知识。这样，亲子游戏治疗使家庭能够为自己做出改变，不仅在治疗中，也在将来的生活中。

亲子游戏治疗是先从父母培训开始的。治疗师会教他们 4 项用于以儿童为中心的游戏治疗的主要技巧：结构化、共情倾听、以儿童为中心的想象游戏和设限。这通常需要 2～4 节的时间。接下来，父母在治疗师的指导下每周轮流与孩子进行 30 分钟的游戏。治疗师在最初会关注于父母的技能发展，给予鼓励、强化以及改进的意见。通常当父母经过 4～5 次的治疗之后就会变得加更熟练，这时治疗师就会把注意力从技能发展转移到理解孩子们在游戏中所表达的内容。亲子游戏治疗师帮助父母去识别游戏主题，以及它们对孩子可能意味着什么。通常在治疗的这个阶段，父母对孩子的情感和需求的理解会加深，父母开始看到他们是如何影响孩子。当父母有动力去重塑自己的行为时，治疗师会和他们一起工作，让父母可以和治疗师一样，自始至终地给予孩子理解、接纳和耐心，实现他们想要的改变。当父母在亲自治疗的指导和理解中发展出足够的能力和自信时，治疗师会帮助他们将游戏治疗转移到家庭环境中。治疗师继续通过每周一次或每两周一次会谈的方式掌握治疗进展的情况。在这一阶段中，治疗师继续与父母讨论家庭动力，帮助他们把游戏治疗技能运用到生活的其他领域和时间里，并教会他们更多的育儿技能。

亲子游戏治疗对完美主义的孩子尤其有效，因为在游戏室中，儿童接收到的接纳和理解是直接来自父母的。这可以直接抵消一些不接受、评判或者是父母之前给到孩子的压力。此外，当父母发展出共情倾听的技巧时，他们往往就能更好地看见孩子的观点和感受，这可以帮助父母调整自己可能导致孩子完美主义的各种负面行为。

游戏治疗通常会触发一些重要问题让父母和亲子治疗师去讨论。当父母作为治疗的合作者，就像在亲子治疗中一样，他们通常喜欢讨论他们对孩子和自己的认识。亲子游戏治疗可以减少家庭的阻抗，让父母更容易提出更深层次的担忧，比如他们孩子的完美主义特征或者是总感觉到自己的不完美，并从治疗师那里寻求反馈和帮助。

一位母亲与她 5 岁的完美主义的女儿一起进行亲子游戏治疗，在 4 次治疗之后的讨论环节中，母亲承认她自己就是一个完美主义者。她从女儿在游戏中刻板、不愿冒险的表现中看到了自己的影子，她担心女儿会变得和她一样，总是很焦虑和抑郁。进一步的讨论显示，这位母亲给了自己很大的压力，要成为一个完美的母亲、完美的妻子、完美的主妇、完美的律师（她的职业）、完美的布朗尼（Brownie①）领袖、完美的教会成员以及完美的“社区妈妈”，更不用说还有完美的来访者！她说她一直无法告诉别人其实自己有多不称职，直到通过和女儿的亲子游戏她才意识到，她对于完美的追求可能害了女儿和自己。接着，她同意接受一个短程的个人治疗，以帮助她改变自己的一些完美主义观点和行为。

亲子游戏治疗经过调整后也可以用于青少年。对于大一点的孩子，父母可以用“特殊时光”来代替以儿童为中心的游戏治疗。特殊时光通常是一对一进行的，同样以孩子为中心。父母允许他们的孩子在合理且经济条件允许的情况下选择他们一起参与的活动。父母尽可能

① 指美国 7—8 岁大的女童子军成员。——译者注

地尝试保持同理心，并接纳孩子。特殊时光可以包括桌游、饭后讨论一个孩子发起的话题、逛公园、一起听音乐或是出去吃饭。这个过程可以让父母和青少年之间有更深入的理解，并帮助孩子觉得他自己更能被接纳。

认知疗法

认知疗法在最初并不是游戏治疗的一种形式，但是它有助于改善完美主义中的短板，并且能培养更为有趣、更轻松的态度。康奈尔(Knell，1994)通过发展认知-行为游戏治疗，进一步深化了其优势。

认知疗法基于一个前提，即人们的思想、信念和解释(认知)是情绪反应的主要决定因素。在亚伦·贝克的基础上伯恩斯(Burns，1980，1989)的文章中描述了 10 种导致夸大或不必要的负面反应的认知扭曲的形式。其中一些就是完美主义的儿童和成人：

极端思维(All-or-nothing thinking)：当人们把事情看成是非黑即白，失去灵活性时，就会出现这种情况。完美主义者可能会这样想：我犯了一个错误，这就意味着我是一个失败者。

夸大或缩小(Magnification or minimization)：放大包括把情况过分夸大或是夸大其重要性，而缩小则包括低估事情的重要性或是价值。完美主义者倾向于放大他们的缺点而把他们的积极品质或行为最小化。

应该句式(Should statements)：人们告诉自己应该用一种独特的方式做事，试图通过说“我应该这样做，我不应该那样做”来激励自己。人们也会用“应该”的表述意指别人“他不应该那么做”。基本上，“应该”代表人们的一个信念，即他们的期待或希望应该得到满足。完美主义者倾向于对自己和他人使用许多“应该”。他们的很多高期待体现在他们“应该”的表述中：“我儿子在学校的表现应该和我以前一样好”，“我应该在孩子们小的时候对他们更严厉些，这样他们现在就会变得更负责任”。

个人化和归责(Personalization and blame)：人们认为自己要对自己无法完全控制的结果负责。当事情不像计划得那么完美时，完美主义者就会把责任归咎于自己和他人。

完美主义者可能会有很多种扭曲的思维方式,但是以上列出的似乎是主要的几种。认知治疗师帮助人们认识到自己扭曲的思维模式,并且学习如何调整它们,这样就不会被它们控制。这是一种很直接的方式,用于处理那些导致并维持完美主义的消极的,功能较弱的认知。认知疗法可以很好地用于完美主义的青少年、父母和其他成年人。此外,完美主义的父母学会调整他们自己扭曲的想法和表述,可以为他们年幼的孩子提供更好的榜样。

那些当孩子不完美时就担心,会因为孩子的特异性而自责的父母,他们开始学会关注到孩子的独特性,希望他们变得不一样,而不是抓住一个错误的信念,认为他们的孩子必须和其他人一样才是正常的。一个完美主义的青少年,不断地因为对朋友说了一些愚蠢的话而自我惩罚,她可以学着接受并思考自己做得好的事情,同时接受生而为人,偶尔社交上的失误只是其中的一部分。

伯恩斯(Berns, 1980, 1989)详细介绍了一些使用认知重构来帮助完美主义者的方法。认知治疗可以很好地与亲子游戏治疗或家长教育相结合,因为它能以类似心理教育的形式呈现,帮助人们应对因冒险或试图变得更有趣而产生的焦虑。

康奈尔(Knell, 1994)研究了适用于低龄儿童的认知行为游戏治疗。游戏、语言交流、非语言交流可以用来帮助孩子调整他们的“自我对话”、信念、情感和行为。例如,玩具可以用来为孩子示范如何积极应对自我评价。针对完美主义,治疗师会用木偶或娃娃来证明做一些不完美的事情是可以的。例如,木偶可能画了一幅画,犯了一个错误,然后它大声对自己说:“没关系,画的其余部分依然很漂亮。或许我可以把这条多余的线变成有趣的东西。”

总之,对于完美主义的儿童和他们的(有时是完美主义的)家庭,可以单独使用认知治疗和行为-认知游戏治疗,也可以将其作为其他类型的游戏治疗和亲子治疗非常有利的补充。

其他家庭干预措施

有许多其他的方法和观点可以用于完美主义的孩子和他们的家庭。

家庭故事(Family Storytelling)

对有些家庭来说，讲故事可以提供一种不具威胁性的方式来了解彼此，同时降低不切实际的过高期望。父母可以用故事来创造更多轻松，更少完美主义的方式来应对生活中的压力。范弗里特(Van Fleet，1993b)概述了一些临床工作者与家庭合作的方式，以此帮助他们发展自己讲故事的方法和技巧。

练习变得不完美(Practice Being Imperfect)

治疗师可以帮助父母找到方法，去协助他们的孩子练习变得不完美，以此认识到他们并不需要让不完美消失。

一个追求完美的 5 岁小女孩，因其"在线内涂色"的能力得到了父母和祖父母的高度赞扬。她开始一丝不苟的在她的彩色画册上涂色，她要花好几个小时才能完成一幅画。她似乎不再像以前那样爱画画了，当她把颜色画到线外面时她常常会哭。在治疗师的建议下，她的父母让她故意在线外画几个点，以减轻她的压力。这使得孩子可以在没有"完美画作"的压力下继续涂色。这种干预帮助她重新爱上了画画。

谨慎地使用强化(Careful Use of Reinforcement)

父母要意识到使用强化是如何给他们完美主义的孩子带来压力的，这是很重要的。临床工作者可以帮助家长学会给予孩子表扬和认可，这不仅限于对他们的成就和最终的结果，还有无论结果如何他们为此所付出的努力。父母可能还需要更多的认可孩子**本来的样子**(being)，也就是他们的独特性和特殊性，而不是过度强调孩子的行为(does)或是**成就**(achieves)。

现实的期待(Realistic Expectations)

如果父母在儿童发展方面没有扎实的知识背景，他们会在孩子不同的年龄阶段对他们产生不切实际的期望。治疗师可以为父母提供培训和指导,帮助他们在基于孩子年龄和能力的前提下,对孩子形成现实的期待。父母技能训练通常可以帮助到完美主义儿童的家庭。

谨慎地使用语言(Careful Use of Language)

在完美主义的家庭中经常使用完美(perfect)这个词。当一个人实现了一个目标或是完成了一项任务时,他们可能会说"那太完美了。"完美这个词还可以用来赞美别人,诸如:"今晚你看上去太完美了!"我们应该避免过度使用这个词。为了减少完美主义的负面影响,家庭成员应该更多地强调优点或者是努力,而不是永远无法达到的"完美"。对于有些家长来说,尝试改变他们的日常用语会让他们觉得难以接受,或者认为这是吹毛求疵而没有必要,治疗师可能需要谨慎且委婉地和他们讨论这个问题。

家庭欢乐夜(Family Fun Night)

如果一个家庭发现他们成员的完美主义源于或是造就了一个严肃的家庭氛围,那么他们就可以定期举办一个家庭欢乐夜。这包括让整个家庭参与一个互动性的,相对没有竞争的,令人愉悦或是轻松的活动。这主要的目的应该是一起玩得开心。只有当家庭中的每个人都能以幽默的方式参与,并且不带有强烈的求胜欲望时,才可以选择有竞争性的活动。治疗师可以帮助家庭选择合适的活动,并讨论其结果。

设限(Limit Setting)

当孩子们对功课或其他活动变得强迫时,父母可能需要设定一些限制,来帮助孩子学会平衡生活的不同部分。

一个9岁的男孩忽略他的朋友而花了过多时间在学习上,只为了提高他已达95分的成绩。他的父母在他的学习时间上做了限制,因为他似乎无法停止学习。起初,他的反应是焦虑和愤怒的,但是最终他在学习上变得更有效率,并且重建起与邻居间的友谊。

发展幽默(Humor Development)

梅特卡尔夫和菲利布(Metcalf and Felible, 1992)认为幽默是一套成熟的心理和生理技能。治疗师可以寻求创新的方法来帮助家庭恢复或发展他们的幽默和嬉闹。重要的是要记住,幽默对于每个家庭和个体而言可能是完全不同的。尽管追求完美的孩子和成人可能需要“轻推”才能放松下来或是触及他们的幽默感，但他们不太可能对外力“强加”的幽默或游戏给予很好的回应。治疗任务的一部分是找到与家庭情况和其成员的个性相匹配的游戏或幽默干预。

案例说明

为了保护来访者隐私，这个案例研究是由几个不同家庭合成的。不过这些问题、家庭动力和干预都现实地说明了亲子游戏治疗在完美主义的儿童及家庭中的应用。

黛比是一个7岁的女孩，她的父母在她转诊前一年就离婚了。她是独生女。她的父亲被调任了一份要全国各地跑的工作，所以自从父母离婚后，她几乎没有和父亲联系过。她和她的母亲住在一起。因为黛比拒绝完成家庭作业，她二年级的老师建议她妈妈去做咨询。黛比告诉老师她知道自己会犯错误，她不想犯任何错误。黛比曾经上过高级阅读班，尽管她的高级阅读课已经学得很好，她还是问老师是否可以回到中级阅读班。黛比在中级组里得到的是A，而在高级组里得到的是B+。

黛比的母亲露易丝说，黛比一直难以适应变化，她很难面对父母离婚这件事。露易丝说黛比一直是一个“很乖的女孩”，她总是试图取悦身边的人。一个完整的发展史和社会史会显示一部分完美主义的行为模式。露易丝说她认为自己和黛比都是完美主义者。她同意尝试亲子游戏治疗。

治疗的父母训练阶段较为寻常。露易丝希望学习和运用游戏治疗的技巧。经过两次训练后，她做好了和黛比一起开始游戏治疗的准备。

早期治疗

在和母亲最初的游戏过程中，黛比在游戏室里作了一些探索，但是玩得最多的是娃娃屋，这让她想起来自己家里的娃娃屋。她不时地环顾游戏室，但很少离开娃娃屋的区域。这种情况持续了 3 节治疗，露易丝能够很好地运用倾听技巧，但她很难克制自己不去给黛比的活动提建议。有好几次，她建议黛比去玩其他玩具。治疗并未设限黛比没有让露易丝参与到她的想象游戏中。

在这些早期治疗之后，治疗师和露易丝讨论了她对技巧的使用。露易丝表示，对她来说，不给游戏提建议是很难的。“黛比似乎不敢看其他玩具，我真的很想让她知道，这是没关系的。”露易丝还说，这正是她们在所有新环境下典型的互动方式：“我总是要为黛比铺路。她不主动，我担心她终将成为一个追随者，而不是领导者。”对于露易丝的担忧，治疗师给予了共情倾听，接着解释说露易丝可能无意中传递了这样一个信息：黛比没有能力为自己做这些事情。露易丝以前从没思考过她在那种情况下的行为。她开始明白游戏治疗是如何帮助黛比去为自己做更多的决定。

在第 4 和第 5 次治疗中，黛比选择了其他玩具来玩。她喜欢厨房用具，尽管当她把一些水打翻在地板上时，她很明显有点沮丧。在第 4 次治疗中，她试探着在充气沙袋上打了几拳，然后迅速看了看母亲的反应。每当这时，露易丝都非常接纳和共情。治疗师对于露易丝在技巧上的运用给予了赞赏。

当露易丝对于游戏治疗感到更有信心时，治疗师开始与她讨论更多黛比的游戏主题。露易丝毫不费力地看出黛比似乎想要她（露易丝）对她在游戏室里做的每一件事给予赞许。露易丝发现刚开始，她很难避免去表扬黛比，但是最终她学会了使用非评价性的和接纳性的语言来回应黛比的感受，例如：“你真的为你的画感到骄傲。你真的想让我也喜欢它。”黛比起初会对这些反馈感到不安，但最终她减少了寻求母亲确认的次数。

到第 6 次治疗，黛比开始更热衷于玩充气沙袋。她用拳头猛击它，把它在房间里扔来扔去，这样玩了将近半节治疗的时间。虽然黛比在刚开始玩充气沙袋的时候还犹疑不决，但露易丝的接纳帮助她意识到，玩这个没什么。在剩下的时间里，她和露易丝玩牌，总是安排妈妈被打败。最后黛比以"我爱捡卡牌"结束了这一节治疗，期间她让露易丝必须将所有的牌捡起来三次。黛比一边命令妈妈一直捡牌一边咯咯地笑。

露易丝在这次治疗后对黛比的攻击性表达了一些担忧。她承认她希望黛比不要那么胆小，但她也不想让黛比成为一个恃强凌弱的人。这引发了露易丝自己对愤怒和攻击感到不安的深刻讨论。治疗师帮助她认识到这只是个寻常的游戏，黛比似乎在更多地掌控游戏环节，这可能表明她在运用这些游戏来取悦自己，解决自己的问题。

家庭游戏环节

就在这个时候，露易丝和治疗师共同决定，是时候把亲子游戏治疗转移到家庭环境中去了。露易丝将游戏治疗带领得非常好，她看起来能够处理将要面对的各种情况。在治疗师详述了如何转移治疗后，露易丝开始每周在家和黛比一起游戏。随后露易丝每两周与治疗师见一次面，讨论最近两周的游戏治疗。

黛比在家庭环节的游戏中继续反映出控制的主题。在第 8 次到第 10 次中，她扮演了一个一直对女儿发号施令的母亲。黛比让露易丝扮演女儿。她还扮演了一个对学生（露易丝）的作业从不满意的老师。起初，露易丝很担心黛比会认为她是一个专横、没有爱心的母亲。治疗师帮助露易丝认识到，这个游戏并不一定是黛比看待事物的直接反映，但它似乎确实显示，她在表达一种意识，即成年人对孩子有很多要求。在她与治疗师接下来的一次会面中，露易丝承认她之前没有意识到她对黛比寄予了多少期望。在这几周里，她一直监控自己的行为，并开始认识到自己传递给黛比的微妙信息，诸如要表现好、取悦于他人、不表达愤怒，等等。

就在这时，老师告诉露易丝黛比在学校的表现变好了。她又开始尝试写作业了，如果犯了错误，她也看上去没那么沮丧了。露易丝运用她从游戏治疗中学到的东西和黛比讨论，错误是一个学习的良好途径，有时候犯错也没关系。

后期治疗

黛比持续取得进步。她继续享受控制主题的游戏,她也开始在游戏室里冒险。她创造了一些她有时候会输的游戏,或是对她来说是真正挑战的游戏。在这段时间里,治疗师和露易丝一起工作,将她的游戏技巧拓展到她们生活的其他方面。当黛比对学校、老师、跟上同学节奏等方面表达不满时,露易丝开始使用共情倾听的技巧。露易丝说:"过去,我总是试图安慰她会做得很好。我从未意识到她对每件事有多认真。现在我想我真的听到她了,我可以帮助她减轻一些压力。我觉得这让我放松了许多,也没有给自己太大的压力。"

黛比呈现的问题已近乎解决,治疗师开始和露易丝讨论治疗师的逐步退出。露易丝计划在家里无限期地继续这些游戏治疗,因为她们都很享受其中。露易丝也开始在游戏治疗之外的时间和黛比一起玩。治疗师在她离开前观察到,黛比在最后的那次游戏治疗中显得更为放松。她引领着游戏环节,没有表现出丝毫的犹疑不定。她自由地挑选她想要的玩具,毫不犹豫地告诉露易丝她想要怎样玩。这一观察似乎也印证了黛比在学校和家里所取得的进步。

黛比和露易丝在进行了 18 次亲子游戏小节(16 次治疗小节)之后完成了治疗。在为期 9 个月的电话随访中,露易丝和治疗师报告说,她们的情况仍然良好。

结　论

完美主义通常被视为一种积极的特点。追求完美的人常常把他们的成功归因于他们的高标准,雄心勃勃的目标和其他追求完美的品质。然而,完美主义也有它的缺点,包括焦虑、固化、刻板和人际关系困难。临床工作者和儿童发展专家报告了更多的例子,证明儿童完美主义的观点和行为与适应性问题有关。这些孩子可能非常严肃、焦虑、抑郁、不灵活、强迫、害怕承担风险和潜在的错误。他们对于“永远正确”或“永远赢”的需求会干扰他们的学习或社会关系。

游戏可以帮助消除完美主义的缺点，帮助孩子们接受他们本来的样子，以他们自己独特的方式去发展。游戏治疗在帮助儿童克服适应性问题或是防止由于他们的完美特质而产生的更严重的困难方面尤其有效。亲子游戏治疗结合了游戏治疗和家庭治疗，可以有效地解决与儿童完美主义有关的家庭动力性问题。帮助家庭一起游戏、欢笑和玩乐的其他方法可以提供一种平衡，同样有助于家庭的心理健康。

本章描述了完美主义儿童及其家庭在临床和预防工作中的一些显著问题。对于完美主义的研究还处于起步阶段。目前的信息和想法主要是基于临床观察的。我们需要从儿童完美主义的来源以及它的适应性和非适应性的维度进行研究。游戏治疗似乎在缓和儿童和家庭中完美主义的负面影响方面提供了有益的作用，但我们也需要对该领域展开研究。

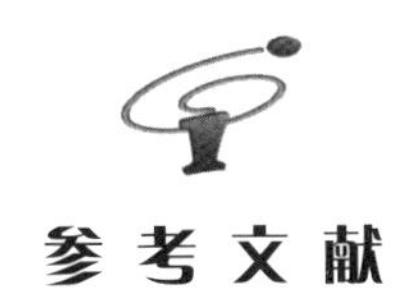

参考文献

Ackerman, R. J. (1989). *Perfect Daughters: Adult Daughters of Alcoholics*. Deerfield Beach, FL: Health Communications.

Axline, V. M. (1969). *Play Therapy* (rev. ed.). New York: Ballantine.

Burns, D. D. (1980). *Feeling Good: The New Mood Therapy*. New York: New American Library.

———(1989). *The Feeling Good Handbook*. New York: Plume (Penguin).

Elkind, D. (1981). *The Hurried Child: Growing Up Too Fast Too Soon*. Reading, MA: Addison-Wesley.

———(1984). *All Grown Up and No Place to Go: Teenagers in Crisis*. Reading, MA: Addison-Wesley.

———(1987). *Miseducation: Preschoolers at Risk*. New York: Knopf.

———(1994). *Ties That Stress: The New Family Imbalance*. Cambridge, MA: Harvard University Press.

Fields, D. (1991). *Too Old Too Soon: Protecting Your Child from Instant Adulthood*. Eugene, OR: Harvest House.

Freeman, A., and DeWolf, R. (1989). *Woulda, Coulda, Shoulda: Overcoming Regrets, Mistakes, and Missed Opportunities*. New York: Silver Arrow Books.

Guerney, L. F. (1983). Introduction to filial therapy: training parents as therapists. In *Innovations in Clinical Practice: A Source Book*, vol. 2, ed. P. A. Keller, and L. G. Ritt, pp. 26 - 39. Sarasota, FL: Professional Research Exchange.

Knell, S. M. (1994). Cognitive-behavioral play therapy. In *Handbook of Play Therapy: Advances and Innovations*, vol. 2, ed. K. O'Connor, and C. Schaefer, pp. 111 - 142. New York: Wiley.

Landreth, G. L. (1991). *Play Therapy: The Art of the Relationship*. Muncie, IN: Accelerated Development.

Mallinger, A. E., and De Wyze, J. (1992). *Too Perfect: When Being in Control Gets Out of Control*. New York: Fawcett Columbine.

Metcalf, C. W., and Felible, R. (1992). *Lighten Up*. Reading, MA: Addison-Wesley.

Persons, J. (1989). *Cognitive Therapy in Practice: A Case Formulation Approach*. New York: Norton.

Rapoport, J. L. (1989). *The Boy Who Couldn't Stop Washing: The Experience and Treatment of Obsessive-Compulsive Disorder*. New York: Plume (Penguin).

Smith, A. W. (1990). *Overcoming Perfectionism: The Key to a Balanced Recovery*. Deerfield Beach, FL: Health Communications.

Stinnett, N., and DeFrain, J. (1985). *Secrets of Strong Families*. New York: Berkley.

VanFleet, R. (1992a). *Play and perfectionism: Helping anxious children and parents*. Presentation at the annual convention of the Pennsylvania Psychological Association, Pittsburgh, PA, June.

———(1992b). Using filial therapy to strengthen families with clinically ill children. In *Innovations in Clinical Practice: A Source Book*, ed. L. VandeCreek, S. Knapp, and T. L. Jackson, vol. 11, pp. 87 - 97. Sarasota, FL: Professional Resource Press.

———(1993a). *Play and perfectionism: Helping anxious children, parents, and corporate executives*. Presentation at the annual International Play Therapy Conference, Atlanta, GA, October.

———(1993b). Strengthening families with storytelling. In *Innovations in Clinical Practice: A Source Book*, vol. 12, ed. L. VandeCreek, S. Knapp, and T. L. Jackson, pp. 147 - 154. Sarasota, FL: Professional Resource Press.

———(1994a). Filial therapy for adoptive children and parents. In *Handbook of Play Therapy: Advances and Innovations*, vol. 2, ed. K. O'Connor, and C. Schaefer, pp. 371 - 385. New York: Wiley.

———(1994b). *Filial Therapy: Strengthening Parent-Child Relationships through Play*. Sarasota, FL: Professional Resource Press.

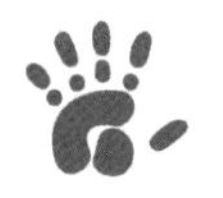

第四章

针对选择性缄默症的游戏治疗

乔·安·库克
(Jo Ann L. Cook)

选择性缄默症是一种相对罕见的疾病。其主要行为特征是在某些应该说话的社交情境中缺乏言语。这经常出现在诸如学校这样的环境中,尽管这些孩子通常是能够在其他特定的情况下和/或与特定的人进行言语沟通的。选择性缄默症的孩子会选择在别人面前保持沉默,或者选择只和特定的人说话。早在1877年,库斯莫(Kussmal)就用自发性语言障碍来描述这一现象(引用在Wright et al., 1994),在他之后又有14位欧洲的作者也对此进行了描述,其后,特拉梅尔(Tramer, 1934)创造出了**选择性缄默症**(elective mutism)这个术语。在美国精神病学协会(American Psychiatric Association's, 1994)最近出版的《精神疾病诊断与统计手册》第4版中,这一分类被更改为**选择性缄默症**(selective mutism)。这种术语上的变化表明,这种情况不再被认为主要由孩子自己所控制的。

特拉梅尔(Tramer, 1934)讲述了一个男孩的案例,他在家里表现出符合年龄预期的语言能力,但是他却不愿与老师交谈。选择性缄默的儿童会被描述为焦虑、敏感、在陌生人面前异常害羞。这种表现可能与孩子在家庭中的行为形成反差,他们通常会与家人交谈,但可能表现出消极、不成熟和攻击性的行为(Laybourne, 1979; Pustrom and Speers, 1964; Wright, 1968)。此外,也有文献提及了那些在语言发育期间或之后的创伤导致的羞怯倾向的表现(Parker et al., 1960)。

莱塞·卡茨(Lesser-Katz, 1986)描述了一些没有经历过严重创伤,在3岁进入学校之前一切正常的选择性缄默症儿童。其他人则认为选择性缄默症是那些非常沉默寡言的孩子在社交语言使用技能发展的一种滞后(Van Kleck and Street, 1982)。

很多作家将母亲/孩子关系描述为过度交织,母亲过度保护和溺爱孩子是问题持续存在的一个因素(Browne et al., 1963; Hayden, 1980; Parker et al., 1960; Wergeland, 1979; Wilkins, 1985; Wright, 1968)。其他研究人员也写过关于父母的家族羞怯、亲代的羞怯史或是在父母身上递增的焦虑程度的文章(Hayden, 1980; Kolvin and Fundudis, 1981; Parker et al., 1960; Wergeland, 1979; Wright, 1968)。选择性缄默症始于儿童早期,但并不容易显现,直到孩子入学后,当他们拒绝与老师、同学和其他陌生人说话时才被发现(Cunningham et al., 1983; Kolvin and Fundudis, 1981; Labbe and Williamson, 1984)。孩子们在学校的早期经验常常表现为不愿意独立进入教室,对参与课堂活动很少有兴趣或是几乎没有兴趣(Parker et al., 1960)。鉴于这个问题在课堂上频繁出现,选择性缄默的孩子在社交/情感和教育上极有可能面临重大的困难。

疾病背景

选择性缄默症被世界卫生组织在《国际疾病分类(第9版)》(*International Classification of Diseases*, ICD－9; Commision on Professional and Hospital Activities, 1978)中被列入精神障碍的分类。它被当作一种儿童和青少年特有的“敏感、害羞和社交退缩”归入了情绪障碍范围里。*DSM－3*(American Psychiatric Association, 1980)将这一诊断纳入婴儿、儿童或青少年其他疾病的综合分类里。修订后的*DSM－3－R*(American Psychiatric Association, 1987)将其核心诊断特征确定为“在一个或多个重要社交场合持续地拒绝交谈”

(p.88)。这代替了之前的版本(*DSM* - *3*)中对“几乎在所有社交场合中”和“并非由于其他精神或身体疾病导致的”言语抑制的要求。另一条标准是孩子有理解语言和说话的能力。*DSM* - *4*(American Psychiatric Association, 1994)将这个术语改为了**选择性缄默症**(selective mutism),并将诊断标准增加到5条:

1. 在特定社交场合(被期待说话的场合,如学校)中持续不能讲话,而在其他场合中言语正常。

2. 妨碍了教育或职业成就,或是社交沟通。

3. 这种障碍的持续时间至少为1个月(不限于入学的第一个月)。

4. 不会说话不能归因于缺少社交情境所需要的口语知识或对所需语言有不适感所致。

5. 这种障碍无法更好的用一种交流障碍(例如口吃)来解释,且并非仅出现于广泛性发育障碍、精神分裂症或其他精神病性障碍的病程中。

(American Psychiatric Association, 1994, p.115)

选择性缄默症应该被视为一种独立的情感障碍形式,还是更为广泛的情感障碍中的一种,在诊断上是存在一些争议的。有人主张将选择性缄默症当作社交恐惧症的一种变体(Black and Uhde, 1992; Crumley, 1990, 1993; Golwyn and Weinstock, 1990)。施里夫(Shreeve, 1991)将选择性缄默症比作在情感发展早期对陌生人的焦虑,莱塞·卡茨(Lasser-Katz, 1988)也持同样观点,他描述了一组选择性缄默症的孩子在一个启智项目中的表现,他们多数都是退缩、顺从的,在陌生人面前像“冻结”了一样,这类似于婴儿的陌生人焦虑阶段。这被认为是他们在无法应对的情况下做出的一种回避反应。在该研究中有一小群孩子被描述为有对立行为。库尔特和施魏特(Kurth and Schweight, 1972)在对29名选择性缄默儿童的研究中发现了攻击性行为。

有人认为选择性缄默症的几个亚型与人格特征有关(Friedman and Karagan, 1973; Hayden, 1980),胡珀和林兹(Hooper and Linz, 1992)整理了文献中呈现的主要人格特征,即焦虑抑郁特质儿童和操控-对立特质的儿童。他们同样也提出了第三种混合型的可能性，并提出要根据具体表现来对个体治疗计划进行概念化的细分。此外，根据语言表达程度的不同，他们提出了这样的看法：在某些特定的社会环境中，从完全失语到勉强说话，可以把语言视为一个"沉默的连续谱系"(Blake and Moss, 1967; Hooper and Linz, 1992)。有些不愿说话的孩子不会主动去讲话，但是他们会对问题有回应。这被视为是一种较轻的选择性缄默症(Louden, 1987)，这需要区别对待，他们预后也较好(Louden, 1987; Mace and West; 1986; Morin et al., 1982)。许多儿童在入学时表现出暂时性的缄默，这在移民人口中发病率很高(Bradley and Sloman, 1975; Brown and Lloyd, 1975)。然而，选择性缄默症的诊断只适用于那些对新语言的理解已经足够，却仍然继续拒绝说话的人(American Psychiatric Association, 1994)。

疾病描述

选择性缄默症的发生率为0.3‰～0.8‰(Brown and Lloyd, 1975; Fundudis et al., 1979; Parker et al., 1960)。然而，赫塞尔曼(Hesselman, 1983)指出，每1000名5岁儿童中，就可能有7.2人在入学后的最初几个月里不说话。选择性缄默症的患病率会随着年龄的增长而下降(Wright et al., 1985)，这是由于之前确诊的儿童在5～10个月的学校学习后开始说话了，患病率就有了明显的下降(Brown and Lloyd, 1975; Kolvin and Fundudis, 1981; Wright et al., 1985)。因此，持续性的选择性缄默症是一种罕见的疾病(Reed, 1963)。然而，在学前阶段经过严格标准识别出的缄默症儿童，如果在10岁之前没有明显的改善，则很少会自发性缓解，预后也会很差(Kolvin and Fundudis, 1981)。

海登(Hayden, 1980)调查了122名患有选择性缄默症的儿童，并断定，罕见的自发性缓解的病例在之后会再次停止说话。这种障碍有可能被漏报，发病率会高于过往的评估(Hesselman, 1983; Shvarztman et al., 1990)。这可能是因为人们会更关注在教室里有破坏性行为的孩子,而不是主要问题出在自己身上的那些孩子(Lesser-Katz, 1986)。遗憾的是,缄默症常常出现于学龄前儿童中,并且会在不经意中被强化(Colligan et al., 1977; Dmitriev and Hawkins, 1974)。被同学贴上缄默标签的孩子会降低自己在学校说话的个人期望。

选择性缄默症的人群中,有 80%的发病是在早年生活中就已经被注意到了,而 12%～20%的人是在入学后突然出现的(Kolvin and Fundudis, 1981; Wright, 1968)。这种典型的情况被描述为一种在早年就潜伏的缄默(Kolvin and Fundudis, 1981; Wright, 1968)。文献报告选择性缄默症的病例年龄范围从 3.7 岁至 14 岁(Wilkins, 1985),典型的发病在学龄前期或更小,平均年龄为 3.6 岁(Wright, 1968)。在 5—10 岁期间进行干预是最为推荐的(Halpern et al., 1971; Hayden, 1980; Kolvin and Fundudis, 1981; Parker et al., 1960; Wright, 1968; Wright et al., 1985)。据报道,有些孩子到青春期才开始发病,有些则是持续沉默直到进入青春期(Kaplan and Escoll, 1973; Wassing, 1973)。威尔金斯(Wilkins, 1985)报告的缄默持续时间从 7 个月至 9 年不等,平均为 5.1 年,而韦格兰(Wergeland, 1979)报告的病例中,症状持续时间从 2 年至 12 年不等。已有的性别比例报告显示,女孩的发病率会更高(Hayden, 1980; Kolvin and Fundudis, 1981; Wergeland, 1979; Wilkins, 1985; Wright, 1968),然而布朗和劳埃德(Brown and Lloyd, 1975)报告在男孩中发病率较高,赫塞尔曼(Hesselman, 1983)则发现并没有证据支持发病率的性别差异。一般来说,男女发病率会相同或者女孩发病率高于男孩(Krohn et al., 1992)。有一些案例中报告了强迫性的行为(Laybourne, 1979; Pustrom and Speers, 1964)。目前还没有证据证明该病的特征包括神经紊乱或脑损伤。

一些研究的对象局限于智力正常的儿童(Parker et al., 1960; Wergeland, 1979),而另一些研究则涵盖了一系列智力功能从智障到高智力的儿童(Hayden, 1980)。弗里德曼和卡拉甘(Friedman and

Karagan, 1973)发现这些孩子的智商得分在56～97分,平均值为83。由于被试的非语言表现,缄默症儿童的智力只能通过类似于失聪儿童的表现分数来报告。莱特(Wright, 1968)报告说,因为他们的老师无法评估这些孩子的进展,所以他只报告了24个病例中的10例。

选择性缄默症被认为是一种难以治愈的疾病,在24名儿童的样本中,只有10名儿童的随访情况有所改善(Kolvin and Fundudis, 1981)。预后改善是和能够带来语言行为改善的早期干预有关的(Hayden, 1980; Wright et al., 1985)。遗憾的是,由于孩子不愿意和陌生人讲话的情况常常会被视为是正常的害羞,所以在学龄前期进行干预的很少。这一问题可能要到入学后才会被正视,因为儿童的表现会被观察到,是与课堂上对语言与日俱增的要求息息相关的。长期跟踪观察的研究人员发现,选择性缄默症会在社交互动中持续出现问题(Furst, 1989; Hesselman, 1983)。鉴于报告中提到的对治疗的阻抗问题,研究者们建议对于选择性缄默症要早发现,早治疗(Hesselman, 1983; Shvarztman et al., 1990; Wright, 1968; Wright et al., 1985)。

越来越多的证据表明,在综合治疗规划中应对家庭因素和儿童因素给予同样重要的考量(Atoynatan, 1986; Lesser-Katz, 1986; Lindblad-Goldberg, 1986; Louden, 1987; Meyers, 1984)。有关家庭沟通模式、过往史、和孩子入学适应情况等信息,有助于确定发病时间。布朗和劳埃德(Brown and Lloyd, 1975)发现,与对照组相比,缄默症儿童同胞的发病率会加倍。

文献中列出了很多选择性缄默症儿童及家庭的易感性特征。选择性缄默症的家庭特征包括害羞的父母及同胞,不讲话的家庭模式(Brown and Lloyd, 1975; Lindblad-Goldberg, 1986; Meyers, 1984; Parker et al., 1960),包含共生的母亲/孩子关系在内的家族性心理病理(Bakwin and Bakwin, 1972; Hesselman, 1983; Kolvin and Fundudis, 1981; Lindblad-Goldberg, 1986; Meyers, 1984; Parker et al., 1960; Wright, 1968)和双语家庭(Bradley and Sloman, 1975; Cline and Kysel, 1987; Meyers, 1984; Rosenbaum and Kellman,

1973；Sluzki，1983）。儿童特征包括身体创伤或包含入学在内的社会事件（Parker et al.，1960；Wright et al.，1985）、语言问题、言语发育迟缓（Kolvin and Fundudis，1981；Wright，1985）、情绪和生理上的不成熟（Hesselman，1983；Kolvin and Fundudis，1981）、胆怯、害羞、社交退缩（Kolvin and Fundudis，1981）、行为问题、尿床、大便失禁（Eldar et al.，1985；Hooper and Linz，1992；Kaplan and Sadock，1981；Kolvin and Fundudis，1981；Lindblad-Goldberg，1986；Wergeland，1979），以及过度依赖母亲、早年的分离或不安全依恋（Halpern et al.，1971；Hayden，1980；Parker et al.，1960；Pustrom and Speers，1964；Wright et al.，1985）。

威尔金斯（Wilkins，1985）将 24 例确诊为选择性缄默症的患者与同样数量的被诊断为情绪障碍的对照组进行比较。有 1/3 的选择性缄默症患者曾有过语言发育迟缓或发音问题的历史，但对照组却没有。所有的选择性缄默症患者都生活在双亲家庭中，但两组中都有一半的家庭被认为是婚姻不和谐的。缄默的孩子通常更多地被描述为“焦虑、抑郁、控制欲强”，以及他们都有对孩子过度保护的母亲。在两个组里害羞儿童的数量是相似的。组间差异是具有统计学意义的，这支持选择性缄默症作为一种区别于其他情绪障碍的独立状态。凯尔文和芬杜迪斯（Kolvin and Fundudis，1981）将选择性缄默症儿童与有语言障碍的及正常儿童进行了比较，报告显示，50％的缄默儿童有语言异常或不成熟，而且开口说话明显更晚。据已有文献指告，各类言语/语言障碍的占比为 28％～50％（Kolvin and Fundudis，1981；Wilkins，1985；Wright，1968）。

综上所述，选择性缄默症在历史上被视为是一种对治疗有着耐药性的慢性疾病（Kolvin and Fundudis，1981；Kupietz and Schwartz，1982；Labbe and Williamson，1984；Lazarus et al.，1983；Reed，1963；Sanok and Ascione，1979）。在严格标准的鉴定下，缄默症自发缓解的可能性是微乎其微的（Hayden，1980）。病情的改善与早期干预有关，可以预防诸如学业上的担忧和渐进的社交与情感孤立等继发性问题(Krolian, 1988)。因此,对于传统策略及其效果的回顾对于识别干预的有效性十分重要。

传统的治疗策略

选择性缄默症的治疗经历过不同程度的成功与失败。文献包括了对临床研究的回顾,这些临床研究主要是单例或小样本病例的研究(Friedman and Karagan, 1973; Kratochwill et al., 1979; Labbe and Williamson, 1984; Reed, 1963; Wright, 1968; Wright et al., 1994)。大部分的治疗策略是行为和精神动力学(Wright et al., 1994)。行为干预已被证明对选择性缄默症是有效的,而关于传统的心理治疗、精神分析和催眠的报告却是令人失望的(Browne et al., 1963; Lazarus et al., 1983; Wergeland, 1979)。其他的治疗方法包括家庭治疗(Krohn et al., 1992)、言语治疗(Krolian, 1988; Wright et al., 1985)、精神病药物治疗(Black and Uhde, 1992; Golwyn and Weinstock, 1990)以及包括行为应用(Barlow et al., 1986)和团体游戏治疗(Barlow et al., 1986; Bozigar and Hanson, 1984; Lesser-Katz, 1988; Roe, 1993)在内的游戏治疗(Atlas, 1993; Sluckin et al., 1991)。

有些干预同时涉及数个家庭成员(Atoynatan, 1986; Barlow et al., 1986),而其他干预涉及孩子学校里的专业人员和儿童(Richburg and Cobia, 1994; Roe, 1993)。有一些关于同时在儿童出现缄默(Lachenmeyer and Gibbs, 1985)的环境进行干预的报告,例如诊所(Reid et al., 1967)和医院(Krohn et al., 1992; Krolian, 1988; Wassing, 1973)。韦格兰(Wergeland, 1979)讲述了一个案例,这个孩子看似有阻抗,但仅仅改变儿童的环境就为其带来了积极的治疗效果。博齐加尔和汉森(Bozigar and Hansen, 1984)将4个儿童的改善归功于团体治疗,但同时这些儿童在团体治疗之后转到了不同的学校,这也是治疗的一部分。

和传统心理治疗一样(Elson et al., 1965; Mora et al., 1962),诸如意见、建议和警告之类的表面干预对于选择性缄默症是无效的。韦格兰(Wergeland, 1979)报告的 11 例和布朗尼及其同事(Browne et al., 1963)报告的 10 例使用传统心理治疗的案例,在经过了长期而又艰难的治疗之后均预后不良。住院治疗的副作用已经显现(Heil et al., 1985; Mitchell, 1985; Murray, 1983; Wergeland, 1979)。成功的干预者们提倡早诊断早干预(Hayden, 1980; Hesselman, 1983; Kurth and Schweigert, 1972; Sluckin, 1977; Wright et al., 1985),以及将包括学校在内的其他环境纳入干预的范围(Hesselman, 1983; Sanok and Ascione, 1979; Watson and Kramer, 1992)。

总的来说,行为疗法的方案在减轻选择性缄默症的症状方面表现出最一致的成效(Cunningham et al., 1983; Kratochwill, 1981; Labbe and Williamson, 1984; Ree, 1986; Williamson and Donald, 1977)。里德(Reed, 1963)提出一个观点,他认为选择性缄默症是一种习得性的行为模式,表现为两种类型。一种类型被描述为不成熟且具有控制性的,在社会强化(如来自父母和老师的关注)下得以维持的缄默。第二种类型被称为焦虑与紧张型的,沉默被用来作为一种防御机制。批评者们表示关注的是,局限于症状治疗的行为干预常常会产生提示性和自发性的语言(Conrad et al., 1974),导致泛化困难的结果(Kehle et al., 1990)。然而,它们比精神动力学更有效,且用时也更短(Kratochwill et al., 1979; Lazarus et al., 1983; Wright et al., 1985)。此外,从问题的长期性以及在社交孤立和教育方面潜在的后续问题的角度来看,文献中关于行为治疗成功的报道也是很有说服力的。

行为研究局限于在特定环境下为发声提供正强化,结果往往有限的或是无效(Griffith et al., 1975)。研究人员越来越认同,需要结合一个系统化的方式,使选择性缄默症在语言模式上产生显著的变化(Sanok and Ascione, 1979; Wulbert et al., 1973)。文献报告了各种行为干预的成功,其中包括偶发事件管理、塑形(强化那些连续的近似讲话的唇部运动和低语)、避免回避行为(鼓励孩子用语言表达一个愿望，直到语言产生后才让孩子离开）和刺激消退（逐步增加人的数量和鼓励言语表达的环境的数量）(Carr and Afnan, 1989; Cunningham et al., 1983; Labbe and Williamson, 1984)。大部分的工作会聚焦于鼓励语言行为的偶发事件管理和消除非言语的反应（Labbe and Williamson, 1984)。比如刺激消退法会用来泛化不同的语境中的语言(Cunningham et al., 1983; Labbe and Williamson, 1984; Richards and Hansen, 1978)。抽样强化法已经被成功地运用于治疗(Austed et al., 1980; Williamson and Donald, 1977)，这一方法是让儿童与强化物游戏，并且通过说话可以得到这一强化物。使用录音磁带(Albert-Stewart, 1986)和录像带自我示范[1](self-modeling)(Holmbeck and Lavigne, 1992; Kehle et al., 1990; Pigott and Gonzales, 1987)来展现儿童被期待的行为，经证实，这样的方法可以让患者通过短期的治疗，获得一些可以广泛运用于新环境和人群的适应性语言。已报告还涉及单一被试多重方法、多重设置的设计(Labbe and Williamson, 1984; Lachenmeyer and Gibbs, 1985; Watson and Kramer, 1992)。行为干预已经成功地直接应用于教学的环境(Bauermeister and Jemail, 1975; Calhoun and Koenig, 1973; Piersel and Kratochwill, 1981)。

莱特(Wright, 1968)报告了对 24 个"异质"分组儿童治疗高成功率，尽管他们之前都有在学校拒绝讲话的历史。干预基于霍桑中心法(Hawthorne Center approach)，使用行为疗法的方案，包括避免回避和家庭及学校的参与。调查结果显示，有 79%的人的结果为良好到优秀，有 21%的人结果不佳。最近的一项有效性研究中引用了霍桑中心法带来的高成功率，有 85%的人表现优良，而其余人的预后也在合理范围内(Krohn et al., 1992)。凯尔文和芬杜迪斯(Kolvin and Fundudis, 1981)报告，有 46%接受行为治疗的被试在治疗后 5 年和 10 年持续表现出改善。有研究者在 25 名选择性缄默症儿童转诊后的

① 一种通过观察自己参与适应性行为的画面而产生自发的适应性行为的干预策略。——译者注

2～10年后对他们进行了跟踪调查。他们报告了与标准的以学校为基点的治疗方案相比，“行为游戏治疗”(Sluckin et al., 1991)给孩子带来的状态改善，它通过强化来塑造语言和刺激消退，从而将语言泛化。进一步的发现是预后不良与家族中当前或过去的精神疾病有关。建议包括对那些家庭中有着明显危险的精神疾病的选择性缄默症儿童，要给予关注并及早加强治疗，最好能有家庭的参与。

基于与家庭因素相关的研究结果，大多数的作者指出了将家庭参与和其他方法相结合的重要性。迈耶斯(Meyers, 1984)在现有家庭治疗文献的回顾中得出结论，选择性缄默症的家庭及家庭动力与表现家庭冲突的症状有关。使用家庭治疗据称能得到积极的结果(Carr and Afnan, 1989; Furst, 1989; Meyers, 1984)。有报告提及了在母亲和儿童分别接受个体治疗的案例中儿童的改善，包括在一个案例中只有母亲一人接受治疗，儿童也显示出了同步的改善(Meyers, 1984)。帕克及其同事(Park et al., 1960)描述了一种结合了个人和家庭治疗与学校咨询的治疗方法，并报告该方法成功地使27名儿童在两年内开口说话。林德布拉德·高柏(Lindblad-Goldberg, 1986)将家庭与游戏治疗与学校环境中的刺激消退结合起来，取得了成功的结果。

在文献中报告的对选择性缄默症进行药物治疗的病例很少。现有案例报告表明选择性缄默几乎具有社交焦虑的所有特征。报告者们将选择性缄默症视为社交恐惧症的一种变体，并描述了过去成功用于社交恐惧症的药物治疗(Black and Uhde, 1992; Golwyn and Weinstock, 1990)。戈尔德温和温斯托克(Golwyn and Weinstock, 1990)描述了一个有2年缄默病史的7岁女孩，在使用苯乙肼的治疗后，成功地增加了她在与老师和同伴在一起时的自发性语言。在接受治疗前她一直沉默不语，被同伴们嘲笑，校方考虑要将其安排进入一个情绪障碍班级。她的智力水平高于平均水平，血液化验和甲状腺检查均正常。她的母亲有酗酒史，父亲因惊恐障碍在接受苯乙肼的治疗。

布莱克和乌德(Black and Uhde, 1992)汇报了他们对一名12岁患有选择性缄默症的女孩的治疗。在接受氟西汀治疗4周后，她开始在课堂上主动发言，与同伴和成年人自发地交谈，并在为期7个月的随访中仍能得以保持。她的家族史中有显著的亲代羞怯问题。这个孩子在5岁之前有过一段分离焦虑史，还有随着年龄增长而增加的社交回避，在治疗阶段，她被诊断为轻度/中度社交焦虑。她的智力属于正常范围内，但朋友很少，社交活动有限，常被同伴们戏弄和嘲笑。报告提到了这两项药物治疗对于她长期存在的症状所带来的显著改善，以及非药物治疗的失败。他们得出的结论是，当类似的长期案例出现明显的损害，并且其他干预已被证明无效时，氟西汀或苯乙肼应该被考虑作为首选药物。

游戏治疗也被报告为治疗选择性缄默症的有效方法。一个5岁和一个6岁的女孩进行了单独的游戏治疗，最终她们能在学校环境中广泛地使用语言（Weininger, 1987）。使用儿童游戏治疗、父母咨询（Parker et al., 1960）、亲子游戏治疗和家庭治疗（Atlas, 1993）也得到了类似的结果。团体游戏治疗成功地增加了孩子在课堂上的讲话和社交行为（Bozigar and Hanson, 1984），同胞组游戏治疗也使他们在一个2～9个月的时间跨度内得到了语言的泛化（Barlow et al., 1986）。罗（Roe, 1993）报告说选择性缄默症的学龄前儿童在团体游戏干预中亦有获益，而莱特及其同事则报告学龄前儿童在一个诊疗托儿所接受了6周的短期干预后显示出了积极的成果。

游戏治疗的原理

当治疗师开始和一个选择性缄默症的孩子进行治疗时，如果他最初抱着让孩子讲话的期望，他很可能会觉得孩子的沉默对他的自尊是一种侮辱（Ruzicka and Sackin, 1974）。在试图建立起一种治疗关系（Barlow et al., 1986）的过程中，对于这些儿童语言交流上独特的要求只会适得其反，从历史经验来说，儿童生活中很多重要的成年人也无法激发他们的语言。幸运的是，一个经验丰富的治疗师在游戏治疗中允许孩子有各式各样的表现，而不依赖语言表达来交流。相反，将游戏作为一种治疗媒介，这其中包含了儿童独有的特质，让游戏变成儿童自然的交流形式(Chethik，1989)。这种开放的立场把对于沉默或动作的接纳作为交流本身，也为那些曾经抗拒其他成人的缄默症儿童解除障碍做好了准备。随着通过游戏建立起来的治疗联盟的发展，治疗师可以将游戏推进到能够完成干预的层级。

典型的选择性缄默症儿童特有的阻抗与焦虑可以在游戏治疗中得到解决，幼儿的情感世界经由主动游戏和部分语言形式游戏同时得以发展和表达(Sandler et al.，1980)。查特尼克(Chethik，1989)讨论了成人治疗与儿童治疗之间的区别：主要差异为沟通形式。儿童的语言更为具体，儿童与治疗师之间的对话常常在动作和行为中，即游戏的语言(p.65)。根据安东尼(Anthony，1986)的研究，通过语言类的游戏，儿童更自由、更自然，也更少防御地交谈，他们把游戏当作一个特殊的领域，可以放下日常生活的压力和需求。查特尼克鼓励儿童治疗师将游戏作为一种特殊的交流形式，把办公室变成一个可以桥接原始行为和语言表达的“游乐场”，投射出儿童的世界，治疗性的干预就会出现了。

由于游戏治疗是一种多角度观察儿童交流的媒介，它允许儿童进入一种特殊的聚焦儿童的体验，在这种体验中，各种形式的交流表达与互动往往是被期待和接受的。因为儿童的主要问题不是语言本身的缺乏，而是语言在跟不同的人和不同的环境中的应用，游戏治疗有足够的机会为他们提供各种各样与发展水平相适应的游戏体验，让他们的功能水平在原初的基础上得以提升。通过非语言交流和游戏活动建立起初步的相互接纳，在此基础上，游戏治疗师很容易接受这个孩子接下来使用的语言。这让孩子能够发展自信和通过语言及非言语方式进行适应性沟通的能力，并能将它们结合起来，而不是和过去一样只能单独地使用它们。梅斯和韦斯特(Mace and West，1986)在分析儿童不愿说话和他们的需求情况之间的联系时认为，游戏作为一种天然的对照，促进了儿童的语言发展。游戏被描述为一种自然的情境，在这种情境下，孩子不受语言需求的约束，也更容易得到成人和同伴们的关注。游戏治疗与旨在按需求产生语言的干预措施形成了对比。它允许孩子通过游戏发展社会交流，这种典型的方法，让孩子在学龄前期通过游戏材料与他人互相联结，以此提升与他人的亲密度、找到共同的关注点并分享经验(Partin，1932)。

新行为的泛化经常自发地发生在孩子与其他人在一起或身处其他环境时，例如教室里(Barlow et al.，1986；Parker et al.，1960；Roe，1993；Shreeve，1991)，正如这些行为是在游戏治疗过程中的自发产生一样。在治疗师与家长、老师的咨询中，他们也常常报告孩子的进步，如在需要的环境下会主动反应，以及与同伴之间不断提升的游戏技能。其他成人和儿童也可能会在没有被问及的情况下报告来访的语言表达，因为这种情况往往是在这个孩子在该环境下沉默了数月或是数年之后，第一次被观察到自发性的语言。新行为方式和交流方式也可以在其他二元关系以及封闭式和开放式团体情境中得以泛化，这种泛化可以同时在个体治疗中发生，或者在被视为治疗主要模式的团体中发生。游戏治疗师有机会进一步促进孩子在其他环境中的发展，鼓励他们在先前退缩和沉默的环境中进行支持性的社交。老师或家长可以进一步利用孩子对游戏天然的兴趣，邀请同龄人或同胞作为他们的玩伴和行为榜样来帮助他们。泛化的策略使孩子能够继续发展自信，让他们在包括学校社交和学习经历在内的所有环境中，以适龄的方式交流想法与感受。

游戏的疗愈力

使用游戏疗法来治疗选择性缄默症的优势可以参考谢弗(Schaefer，1993)提出的游戏独特的疗愈力来说明。谢弗提出了 14 种因素，游戏治疗带来的益处正源于这些因素。尽管这些益处通常被认为是在治疗过程中同时发生的，它们仍可以被独立地拿来讨论，以便更清楚地表述。游戏互动与治疗的主要疗愈力涉及：拓展儿童语言和非语言能力的沟通，克服治疗联盟发展过程中的阻抗，让儿童在游戏中体验到掌控感、提升沟通及自尊的自我效能感，让孩子在社交互动中可以表达各种情绪的积极情绪(包括对焦虑的适应性管理)。尽管这个讨论仅限于这四个治疗因素，但其他的因素可能会基于个体案例的展开而增加。例如，很多缄默的儿童都经历过创伤，发泄会被用来帮助他们对创伤经验做情感表达，以及对事件的掌控和消化。很多其他的缄默儿童需要在帮助下掌握一种能力，去克服发展中的恐惧带给他们对焦虑与适应不良的高频认同。其他有亲子关系问题的儿童可以通过依恋形成得以最好的解决。角色扮演、规则游戏以及创造性思维可以进一步增强缄默儿童的社会觉知、社交互动、解决问题的能力和融入社会的预后。这些因素在个体和群体环境中都有广泛的应用。

沟通

选择性缄默的孩子由于沟通的问题而前来治疗。这些问题如果局限于通过用另一种方式的语言表达，那很容易就会围绕着儿童的沉默和退缩反应而展开。幸运的是，游戏治疗将儿童在游戏中的表现视为一种童年期自我的完整表达。于交流而言，游戏和语言同样有价值，在情感领域中的评估和干预更是如此(Landreth，1993)。当孩子们表现出情绪时，治疗师的反馈和镜映可以帮助他们觉察到他们在情感、行为及语言这些方面受限相关的情绪内容。当他们可以调控自己不同的情绪水平，不那么限制自己的行为时，他们就有更多机会去表现出更为广泛的情感和行为。这可以帮助他们增强自我意识，发展不同程度的自我控制和自我表达。

材料、游戏主题和活动内容的选择与伴随情感的反映相结合，为儿童提供了关于他自己和他内在经历的信息。没有必要等待语言的交流，因为孩子和治疗师正在通过游戏来沟通。沟通可能会停留在隐喻游戏的层面，或者会取决于儿童的参与程度及个人特点。然而谨慎的桥接还是很有必要的，要避免使用对抗性的材料，这会阻碍沟通的发展。孩子在治疗中最初的交流并不是那么公开和直接的，或者可能会被视为是有意的，但是这样的方式会让他们给予外界更一致的回应。动作、姿势和手势反映了儿童发起交流的节奏和程度，也提供了另一种可模仿的表达方式，进而让治疗师可以在与孩子的沟通中获得积极的反馈。太多废话或是语速太快都会打断孩子已经习惯和舒适的节奏。儿童的语速与反应能力各不相同，可以将其与他们继往的语言模式进行比较，如他们可能只会在家里做充分的表达，而在其他社交环境中从不如此。

儿童在一开始可能会用各种各样的方式来发声，例如制造噪音、重复的声音、哼唱、低语，或者从单音节词语或短语到能够完整地表达想法。而这些现象应被视为治疗过程中的当下正在进行的整体交流的一部分。随着时间的推移，整个交流模式变成了一个信封，在这个信封里，儿童和治疗师可以有越来越多同步的互动。持续性的游戏也能不断地为治疗师和孩子提供交流的内容，包括通过：行为和对行为的反应、情感和情感回应、评论与回复这些互动。游戏、思想、情感和表达的融合让儿童积极地参与和开放地交流，这促进了儿童更充分的体验和表达能力的发展。儿童可以很容易地与“现在熟悉”的成人治疗师交流，和不熟悉的成年人交流，也可以用各种方式在与其年龄预期相符的情境下和同龄人进行交流。通过其他二元关系或是团体来提供一个直接的交流去过渡可能是有必要的，也可能不是。无论怎样，它应该包含一个初始的过渡阶段，让孩子保持自信。有治疗师总结了他们通过在治疗中与老师、父母和其他孩子的工作成功地完成了治疗（Bozigar and Hanson，1984；Roe，1993）。

克服阻抗

很多孩子在治疗的初期阶段是焦虑且沉默的。一个选择性缄默的孩子在经历了数年或数月的不语和消极抵抗之后，在治疗刚开始时可能会伴随着焦虑和退缩的体验。对于那些最初表现为害羞、安静或者孤僻的孩子来说，治疗师任何已被证明非常有效的个人技巧，一定都很难奏效，因为在选择沉默来做回应这件事上，他们可是有长期成功经验的。然而，沉默这种明确性的呈现方式表明，儿童在应对新环境和成人时的反应是有限的。当要常常和那些在游戏和学习中很积极并且会参与交流的孩子在一起时，选择性缄默的孩子会感觉到很压抑，这也是非常真实的。鲍(Bow, 1993)强调在治疗开始时让父母告知孩子关于治疗事宜的重要性，还提出了克服阻抗的进一步措施，如治疗师的人格、关系的建立、初次接触以及将游戏与治疗相结合等因素。

选择性缄默症儿童的参与需要治疗师的沟通、接纳、支持和极大的耐心，因为在一个陌生的环境里，孩子不太可能被一个陌生的成年人有效地吸引。相反，正是在这样的环境中他们才会表现出这种障碍。他们也会用过去的经验和行为模式来进入这段关系。治疗师的持续在场，并提供以儿童为导向的环境和媒介，开诚布公地和孩子交流对游戏工作的目标和期待，这些形成了清晰且开放的通道，最终发展成一个治疗联盟。正因为很少有人能成功地引发选择性缄默儿童的合作性回应，治疗师必须成功地和他们建立起一段治疗关系。所以，耐心和对渐进趋势的敏锐观察这些特质非常有帮助，它们是儿童游戏治疗师所必需的且经常因此获益的特性。

游戏和治疗之间的相互关系，与治疗师的人格和角色紧密相连，可以为克服阻抗带来显著的益处。游戏环境本身以及接受一个成人游戏伙伴的体验，可能与缄默的儿童过去遇到的涉及其他成年陌生人的环境截然不同。熟悉和安全的活动允许孩子选择和保持在一段舒服的活动及工作/游戏的距离(Chethik, 1989)，并承担他所选择的主动或是被动的角色。这将不同于以往被迫的选择或是被迫讲话的情况——对这些孩子来说，那往往是失败的。早先的活动和语言介入的受限，或是消极无声的阻抗都是可能诱因。儿童发现他们处在一个独特的环境中，在那里他可以做自己，并在其中得到接纳和回馈，随着阻抗的减少，他会与治疗师结盟，发现许多其他的方式来演绎、感受和表达自己。

自我效能感

如今在学校，人们会认为选择性缄默症的孩子在社交和学习能力上是有困难的，大家可能很少期待他们讲话或是认为他们不知道如何回应老师提出的要求。同学们告诉班里新来的人，这个孩子“不会说话”。对这种孩子来说，同伴关系的发展往往依赖于和其他孩子说话，而其他人对他的期待是他从不会讲话。随着年龄的增长，同伴们的取笑也随之而来，而且很有可能已经从他的兄弟姐妹那里就开始了。由于无法提出口头的要求或是用语言回应，他们失去了无数机会去参与自己渴望的或是特殊的活动。为了避免遇到新朋友的可能，他们放弃了其他的一些诱人的，令人开心的机会。当他在新环境中和新朋友一起时，被“冻结”或是想要逃跑的感觉不断涌现。他们不知道如何在这些新情境下寻求帮助，甚至是用语言向老师表达上厕所的需求，或者描述其他疾病、疼痛或被其他孩子虐待的情况。他们在家庭中的行为问题很常见。每天当孩子接近学校时，就会再次持续披上“无声外衣”，父母和老师都为此筋疲力尽。用消极的回避或沉默来回应已经成为一种越来越困难且没有回馈的生活方式，然而，在这个孩子的能力范围内他没有其他选择，因为他可能从早年就有潜在的羞怯，从那时他就开始决定不再使用语言交流(Kolvin and Fundudis, 1981; Wright, 1968)。

在治疗过程中，选择性缄默的儿童有机会与支持他的成年人一起玩耍并提高自己的自我效能感，这可以让他有第二次机会体验和内化他生活中某种程度的控制和掌握。他长期的经历和充满焦虑以及恐惧的生活构架，造就了一种逃避的动机和僵化的被动性，而非直面挑战并掌控它们的主动模式。游戏可以为孩子提供宝贵的连接，以形成和发展新的技能和成就感，并控制他的世界。治疗过程不断具体地聚焦于他自己努力的结果，这就和他以往要么完全不参与，要么就只在特定情况下和特定的人才完全参与的僵化模式有了区分。

通过游戏解决问题的经验能使孩子内化一种解决困难的方法，这种方法的模式不那么死板，更具有适应性。通过技能与挑战的紧密匹配，儿童可以在他们享受的过程中获得自我效能感(Csikszentmihalyi, 1989, 1990)。游戏和自我效能感的发展是相互关联的。根据克申布拉特·金布莱特(Kirschenblatt-Gimblett, 1977)的观点：“这是一种游戏-自我效能感螺旋，学习带来了更复杂的游戏，而游戏提供一种能引入更多学习的优势，从而又引出更复杂的游戏，诸如此类”(p.23)。然而，和在操场上或在同龄人的陪伴下相比，仅仅是提供游戏素材和一个游戏环境并不能鼓励缄默儿童有更多的社交/语言能力或是游戏互动。因为这样的模式早就存在，儿童在社交/语言游戏互动和能力方面仍然受到限制。更确切地说，游戏的中介特质，允许孩子超越他们过去僵化的边界。成年人作为孩子和环境之间的发展促进者或“过滤器”，当孩子取得成就时，给予他们鼓励、关注、拓展以及反思(Yawkey, 1982)。这种互动促进了智力和情感资源以及儿童的社交、情感与认知能力的发展之间的传递。

维果斯基(Vygosky, 1878)描述了一个称为“最近发展区”(the zone of proximal development, ZPD; p.86)的概念。这个概念代表了儿童实际独立发展的解决问题的能力和他能调动的发展能力之间的差距。假扮社交游戏(Miller and Garvey, 1984)和语言技巧(Sachs, 1980)是通过儿童与玩伴的社交互动而产生的，这一观点得到了支持。通过老师的介入，其游戏情节的长度和复杂性都比与同伴一起时有所增加(Bruner, 1980)。据布鲁纳(Bruner, 1984)所说，中介者提供了一个支架或者说框架，包括提供一个刺激性的环境、帮助孩子做选择，以及对于儿童的成就和优势的回应。这使孩子能够反映和表达自己的自我效能感。这一过程从游戏的外部活动到内在的象征层面，为指导未来的行动提供了基础。因此，由成年人调节的游戏可以产生最复杂的游戏和语言水平，以及持久的参与。

儿童自己选择和他(她)生活内容有关的元素来玩，直到他能掌握它们，从而去避开与生活事件相关的负面情绪。埃里克森(Erikson, 1950)提出，幼儿可以通过玩一些与恐惧相关的主题来提高他们对现实生活环境中恐惧的应对能力。这种以掌控为导向的游戏已经被证明能使学龄前儿童在那些令他们恐惧的环境中减少焦虑(Erickson, 1958; Parks, 1998)。这也有效激发了选择性缄默儿童的社交自信，让他们能够在学校里开始自发地说话(Barlow et al., 1986; Parker et al.,

1960；Roe，1993；Shreeve，1991）。

积极情绪

谢弗(Schaefer，1993)认为，游戏治疗中的积极情绪有助于自我的提升。游戏中快乐和享受的体验，能让孩子从焦虑的情境以及消极的期望中走出来。在游戏中以及在外面与人交往时，患有选择性缄默症的孩子往往只是像走过场一样，那些可以陪伴并鼓励他们去做更多冒险的积极情绪被剥夺了。

游戏及其趣味性促进了积极情绪的体验和表达，这为治疗关系打开了一道大门。之前提到过关于自我效能感的讨论，通过对游戏的掌控，让孩子逐步消化和减少焦虑的范围。他们用愉悦的体验去替代过去的那种焦虑唤起，随之而来的就是渐渐产生的变化。这对于选择性缄默的儿童非常有益，在需要与陌生人互动的时候，他们往往是退缩或是回避的，并且还会经历一种极度的焦虑(Black and Uhde，1992；Golwyn and Weinstock，1990；Lesser-Katz，1988；Shreeve，1991)。对于选择性缄默的孩子来说，游戏治疗有一个重要的好处来自他们在以儿童为中心的、自我选择的活动中体会到的快乐与自由，这抵消了他们在过去所经历的焦虑和自我约束。这将激发他们的渴望，让他们带着对积极结果的期待，而不是先前唤起的恐惧和回避，与其他儿童和成年人在一起重新体验令人愉悦的活动。对儿童的益处将体现在能力领域的发展和自信的增强、社交沟通、关系的增进以及焦虑的减轻。然而，儿童的参与和他冒险的动机在很大程度上取决于他在治疗过程中内化的积极情绪和经验，以及对于这些情绪和经验再次出现的期待。

转诊来源可能是学校和/或家长，或许他们仅仅是抱着一个期望，希望成功的干预能让这些孩子泛化地使用语言。他们可能没有意识到这些孩子的整体体验，即随着年龄增长，他们要无数次地去尝试应付他们面前的这个由陌生人构成的陌生世界。治疗师有责任促进孩子自己用更广阔的视角去看待内在以及人际关系的成功。要评估对这个孩子的治疗成功与否，不仅仅在于他能否在成人认为有必要或者合适的时候开口说话，还在于他是否可以完成情绪上的转变。有证据表明，这和语言的进步是同步的(Kolvin and Fundudis，1981)。这种改变可能始于对焦虑、愤怒等情绪问题的理解，以及驱使他们前来寻求治疗的由于没有对外的语言行为所带来的挫折感。让孩子发展出享受玩耍和交流的能力，让他带着最初缺乏的技能和积极的目标去迎接童年中未来的挑战，这样，一个完整的治疗就大功告成了。

方　法

一种推荐的方法在之前的9个案例中取得了成功，在其中一个提前退出转做言语治疗的孩子身上也取得了部分的成功，这个方法主要采用了以来访者为中心的个体儿童游戏治疗并辅以家长和老师的咨询模式。和往常一样，这类工作的路径会随着孩子的需要而变化。经验证明，在这些情况下，儿童会按照他们自己需要的优先性来引导游戏的方式和方向。许多孩子会通过木偶或游戏人物的隐喻故事来表达他们心中的感觉。

> 有一条鱼总是在水里游泳。他学会了怎样游到水面，向外张望，然后跳出水面，环顾四周，现在他是一条飞鱼了。
>
> 一只小白鼠总是躲起来。后来它学会了怎样捉弄别人，再藏起来大笑。这是两个女孩。她们很无聊。她们要去海滩边玩，一个女孩要把头埋进沙子里，但她只是在玩。
>
> 这是一只花了100年才破壳而出的乌龟。它终于睁大了眼睛，走了出来，环顾四周说："我花了好长时间才来到了这里。"

这些隐喻的转变还会伴随着向一个新的地方或是更高的位置的物理移动，这象征着他们观念的转换或是改变。仔细观察他们在个体治疗中的主题内容，随着表达技巧和语言使用能力的加强，情绪问题的解决和观念的澄清就相继开始发生了。这也使他们转而在不同环境中，在新的情境以及和新的朋友打交道时，逐渐形成了自信和语言能力。

当孩子最初也表现出分离焦虑时，父母中的一方会被邀请加入游戏治疗，然后逐步地退出，这通常会发生在第一次治疗，但有时也需要几次治疗的时间。在工作过程中，治疗师会使用各种各样的技术，或提供包括玩偶、使用电话和录音机、摄影以及结构化的游戏。治疗师会引入不同的治疗情境或条件的变化，包括他们有时会在诊所的不同区域工作、去户外或公园会面、在学校各处扮演那些孩子在上学的日子里会发生的事情、带一位朋友或是兄弟姐妹加入治疗，以及加入一个小组或非固定团体。

首次评估是通过和家长及老师的访谈、儿童观察、对孩子直接或间接的评价以及行为量表来进行的。理解父母和孩子的关系是这个过程的一部分，而调整关系中的问题可能需要成为治疗计划的一部分。同样，评估老师和孩子之间的关系，为解决孩子在课堂上的问题制定积极的策略也是一些基本要素。过往的干预措施及其成败状况的信息也很重要。对于游戏治疗的进展情况、家长和老师的报告以及对其在学校环境中进行的观察要做持续性的评估。有趣的是，除了一个案例之外，其余所有的个案都能将自发需求的语言泛化运用于校园环境，也开始了不同程度的社交。

治疗后1～5年的随访表明，接受个体游戏治疗的儿童能持续地在学校里讲话，在新的情境下泛化他们的游戏技能，并结交新朋友。有几个人很少在全班的课堂上发言，但当老师叫到他们时，他们会有所回应，并且能在课堂的小组中自发地说话。他们治疗的时间从4个月至1年6个月不等。所有的儿童智力平均水平大于或等于正常，其中有3名儿童是被诊断为语言和言语障碍的。调查对象的年龄从三岁半至9岁，其中50%是学龄前儿童，30%是幼儿园儿童，20%是小学生。只有一个孩子需要在多次去学校参观和课堂互动后才能将语言技能泛化到那个环境中。那个提前退出的孩子之后采用了言语治疗模式，他从选择性缄默症转变成了勉强可以讲话。

家长和教师的工作也根据孩子的需要和进展而有所不同。治疗建议包括基于孩子的兴趣和技能而选择游戏材料，促使孩子游戏和社会化，由有玩伴加入的一对一游戏发展为非固定团体和郊游等，这能让语言发展有立竿见影的效果，如在面包店要一块试吃的免费饼干，或在一个快餐店点单。有些父母或教师也需要在行为、焦虑管理方面进行咨询，以便在家里或学校帮助孩子。

与孩子们一起的工作需要耐心，并全然关注于在他们的模式中可观察到的、渐进的却又是里程碑式的变化。家长和教师的支持和参与需要后续跟进、鼓励并提供他们切实可行的建议，这很可能会带来显著的成功。当孩子们被带来寻求专业帮助的时候，他们通常已经沉默了数月或数年了，老师和家长已经采取了很多策略试图激发他们的语言。然而，在最终转介时，家长和老师难免会期待能有一种全面而又快速的治疗方法。他们的积极参与有很多好处。他们为孩子努力的勇气提供了支持。治疗之外持续的工作有助于泛化和加强孩子的技能以及增强自信。它还可以防止重复过去失败的尝试——在挫折中用威胁、惩罚和警告来激发语言——这会让本来已经开始发生的改变向回倒退。

案例说明

就诊原因及背景

罗斯 3 岁 9 个月大的时候，在他的幼儿园和一位心理学家朋友的推荐下被父母带来就诊。尽管这个孩子已经一年多没有在学校说话了，但是直到有一次老师观察到另一个孩子正踩在罗斯的手上，而他明显很疼都没有发出声音之前，都没有人提醒他要去就诊。在一年前，他曾经单独和几个同学有过交谈，但在 12 月的假期之后，就连这样的谈话也停止了，并且再也没有恢复。他经常带着没有打开过的午餐回家，因为他没有寻求别人的帮助。他克制自己不去上厕所，这也导致了一次意外的发生以及其他类似的事故。其他的孩子知道他不说话，就挑他的刺，把班里的问题都归咎于他，他们知道他是不会否认或指责别人的。

罗斯的社交和游戏技能都是不成熟的。他和同伴们一起玩的主要是没有语言表达的“追逐”游戏，尽管他有时也会发出尖叫、追逐，并且也等着别人和他互换角色。在类似生日聚会这些集体活动中，他总是离群索居的。在与同伴以及在家和妹妹玩时，他会在自己的领地和物品问题上表现得粗暴而且强势。

父母说他在家里的行为经常是对立性的。在受到批评时他会反应过度。另外父母还说到了他有完美主义的问题和强迫性的刻板行为模式。他会与父母和兄弟姐妹讲话，但是当有成人或其他孩子来到他家时，他就会保持沉默。他甚至不会在电话里与他的祖父母通话。当一家人外出到公共场合时，他会要求他的父母替他说话。

病史与发展史

除了害羞的性格和选择性缄默的问题，罗斯的产前、出生和发育史均无异常。父母第一次注意到他的社交退缩是在他 2 岁生日的聚会上。当他看到所有的孩子和成年人都在一个群体里时，他低下头，变得沉默起来。在这之后，父母留意到，当不熟悉的人跟他说话时，他会把脸埋在双手里，然后躲开。类似这样害羞和退缩的模式持续到幼儿园，在那里他有时会和少数几个同伴讲话，之后一直到就诊前，他沉默了一年有余。

社会心理

罗斯是两个孩子中的老大。他父亲是个医生。母亲完成了 2 年的大学学业。父亲主述自己有一段“病态羞怯”史，这种情况一致持续到他成年。他认为自己的个人生活是一种“高度可预测的模式，而不是一种社交动物。”他在人群中一直感到不适。罗斯的母亲在学校里学习和社交都很成功，她说自己很健谈。她认为她的部分职责就是为家庭建立社会联系。家里年龄较小的孩子是个女孩，2 岁半，她在幼儿园很少说话，尽管入学前她在家里是很爱说话的。父母说罗斯在家里有很多兴趣爱好，包括游戏、看书、教育类的电脑游戏和体育活动。没有发生过外伤、重大疾病或与父母的分离。

评估

包括家长访谈和就诊史、行为风格问卷（McDevitt and Carey, 1975）、儿童行为量表（Achenbach, 1988）、发展概况Ⅱ（Alpern et al., 1984）、发展量表、游戏与行为观察、学校观察和教师访谈。

结果

父母对孩子的气质问卷评分显示他的社交退缩明显增加，这与他在儿童行为量表中社交退缩因子高于 98 个百分位的结果是一致的。家长报告的发展概况Ⅱ量表显示其在身体、自立、社交、学业和沟通方面的发展都在正常范围内。学龄前儿童的普通语言样本和技能观察表明，他的语言能力在正常范围内，精细运动协调不足。在学校的观察显示，他是一个小心谨慎的孩子，在人数较多的群体里，他的行为是退缩的，他会低着头，把手指放进嘴里或是拉扯着嘴唇。在小组活动中，他似乎不那么专注，但自发性和参与性会稍微高一些。他是沉默寡言的。

初始阶段

在最初阶段，治疗努力的方向是通过游戏提供互动的机会，包括语言的和非语言的沟通。通过镜映、跟随孩子的步伐和节奏、交流水平和兴趣来处理阻抗。个体治疗提供了更多机会让孩子回应和主动发起对话，借助于父母和老师，也会进一步激发孩子在治疗之外的发展。治疗师需要关注和标识孩子的情绪内容，特别是关注和参与他们的积极情感，与此同时，为他们提供和示范适龄的可供替代应对方法。在各种游戏技能方面的能力提高的同时，孩子的沟通能力也提高了，从回避状态到发出声音和轻声低语，包括一些开始请求帮助的语言。

治疗

在治疗的最初阶段，罗斯在候诊室和他妈妈说话，但当治疗师进入房间时，他立刻噤声。他对妈妈的情感是积极的，语言也是自发且适龄的。他刚开始玩的是分类游戏，例如给玩具汽车排队。他会发出声音，但不是说话。随着工作的进展，他开始向汽车们介绍人物，并且自己低声说话。他偶尔会放声大笑。当他用玩具表演戏法来炫耀时，他的情绪变得开朗起来。他的游戏开始越来越复杂。当有人讨论他的工作时，他会转过身去，但是很显然他停下了动作，在专注地听着。在一次这样的讨论后，他介绍了一辆载满孩子前往学校的玩具校车。接着他让所有的孩子都站在他们的课桌上，老师则站在楼顶上，他觉得这样很滑稽。当一个孩子从高处掉下来时，罗斯把他放在了一个玩具轮椅上。他给治疗师打了个电话，在他的第一条语音信息里说了 3 句话，请求给予那个坠落的孩子帮助。

咨询

在这段时间里，罗斯的老师非常沮丧，因为他在学校仍然完全不说话。治疗师为老师制订了一个计划，那就是观察罗斯会对哪个孩子表现出兴趣，这样她就可以安排他们有更多的共处。治疗师鼓励罗斯的妈妈邀请这些孩子去家里玩。父母会在家里给罗斯讲一些隐喻性的故事——“罗素的故事”，讲的是一个坚强的孩子如何克服了自己的恐惧。他会反复地让他们讲这个故事，父母也常常会讲给他听。父母说他第一次在公共场合开口是他去参加一个生日派对时，在众人面前大声地对父母说话。这个时候他们在家里最主要的问题就是用何种行为和策略来奖励孩子。他们开始邀请更多的玩伴到家里来，并奖励他敢于“成为 4 岁的孩子”，这对他来说是个冒险。相比对退行的语言来说，他们会对适龄性的语言给予不同的关注。罗斯开始在电话里讲话了，尽管他用的是很幼稚的语言。

中期阶段

在中期阶段，通过游戏产生的交流增加了，这有助于解决孩子的问题,取而代之的他自己对能力的关注。在经历了之前的玩耍、标签化和情绪内容的应对后,他在游戏中变得热情而又自发,展现出各种各样的情绪,包括经常欢笑的积极情绪。他现在的交流方式包括各种发音、发声、手势和游戏,在这些游戏中,他用正常的声音讲话,并且能在所有适当的环境中去使用语言。借由在游戏治疗中父母和老师提供的矫正性发展体验,他在控制自己的行为和声音方面表现出更强的能力,并且有目的地使用它们,包括与同龄人一起参与的玩耍和游戏活动。通过对尝试"新事物"和"成为 4 岁的孩子"的强化,来鼓励他的冒险行为。

治疗

在治疗中罗斯持续表现出越来越多的活力,以及从欢笑到攻击的各种强烈情感。他也会继续通过电话和别人交流,用"你好"作为开头,用他正常的声音和别人说几句话。他开始在候诊室里用正常的音调讲话,当治疗师走进房间,他也从沉默进步到了可以低语。

他开始将医院、学校和校车融入他的游戏中。他把在校车里装满了孩子,伴随着各种各样的声音,包括哼唱声、马达声、笑声和周期性的说话声,一路开向学校的教学楼。他还是继续把老师放在学校的楼顶上,让孩子站在课桌上。从这一场景中出现了一个很强壮且具有破坏性的男孩,他驾驶着一架直升机疯狂地飞来飞去,摧毁了整个学校区域。一个愤怒的警察跟着撞倒了老师,之后所有的孩子都能飞起来了。在学校附近也出现了一个游戏室,人们都住在里面,用语言开心地互动着。随着那个强壮男孩出现,罗斯越来越多地使用他的声音,而且也越来越大胆了。

在上述内容的连续游戏中,教学楼里所有的孩子都攀附着彼此的肩膀,变得越来越强大。后来,他自己扮演了一个顽皮的巨人,把整个场景都毁坏了。随着时间的推移,那个老师又以一种奇特的方式被带回了这里,他和孩子们一起跳上了屋顶,他们又一起嬉戏着从烟囱上滑了下来。他语言的变化越来越多,包括不同的发声或是不同角色的声音。他讲述了受困对孩子的影响,这些孩子被锁在储物柜里,但是他们能够独立逃脱,并在房间里飞来飞去。

他的游戏变得不那么有力量性和破坏性了。有一天,他对于学校的破坏有了一个新的解决办法,每个孩子都被送到一个新的地方,他们在游戏室互动的方式包括语言。在新房子里,每人都有单独的座位。警察被关进了储物柜,而所有的孩子都安全地逃到了一个新地方。罗斯继续用他正常的声音拨打电话并且和别人讲话。有时他会通过"爱发牢骚的奥斯卡"这个人物来回应,他会探出头,然后盖上垃圾桶的盖子代表他不想说话,尽管在其他时候他已经对说话有一定的熟练度了。在孩子被转移到安全的新地方那次治疗之后,他开始对结构化的游戏产生了兴趣,并把朋友带到了治疗中来。他能够在最多达到 4 人的小组里玩得很好,并且保持适当的语言运用。

咨询

在此期间,父母一直邀请孩子们去家里玩。罗斯在这些两人小组里互动得很好,还学会了玩棋盘游戏。他开始参与到戏剧类的游戏,并和他的朋友们一起"表演"。他一直和他的游泳老师交谈。他的父母打算让他的妹妹也加入游泳课程里,让她逐步融入其他的孩子。他的夏令营辅导员说罗斯用语言表达了他不喜欢另一个孩子干涉他的项目。当他说话时,孩子们大喊并且鼓掌。辅导员会去鼓励孩子们在游戏中更多地与他接近,并且提供更多的机会让他用语言来回应。这个时候,他已经能够在面包店里去要一块饼干或是在快餐店里点餐了。老师还会把他在课堂上要用的歌曲和背诵材料给父母,让他回家练习。老师也会把他在家里还有游戏治疗中喜欢的游戏用到课堂里。

最终阶段

最终阶段的重点是泛化语言和为终止治疗做准备。治疗师帮助他继续努力,让他可以在所有环境中进行交流、建立自信和自我效能感,也包括为去一个新的学校做准备。这包括与他现在的学校和新学校一起商讨,并且和罗斯模拟在新学校里,准备和他的班级一起登上一个学校节目的舞台,以及准备接受面试和评估。用录音磁带来模拟就如同自我示范一样。通过父母和老师的帮助,他的能力持续得到泛化,他的自信和技能都得到了提升。

治疗

罗斯持续表现出他对棋盘游戏的兴趣和享受。他表达了他对自己喜欢的游戏的偏好，并在每次治疗中去尝试“一些新东西”。在一次去学校的参观中，治疗师和老师组织了两个非固定的游戏小组，罗斯在其中大声地欢笑。这是老师第一次听到他的声音。从那以后，他在游戏室和学校里大声并且自发的笑越来越多，他也变得越来越有幽默感。孩子们和老师说：“如果你能逗笑罗斯，他就会和你说话。”罗斯开始密切观察并模仿他朋友们的社交行为。在个体治疗中，他介绍了一系列的木偶剧，这些木偶的角色一开始都很有攻击性而且很吵闹。他就是那个介绍“恐怖表演”的“男孩”，他认为这个故事应该被录下来。木偶剧的内容包括攻击性动物的转变，它们的负面品质如何被奇妙的角色改变，还包括罗斯在木偶剧一开始就宣布了这些角色的愤怒和恐惧，以及控制他们情绪变化的方法。他将这些变化描述为从“可怕”到“有趣”的木偶剧。“这只乌龟太害怕了。他听到声音就走了进去。这听起来像是一个可怕的东西。他不知道那是什么。另一只木偶让他唱歌。我和他说话时他总是躲在壳里，当我告诉他别害怕时，他就钻出来了。”

这一系列木偶剧都被录制了下来，罗斯把它们带回家听，也放给父母听。在此期间，罗斯参加了学校的一个戏剧表演，和他的团队一起在台上唱歌，但是当老师看着他的时候，他会停下来。在学校节目结束后的治疗中，他说出了一个计划，这是一个更长的故事——“一个两面录音带上都是唱歌说话的木偶剧”。他宣布了每个角色，并让他们走到录音机前，按他的提示说话。在接下来的治疗中，他宣布了一个新角色“飞天男孩”。他拉开了木偶舞台的幕布，表示他本人将要在舞台上扮演这个角色，这个故事将要录满录音带的正面和反面，然后在他的班上播放。与此同时，他开始与老师交换录音带，老师提供当天的课堂活动录音作为他在治疗中讲话的背景声，她也会参与木偶剧的录音。后续的木偶剧故事也融入了新的演员阵容，包括在舞台上休息的《绿野仙踪》里的铁皮人。“铁皮人正在舞台上休息，当他们找到他时，他会说话。他还没准备好说话，但是当他们看到他的时候，他就开始说话了。”在这场木偶剧之后，罗斯离开了游戏室，去边上的厨房区参观和玩游戏。在这种情况下，当他选择玩棋盘游戏时，他会适当地进行语言交流。他们要开始为终止治疗做准备，这包括去户外、公园、他的学校以及各种能让他继续泛化语言的环境中去玩。

咨询

那时，罗斯已经开始和他的老师在电话里讲话，而且据说他在学校和同伴的交谈也越来越多。他和同学一起唱歌的学校节目对他来说似乎是一个突破。无论是在家里还是拼车的时候，他都在和同伴交谈。他开始会回答陌生人的问题，并且在电话里大声说话。他去了一所新学校，接受了个体测试并被幼儿园录取，测试显示他没有任何异常行为和拒绝说话的情况。这距离他开始每周半小时的治疗，还不到一年。

罗斯目前可以在幼儿园，他能在课堂上发言。他和班级同学参加了几个学校的项目，包括唱歌和跳舞。他在学校有好朋友，并会邀请他们放学后一起玩。他的父母继续和学校保持着密切的联系，帮助他提高在教室里发言的技能。

结　论

涵盖高风险因素和家庭治疗需求指征的信息是有助于选择性缄默症儿童早期识别和治疗的。早期接受治疗的儿童在语言上有最佳的预后，这也能规避社交、情绪和教育问题等继发因素。罗(Roe, 1993)将治疗的成功结果归功于早期识别、治疗以及“在他们的学校生活早期，行为模式和关系还没有变得过于固着之前”(p.139)的泛化。我们不需要重复之前漫长的等待期，去看看孩子是否会“自己变好”。当一个孩子在刚上学的阶段就表现严重的退缩，并且不与他人互动时，就要密切关注(Tough, 1976)。这个案例研究中的幼儿是出现选择性缄默症的典型年龄。他现在所享受到的社交和教育的体验以及成功，能帮助他平衡未来可能会遇到的失望和失败。他可以用声音去分享所有这一切，他也能通过游戏来做自我表达。他不需要等待，也不必默默忍受。没有人应该承受这样的痛苦。

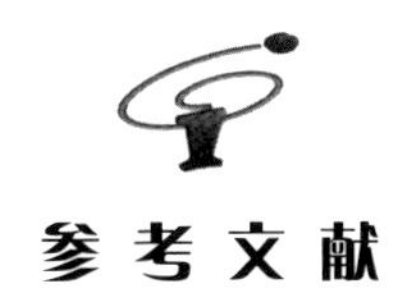

参考文献

Achenbach, T. (1988). *Child Behavior Checklist for Ages 2-3*. Burlington, VT: University of Vermont.

Albert-Stewart, P. (1986). Positive reinforcement in short-term treatment of an elective mute child: a case study. *Psychological Reports* 58: 571-576.

Alpern, G., Boll, T., and Shearer, M. (1984). *Developmental Profile-II*. Los Angeles, CA: Western Psychological Services.

American Psychiatric Association. (1980). *Diagnostic and Statistical Manual of Mental Disorders*, 3rd ed. Washington, DC: APA.

American Psychiatric Association. (1987). *Diagnostic and Statistical Manual of Mental Disorders*, 3rd ed., rev. Washington, DC: APA.

American Psychiatric Association. (1994). *Diagnostic and Statistical Manual of Mental Disorders*, 4th ed. Washington, DC: APA.

Anthony, E. (1986). The contribution of child psychoanalysis. *Psychoanalytic Study of the Child* 41: 61-87. New Haven, CT: Yale University Press.

Atlas, J. (1993). Symbol use in a case of elective mutism. *Perceptual and Motor Skills* 76: 1079-1082.

Atoynatan, T. (1986). Elective mutism: involvement of the mother in the treatment of the child. *Child Psychiatry and Human Development* 17(1): 15-27.

Austed, L., Sininger, R., and Stricken, A. (1980). Successful treatment of a case of elective mutism. *Behavioral Therapist* 3(1): 18-19.

Axline, V. (1969). *Play Therapy*, rev. ed. New York: Ballantine.

Bakwin, H., and Bakwin, R. (1972). *Behavior Disorders in Children*. Philadelphia: W. B. Saunders.

Barlow, K., Strother, J., and Landreth, G. (1986). Sibling group play therapy: an effective alternative with an elective mute child. *School Counselor* 34(1): 44-50.

Bauermeister, J., and Jemail, J. (1975). Modification of "elective mutism" in the classroom setting: a case study. *Behavior Therapy* 6: 245-250.

Black, M., and Uhde, T. (1992). Elective mutism as a variant of social phobia. *Journal of the American Academy of Child and Adolescent Psychiatry* 31: 711-718.

Blake, P., and Moss, T. (1967). The development of socialization skills in an electively mute child. *Behavior Research and Therapy* 5: 349 - 356.

Bow, J. (1993). Overcoming resistance. In *The Therapeutic Powers of Play*, ed. C. Schaefer, pp. 17 - 40. Northvale, NJ: Jason Aronson.

Bozigar, J., and Hansen, R. (1984). Group treatment of elective mute children. *Social Work* 29: 478 - 480.

Bradley, S., and Sloman, L. (1975). Elective mutism in immigrant families. *Journal of the American Academy of Child Psychiatry* 14: 510 - 514.

Brown, J., and Lloyd, H. (1975). A controlled study of children not speaking at school. *Journal of the Association of Workers with Maladjusted Children* 3: 49 - 63.

Browne, E., Wilson, V., and Laybourne, P. (1963). Diagnosis and treatment of elective mutism in children. *Journal of the American Academy of Child Psychiatry* 2: 605 - 617.

Bruner, J. (1980). *Under Five in Britain*. Ypsilanti, MI: High/Scope Press.

——(1984). *Child's Talk*. New York: Norton.

Calhoun, J., and Koenig, R. (1973). Classroom modification of elective mutism. *Behavior Therapy* 4: 700 - 702.

Carr, A., and Afnan, S. (1989). Concurrent individual and family therapy in a case of elective mutism. *Journal of Family Therapy* 11: 29 - 44.

Chethik, M. (1989). *Techniques of Child Therapy: Psychodynamic Strategies*. New York: Guilford.

Cline, T., and Kysel, F. (1987). Children who refuse to speak. *Children and Society* 4: 327 - 334.

Colligan, R. W., Colligan, R. C., and Dillard, M. (1977). Contingency management in the classroom treatment of long-term elective mutism: a case report. *Journal of School Psychology* 15: 9 - 17.

Commission on Professional and Hospital Activities. (1978). *International Classification of Diseases (9th rev.) — Clinical Modification*. Ann Arbor, MI: Author.

Conrad, R., Delk, J., and Williams, C. (1974). Use of stimulus fading procedures in the treatment of situation specific mutism: a case study. *Journal of Behavior Therapy and Experimental Psychiatry* 5: 99 - 100.

Crumley, F. (1990). The masquerade of mutism. *Journal of the American Academy of Child and Adolescent Psychiatry* 29: 318 - 319.

——(1993). Is elective mutism a social phobia? *Journal of the American Academy of Child and Adolescent Psychiatry* 32: 1081 - 1982.

Csikszentmihalyi, M. (1989). Optimal experience in work and leisure. *Journal of Personality and Social Psychology* 56: 815 - 822.

——(1990). *Flow: The Psychology of Optimal Experience*. New York: Harper and Row.

Cunningham, L., Cataldo, M., Mallion, C., and Keyes, J. (1983). A review of controlled single-case evaluations of behavioral approach to the management of elective mutism. *Child and Family Behavior Therapy* 5: 25 - 49.

Dmitriev, V., and Hawkins, J. (1974). Susie never used to say a word. *Teaching Exceptional Children* 6: 68 - 76.

Eldar, S., Bleich, A., Apter, A., and Tyano, S. (1985). Elective mutism: an atypical antecedent of schizophrenia. *Journal of Adolescence* 8: 289 - 292.

Elson, A., Pearson, C., Jones, D., and Schumacher, E. (1965). Follow-up study of childhood elective mutism. *Archives of General Psychiatry* 13: 182 - 187.

Erickson, F. (1958). Play interview for four-year-old hospitalized children. *Monographs of the Society for Research in Child Development* 23 (serial no. 69).

Erikson, E. (1950). *Childhood and Society*. New York: Norton.

Friedman, R., and Karagan, N. (1973). Characteristics and management of elective mutism in children. *Psychology in the Schools* 10: 249 - 254.

Fundudis, J., Kolvin, I., and Garside, R. (1979). *Speech Retarded or Deaf Children: Their Psychological Development*. London: Academic Press.

Furst, A. (1989). Elective mutism: report of a case study successfuly treated by a family doctor. *Israel Journal of Psychiatry and Related Sciences* 26: 96 - 102.

Golwyn, D., and Weinstock, R. (1990). Phenelzine treatment of elective mutism: a case report. *Journal of Clinical Psychiatry* 51: 384 - 385.

Griffith, E., Schnelle, J., McNees, M., et al. (1975). Elective mutism in a first grader: the remediation of a complex behavioral problem. *Journal of Abnormal Child Psychology* 3: 127 - 234.

Halpern, W., Hammond, J., and Cohen, R. (1971). A therapeutic approach to speech phobia: elective mutism re -examined. *Journal of the American Academy of Child Psychiatry* 10: 94 - 107.

Hayden, T. (1980). Classification of elective mutism. *Journal of the American Academy of Child Psychiatry* 19: 118 - 133.

Heil, M., Kunze-Turmann, M., Fegert, J., and Meitinger, H. (1985). Home treatment. *Zeitschrift fur kinder-und Jugend-psychiatrie* 6: 163 - 176.

Hesselman, S. (1983). Elective mutism in children: 1877 - 1981. *Acta Paedopsychiatrica: International Journal of Chid and Adolescent Psychiatry* 49: 297 - 310.

Holmbeck, G., and Lavigne, J. (1992). Combining self-modeling and stimulus fading in the treatment of an electively mute child. *Psychotherapy* 29: 661 - 667.

Hooper, S., and Linz, T. (1992). Elective mutism. In *Child Psychopathology: Diagnostic Criteria and Clinical Assessment*, ed. S. Hooper, G. Hind, and R. Mattison, pp. 409 - 459. Hillsdale, NJ: Lawrence Erlbaum.

Kaplan, H., and Sadock, B. (1981). *Modern Synopsis of Comprehensive Textbook of Psychiatry*. Baltimore: Williams and Wilkins.

Kaplan, S. L., and Escoll, P. (1973). Treatment of two silent adolescent girls. *Journal of the American Academy of Child Psychiatry* 12: 59 - 71.

Kehle, T., Owen, S., and Cressy, E. (1990). The use of self-modeling of an intervention in school psychology: a case study of an elective mute. *School Psychology Review* 19: 115 - 121.

Kirschenblatt-Gimblett, B. (1979). What is good play? In *Learning Through Play*, ed. P. Chance, pp. 218 - 224. New York: Gardner.

Kolvin, I., and Fundudis, T. (1981). Elective mute children: psychological development and background factors. *Journal of Child Psychology and Psychiatry* 22: 219 - 232.

Kratochwill, T. (1981). *Selective Mutism: Implications for Treatment and Research*. Hillsdale, NJ: Lawrence Erlbaum.

Kratochwill, T., Bordy, G., and Pearsel, W. (1979). Elective mutism in children. In *Advances in Clinical Child Psychology*, ed. B. Lahey and A. Kazden, pp. 193 - 240. New York: Plenum.

Krohn, D., Weckstein, S., and Wright, H. (1992). A study of the effectiveness of a specific treatment for elective mutism. *Journal of the American Academy of Child and Adolescent Psychiatry* 31: 711 - 718.

Krolian, E. (1988). Speech is silver, but silence is golden: day hospital treatment of two electively mute children. *Clinical Social Work Journal* 16: 355 - 377.

Kupietz, S., and Schwartz, I. (1982). Elective mutism: evaluation and behavioral treatment of three cases. *New York State Journal of Medicine* 82: 1073 - 1076.

Kurth, E., and Schweigert, K. (1972). Causes and courses of mutism in children. *Psychiatrie, Neurologie, und Medizinische Psychologie* 24: 741 - 749.

Labbe, E., and Williamson, D. (1984). Behavioral treatment of elective mutism: a review of the literature. *Clinical Psychology Review* 4: 273 - 293.

Lachenmeyer, J., and Gibbs, M. (1985). The social-psychological functions of reward in the treatment of a case of elective mutism. *Journal of Social and Clinical Psychology* 3: 466 - 473.

Landreth, G. (1993). Self-expressive communication. In *The Therapeutic Powers of Play*, ed. C. Schaefer, pp. 41 - 63. Northvale, NJ: Jason Aronson.

Laybourne, P. (1979). Elective mutism. In *Basic Handbook of Child Psychiatry*, vol. 2, ed. J. Noshpitz. New York: Basic Books.

Lazarus, P., Gavilo, H., and Moore, J. (1983). The treatment of elective mutism in children within the school setting: two case studies. *School Psychology Review* 12: 467 - 472.

Lesser-Katz, M. (1986). Stranger reaction and elective mutism in young children. *American Journal of Orthopsychiatry* 56: 458 - 469.

———(1988). The treatment of elective mutism as stranger anxiety. *Psychotherapy* 25: 305 - 313.

Lindblad-Goldberg, M. (1986). Elective mutism in families with young children. *Family Therapy Collections* 18: 31 - 42.

Louden, D. (1987). Elective mutism: case study of a disorder of childhood. *Journal of the National Medical Association* 79: 1043 - 1048.

Mace, F., and West, B. (1986). Analyzing of demand conditions associated with reluctant speech. *Journal of Behavior Therapy and Experimental Psychiatry* 17: 285 - 294.

McDevitt, S., and Carey, W. (1975). *Behavioral Style Questionnaire*. Phoenix, AZ: Manuscript Copy.

Meijer, A. (1979). Elective mutism in children. *Israel Annals of Psychiatry and Related Disciplines* 17: 93 - 100.

Meyers, S. (1984). Elective mutism in children: a family system approach. *American Journal of Family Therapy* 12: 39 - 45.

Miller, P., and Garvey, C. (1984). Mother-baby role play. In *Symbolic Play*, ed. I. Bretherton, pp. 101 - 130. New York: Academic Press.

Mitchell, J. (1985). Long standing elective mutism. *College of Speech Therapists Bulletin* 395: 1.

Mora, F., Devault, S., and Schopler, E. (1962). Dynamics and psychotherapy of identical twins with elective mutism. *Journal of Child Psychology and Psychiatry* 3: 41 - 52.

Morin, C., Ladovceur, R., and Cloutier, R. (1982). Reinforcement procedure in the treatment of reluctant speech. *Journal of Behavior Therapy and Experimental Psychiatry* 13: 145 - 147.

Murray, D. (1983). A stubborn silence. *Nursing Mirror*, November, pp. 38 - 42.

Parker, E., Olsen, T., and Throckmorton, M. (1960). Social casework with elementary school children who do not talk in school. *Social Work* 5: 64 - 70.

Parks, J. (1988). Play and anxiety reduction in fearful preschool children. *Dissertation Abstracts International* 50(10-B): 4780.

Partin, M. (1932). Social participation among preschool children. *Journal of Abnormal and Social Psychology* 27: 243 - 269.

Piersel, W., and Kratochwill, T. (1981). A teacher-implemented contingency management package to assess and treat selective mutism. *Behavioral Assessment* 3: 371 - 382.

Pigott, H., and Gonzales, F. (1987). Efficacy of videotape self-modeling in treating an electively mute child. *Journal of Clinical Child Psychology* 16: 106 - 110.

Pustrom, E., and Speers, R. (1964). Elective mutism in children. *The Journal of the American Academy of Child Psychiatry* 3: 287 - 297.

Reed, F. (1963). Elective mutism in children: a re-appraisal. *Journal of Child Psychology and Psychiatry* 4: 99 - 107.

Rees, J. (1986). A case of elective mutism in a five year old girl. *Behavioral Approaches with Children* 10: 7 - 12.

Reid, J., Hawkins, N., Keutzer, C., et al. (1967). A marathon behavior modification of a selectively mute child. *Journal of Child Psychology and Psychiatry* 8: 27 - 30.

Richards, C., and Hansen, M. (1978). A further demonstration of the efficacy of stimulus fading treatment of elective mutism. *Journal of Behavior Therapy and Experimental Psychiatry* 9: 57 - 60.

Richburg, M., and Cobia, D. (1994). Using behavioral techniques to treat elective mutism: a case study. *Elementary School Guidance and Counseling* 28: 214 - 220.

Roe, V. (1993). An interactive therapy group. *Child Language Teaching and Therapy* 9: 133 - 140.

Rosenbaum, E., and Kellman, M. (1973). Treatment of a selectively mute third-grade child. *Journal of School Psychology* 11: 26 - 29.

Ruzicka, B., and Sackin, H. (1974). Elective mutism: the impact of the patient's silent approach upon the therapist. *Journal of the American Academy of Child Psychiatry* 13: 551 - 560.

Sachs, J. (1980). The role of adult-child play in language development. In *Children's Play*, ed. K. Rubin, pp. 33 - 48. San Francisco: Jossey-Bass.

Salfield, D., Lond, B., and Dusseldorf, M. (1950). Observations of elective mutism in children. *Journal of Mental Science* 96: 1024 - 1032.

Sandler, J., Kennedy, H., and Tyson, P. (1980). *The Technique of Child Psychoanalysis*. Cambridge, MA: Harvard University Press.

Sanok, R., and Ascione, F. (1979). Behavioral intervention for childhood elective mutism. *Child Behavior Therapy* 1: 46 - 49.

Schaefer, C., ed. (1993). *The Therapeutic Powers of Play*. Northvale, NJ: Jason Aronson.

Shreeve, D. (1991). Elective mutism origins in stranger anxiety and selective attention. *Bulletin of the Menninger Clinic* 55: 491 - 505.

Shvarztman, P., Hornshtein, I., Klein, E., et al. (1990). Elective mutism in family practice. *Journal of Family Practice* 31: 319 - 320.

Sluckin, A. (1977). Children who do not talk at school. *Child Care Health and Development* 3: 69 - 79.

Sluckin, A., Foreman, N., and Herbert, M. (1991). Behavioural treatment programs and selectivity of speaking at follow-up in a sample of 25 selective mutes. *Australian Psychologist* 26: 132 - 137.

Sluzki, C. E. (1983). The sounds of silence: two cases of elective mutism in bilingual families. *Family Therapy Collections* 6: 68 - 77.

Tough, J. (1976). *Listening to Children Talking*. London: Ward Lock Educational.

Tramer, M. (1934). Elektiver mutismus bei kindern. *Zeitschrift fur Kinderpsychiatrie* 1: 30 - 35.

Van Kleck, A., and Street, R. (1982). Does reticence mean just talking less? Qualitative differences in the language of talkative and reticent preschoolers. *Journal of Psychology Research* 2: 609 - 629.

Vygotsky, L. (1978). *Mind in Society: The Development of Higher Mental Processes*. Cambridge, MA: Harvard University Press.

Wassing, H. (1973). A case of prolonged mutism in an adolescent boy: on the nature and condition and its residential treatment. *Acta Paedopsychiatrica: International Journal of Child and Adolescent Psychiatry* 40: 53 - 96.

Watson, T., and Kramer, J. (1992). Multi-method behavioral treatment of long-term selective mutism. *Psychology in the Schools* 29: 359 - 366.

Weininger, O. (1987). Electively mute children: a therapeutic approach. *Journal of the Melanie Klein Society* 5: 25 - 42.

Wergeland, H. (1979). Elective mutism. *Acta Psychiatrica Scandinavica* 59: 218 - 228.

Wilkins, R. (1985). A comparison of elective mutism and emotional disorders in children. *British Journal of Psychiatry* 146: 198 - 203.

Williamson, D., and Donald, G. (1977). The treatment of reluctant speech using contingency management procedures. *Journal of Behavior Therapy and Experimental Psychiatry* 8: 155 - 156.

Wood, D. (1980). *Teaching the Young Child: Some Relations Between Social Interaction, Language, and Thought*. New York: Norton.

Wright, H. (1968). A clinical study of children who refuse to talk in school. *Journal of the American Academy of Child Psychiatry* 7: 603 - 617.

Wright, H., Holmes, G., Cuccaro, M., and Leonhardt, T. (1994). A guided bibliography of the selective mutism literature. *Psychological Reports* 74:

995－1007.

Wright, H., Miller, M., Cook, M., and Littman, J. (1985). Early identification and intervention with children who refuse to speak. *Journal of the American Academy of Child Psychiatry* 24: 739－746.

Wulbert, M., Nyman, B., and Snow, D. (1973). The efficacy of stimulus fading and contingency management in the treatment of elective mutism: a case study. *Journal of Applied Behavior Analysis* 6: 435－441.

Yawkey, T. (1982). Effect of parents' play routines on imaginative play in their developmentally delayed preschoolers. *Topics in Early Childhood Special Education* 2: 66－75.

第二部分

应激反应

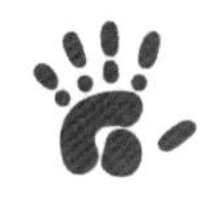

第五章

针对离异和分居家庭儿童的游戏治疗

唐娜·M. 坎格拉西
(Donna M. Cangelosi)

背　景

美国1992年的离婚率比1972年高出了1.5倍，几乎是1962年的3倍①。因此，受到婚姻破裂影响的儿童数量急剧增长。虽然统计的数字有地区差异，但是据估计，有1/3的学龄儿童会在18岁之前经历父母离异。

离婚触发了整个家庭生活安排的一系列变化。对于孩子来说，他们当然不会参与离婚的决定，这些变化可能会让他们非常困惑。孩子没有能力去理解离婚的复杂性，他们只能试图用自己有限的资源去理解离婚的意思。纵向研究表明，无论孩子多大，对父母离异的反应都始于父母一方离开家的那一刻（Heherington et al., 1978; Wallerstein and Blakeslee, 1989; Wallerstein and Kelly, 1972, 1980）。因此，在了解儿童对离婚的反应时，区分离婚的法定日期和家庭实际破裂的日期是至关重要的。

---

① 据中华人民共和国民政部公布的《民政事业发展统计公报》，1991年中国离婚率为1.5‰（离婚数/年平均人口总数），2021年上升至2‰。——编者注

离异家庭儿童概述

每个孩子都对父母分开有自己的理解。年龄、性别、发育问题、认知能力、民族和文化背景、自我观念、早年丧失或被遗弃的经历、气质、与父母的关系质量、对离婚的认识、可用的支持系统以及实际的离婚本身等因素，都在孩子对家庭破裂的理解中发挥着作用。尽管这每一种影响都极其重要，但大多数研究都是根据学龄前儿童(3—5岁)、学龄早期(6—8岁)和学龄晚期(9—12岁)儿童以及青少年之间存在的与年龄相关的发育差异，来描述父母离异对其影响的。本章讨论的是离异对青春期前儿童的影响，以及游戏治疗在满足他们需要方面的价值。

学龄前儿童

面对父母的离异，学龄前儿童通常会表现出更高水平的焦虑、悲伤、需求、内疚、易怒和冷漠。与来自完整家庭的学龄前儿童相比，他们表现为主动性差、幸福感低和任务参与感低。他们常见的行为症状包括爱发牢骚、依赖性强、寻求关注、分离焦虑、睡眠障碍、认知混乱。他们会有一些退行性的行为包括把自己弄得很脏、吮吸拇指、尿床，还会有一些伪成熟行为。后者在学龄前的女孩中尤其明显。在男孩中，幻想、攻击性和对立性行为的增加是比较常见的(Heherington et al., 1978, 1979; McDermott, 1970; Wallerstein and Kelly, 1972, 1980)。有研究多次提及在父母离异后，学龄前儿童对失去父亲的困惑和对失去母亲的焦虑。一项研究(Wallerstein and Kelly, 1972)表明，学龄前儿童表达了对父亲的那种极度的渴望，他们担心会有一个新的孩子来取代自己。他们经常表现出自责，并将父亲离开的全部责任都归咎于自己。很多人还能准确地说出一件具体导致父亲离开的事件。研究者们还发现，带着这种自责的孩子对于教育性干预是高度阻抗的，他们指出，许多这样的孩子都会受到低自尊、无助感和困惑感的影响。

对于学龄前儿童在其父母离异6年的后续研究表明，男孩往往会倾向于采取一种外化的、冲动的和反社会行为的稳定模式，而女孩的反应则往往会趋于诸如退缩、抑郁和焦虑的内化行为（Hetherington et al.，1985）。由于男孩的症状更具有破坏性，这通常会让他们更早地被带来进行临床干预。

学龄期儿童

有研究表明，父母离异的创伤会让学龄期儿童开始专注于家庭问题，而在那个发展过程中，孩子的关注点本该是放在外部的努力上，如学业成就和同伴关系（Guidubaldi et al.，1983；Wallerstein and Blakeslee，1989；Wallerstein and Kelly，1976a，b）。沃勒斯坦和凯利指出，潜伏期前期的儿童（6—8岁）在家庭危机后往往会表现出明显的悲伤，而较为年长的潜伏期儿童（9—12岁）则能利用防御机制来调节与父母离婚相关的痛苦。

潜伏期前期的孩子倾向于关注与丧失以及分离有关的问题，有证据表明，他们会与父母去世的孩子类似，有着极度悲伤的反应。这些孩子通常会对离开的那方父母表现出强烈的思念，大多数时候，这个对象是父亲。据报道，这种思念与之前的父子关系没有任何特定的联系。相反，和那些与孩子保持积极关系的父亲一样，忽视或虐待孩子的父亲也常常被孩子们深深地想念着。潜伏期前期的孩子会保持对父母双方的忠诚，尽管他们会为此付出巨大的精神代价。在这个年龄阶段的孩子希望父母复合的愿望是十分常见的。女孩子尤其会坚持一种幻想，认为父亲是忠诚的、慈爱的，而且总有一天他会回来（Wallerstein and Kelly，1972；1976a，b）。

由于亲子关系的改变，潜伏期后期和青春期前的青少年经常会表现出强烈的愤怒情绪和同一性混乱。由于许多孩子意识到自己对于家庭的破裂无能为力，他们会充斥着孤独感和孤立感。沃勒斯坦和凯利（Wallerstein and Kelly，1972，1976b，1980）注意到，许多潜伏期后期的孩子觉得他们是“要靠自己”的。还有一些孩子会故意将自己孤立起来，这样就可以不用“选择站边”。潜伏期后期的孩子体验到强烈的忠诚冲突，这往往会引发急性焦虑和躯体症状。与潜伏期前期的儿童不一样，潜伏期后期的孩子会与父母中的一方（通常为监护方）结成联盟，其目的是去主动拒绝非监护方的父母。对于家庭的破裂，他们常常表现出难堪和羞愧。

对学龄期儿童的后续研究揭示了长期存在的问题，这些问题与对非监护方父母的渴望、对离婚原因的困惑、对父母和解的强烈愿望以及极大的忠诚冲突有关（Bonkowski et al.，1985；Hess and Camara，1979；Wallerstein and Kelly，1976a，b，1980）。学龄儿童的痛苦以不同的形式长期存在，诸如：愤怒、行为不良、学业表现差、情绪低落、乱发脾气、行为问题、身心疾病、轻度躁狂和身份认同问题。根据报道，抑郁症、焦虑症、低自尊、同伴关系问题以及过早进入青春期的情况发生率也都很高（Wallerstein and Blakeslee，1989；Wallerstein and Kelly，1980）。

父母离异的长期适应

沃勒斯坦和凯利（Wallerstein and Kelly，1980）指出，孩子长期心理调适的重要决定因素，并不是父母离异这件事本身，而是由最初的分居而引发的一系列事件。他们认为，孩子是在成长发展的过程中慢慢接受离婚所带来的变化的。无论孩子在什么年龄，对父母离异的适应都与以下6个因素密切相关：父母能在多大程度上解决并放下冲突和愤怒、监护方父母的养育技巧、非监护方父母是否能维持固定的探视模式并帮助孩子克服被拒绝的感觉、在离婚前孩子的性格上的优势与不足、孩子和家庭的可用支持系统的质与量，以及孩子克服愤怒、怨恨和抑郁的程度。

传统治疗策略

有大量的治疗技术及形式被用来帮助离异和分居家庭的儿童。自

20世纪70年代中期以来，专为学龄前儿童、潜伏期儿童和青春期前期儿童设计的团体心理治疗越来越受欢迎。这些团体中大部分是以学校为基础的，有时间限制（6～12周）并包含几个主要目标：澄清和确认与离婚相关的感受，体验同伴分享的相似的情感与想法，获得离婚的现实情况，改善沟通、自尊和应对技巧（Farmer and Galaris，1993；Hammond，1981）。

许多心理治疗团体都是结构化的，通常包括一些创造性的活动，例如角色扮演、艺术作品、运动练习、光疗、音乐、游戏、电影片段、写作项目、工作手册、日记和直接指导。结构性的活动对于促进团体成员之间的沟通来说不会构成威胁性的刺激（Hammond，1981）。相比之下，如果为离异和分居家庭的儿童而设立的团体不那么结构化，它们会在这样的前提下运作：孩子们会将他们内心的担忧投射到中性的刺激上，这一过程将帮助他们解决离婚所带来的问题。这类团体通常会使用玩具、游戏以及其他可操控的材料。

詹得勒（Gendler，1986）的研究表明，只要有木偶、同伴以及一些结构和指导，离异和分居家庭的孩子会合力创作出一些戏剧，这些戏剧能够深刻而有力地传达他们内心最深处的担忧和幻想。

> 痛苦的经历和感受以及一直以来隐藏和未曾表达的部分难以言说，只能通过他们虚构角色的冒险和不幸倾泻而出。戏剧的制作让这些深受家庭事件冲击的孩子成为他们过去经历和感受的记录者，至少在某些时候，他们成为了自己人生剧本的作者（p.52）。

文献中描述的结构化和非结构化治疗团体的变体包括由不同年龄的儿童构成的团体（Farmer and Galaris，1993）；父母同步进行的团体（Farmer and Galaris，1993）；父母作为协同治疗师（Cebollero et al.，1987）；以及让兄弟姐妹参与的团体治疗（Cebollero et al.，1987）。法默和加拉里斯（Farmer and Galaris，1993）指出，近年来，让父母及家庭成员参与到团体进程中已成为一种普遍现象。

加德纳(Gardner，1993)以儿童个案研究为基础，指出在处理离婚相关的问题时，父母的参与是非常重要的。他认为，治疗师与父母的紧密合作，能最有效地帮助离异家庭的孩子解决他们的问题。加德纳提倡邀请父母参加孩子的心理治疗，这样他们就能更好地了解孩子的需求，并在治疗期间帮助孩子解决问题。

坎贝尔(Campbell，1992)同样认为对离异家庭儿童的有效治疗需要父母的参与。研究表明，孩子对父母离婚的适应程度与(1) 父母离婚后的关系质量和(2) 离婚后这些孩子与父母的关系质量有关，坎贝尔主张治疗师必须和父母双方直接工作。他建议使用结构式家庭治疗和策略家庭治疗技术，旨在减少父母之间冲突的频度和强度，并帮助父母了解，对于他们的孩子来说，让孩子与其双方保持积极的关系有多重要。人们认为，和父母一起实现这些目标有助于缓解孩子的忠诚冲突，这种冲突是孩子在父母离婚后心理压力的主要潜在原因。

有很多为了帮助父母处理离婚各方面的问题而写的书。加德纳(Gardner，1977)、沃勒斯坦和凯利(Wallerstein and Kelly，1980)是最早写书帮助父母预测及处理离婚后孩子可能出现问题的心理健康专家。从那时起，大量的书籍、工作坊、简讯，以及诸如“单亲父母”这类旨在教育和支持离异人士，让他们能更有效地养育子女的组织应运而生。

专家们还为儿童编写了教育类的书籍。加德纳的《孩子们的离婚手册》(*The Boys and Girls Book about Divorce*；Gardner，1970)是一本指导孩子们预测和应对父母离异所带来的变化、问题及感受的书。有一些适合低龄读者的绘本，例如《恐龙离婚》(*Dinosaurs Divorce*；Brown and Brown，1986)是用一种接近真实的方式直接面向读者。相反，像《周六在爸爸家》(*At Daddy's on Saturday*；Girard and Friedman，1987)这样的绘本则间接地向孩子讲述了一个孩子正在经历的与离婚相关问题的故事。这种运用故事的疗法通常被称为阅读治疗，读者可以通过对主人公的认同来体验和表达对自己处境的感受。继而使得读者能够更有洞察力、整合能力以及更高的应对能力。厄尔利(Eearly，1993)指出，阅读治疗的一个缺点是，接受治疗的儿童往往对他们的感受和内心的痛苦过于脆弱和防御，他们会发现故事所传达的问题太有冲击性，太接近真实。

《离婚工作手册》(*The Divorce Workbook*；Ives et al.，1985)为这个问题提供了部分解决方案。这本互动式书籍给出了一些其他儿童的解释和评论，并为年幼的读者提供了空间，去写出或画出自己对离婚相关问题的反应。这本手册是为父母、老师和咨询师设计的工具书，旨在帮助孩子们积极地表达、探索和理解对于离婚的感受。作者们提倡让孩子们以一种让他们感到舒服的节奏去阅览这本工作手册，选择能够满足孩子们个别需要的活动，并把这本书用作个人或团体咨询的辅助工具。

游戏治疗的基本原理

孩子们很难用语言去表达情感、想法和担忧。这种困难在离异家庭的孩子身上更为复杂，他们时常经历着深深的恐惧、愤怒、内疚、无助和孤独。这些孩子要消耗大量的精神能量来回避他们的痛苦。因此，直接地提起与离婚有关的问题与儿童自我保护的需要是冲突的，这往往会增加儿童的焦虑和阻抗程度(Early，1993)。

游戏治疗提供了一种对儿童发展需求不构成威胁、不具侵入性且敏感的交流媒介。它用伪装的形式呈现创伤性的内容，这是可控的、安全的，从本质上来说是孩子喜欢的。游戏治疗是通向孩子内心世界的桥梁。它为治疗师提供了一种共情沟通的工具，用一种符合儿童象征性语言和情感需求的方式进行干预。罗宾逊(Robinson，1991)写道："在玩耍的过程中，孩子可能会发现，在他的孤独和治疗师的共情理解之间有着一座连接的桥梁。"(p.221)

游戏的疗愈力

在每个儿童的治疗中涉及的游戏疗愈力是因人而异的，这取决于他的情感和发展需求、个性、当前的生活状态以及出现的问题。在治疗离异家庭的儿童时,必须认真考虑这些因素。此外,考虑离婚经历的时间范围也是很重要的。例如在家庭破裂之前或之后立即接受治疗的儿童与那些已经花了一些时间去适应离婚相关变化的儿童相比,往往有着迥异的需求。表5-1列出了离异和分居家庭的儿童最常见的困难及存在的问题。

表5-1 最常见的困难及存在的问题

否认家庭破裂
逞强/压抑震惊的感受
内疚(通常由自责引起)
表现出愤怒
愤怒、抑郁或焦虑的内化
退行(尤其在年幼的儿童中)
早熟行为
退缩/孤立于家人和朋友
过度担忧
分离焦虑
担心监护方父母的去世或离开
过分依赖监护方父母/黏连性
对父母双方或一方的愤怒和责怪
无处发泄愤怒和恐惧(导致睡眠障碍、缺乏安全感、身心疾病)

由于离异家庭的孩子面临着各种各样的问题和需求,因此在治疗中,游戏所发挥的疗愈力可能会有所不同。游戏的力量可以用来帮助这些孩子,包括克服阻抗、沟通、掌控感、创造性思维、情感宣泄、发泄、角色扮演、幻想、隐喻思维、依恋形成、关系促进、愉悦、规则游戏。正如谢弗(Schaefer, 1993)所说,这些游戏力其实是相互交叠的。但是,为

了清晰起见，这里仍然会将它们分开讨论。

克服阻抗

> 没有什么比一个成年人能够放弃自己的绝对优势，放下身段让自己和孩子们平起平坐地玩耍更能给孩子们带来快乐的了。
>
> 西格蒙德·弗洛伊德

对任何人群进行有效的临床工作都需要治疗师能够找到一种方法，使来访者觉得治疗是安全的。离异和分居家庭的孩子通常会因为困惑、忠诚冲突，以及那种“哪里出了问题”的感觉，让他们觉得公开讨论感受是不安全的。像所有孩子一样，他们没有能力用语言来表达情感状态。西格尔（Segal，1984）指出，他们对于自己的感受难以言说，这延长了他们悲伤的过程。因此，他建议使用借助于象征性表达的治疗技术。

游戏是孩子天然的表达方式，它不仅安全，而且不断有研究提到，游戏提供给了治疗师一个“通往儿童世界的窗口”（Landreth and Perry in Schaefer and Kaduson，1994，p.47）。和孩子们建立治疗联盟最好的方法就是按他们的想法和他们工作，游戏能以最自然的方式做到这一点。

沟通

> 游戏可以直接进入儿童的潜意识。游戏之于儿童，就犹如自由联想之于成人。
>
> 梅兰妮·克莱茵（Melanie Klein）

游戏为离异和分居家庭的儿童提供了一个表达并呈现意识和潜意识内容的载体。这为临床工作者提供了一种对儿童内心世界的诊断性理解。孩子的感觉、情绪和思维过程通过游戏的主题展现出来。在对父母离异后的学龄前儿童的自然观察中呈现了一些游戏主题，这些主题围绕的是漫无目的的寻找，并试图将一些物体“组合”在一起。学龄期儿童的游戏则表现为空虚、剥夺、因为父亲被赶走而指向母亲的愤怒以及难以满足的渴求等主题（Wallerstein and Kelly，1972）。这些观察突显了游戏的力量，它不仅有助于理解孩子，还能帮助他们克服父母离异带来的烦恼。

掌控

> 游戏使孩子置身于一种积极的状态，让匮乏的感觉得以解脱。
>
> A. J. 索尔尼特（A. J. Solnit）

游戏可以让那些因为父母离异而受到创伤的孩子转化这一事件，将被动经历的事件变成他主动经历的，并且变得更有力量。游戏的过程允许孩子用一种舒服而且以在孩子可控范围内的节奏逐渐地消化不愉快的体验。这反过来也促进了掌控感和幸福感。

创造性思维

> 在游戏中，我们可以找到成年人具有创造性和灵活性的思考、创新、适应、改变的能力之源。
>
> 阿什利·蒙塔古（Ashley Montague）

游戏帮助孩子发展出创造性的方式去应对父母离婚所带来的痛苦和令人困惑的变化。制订“游戏”方案并解决虚构人物的问题能让儿童以新的方式去思考，并且发展他们解决问题的技能。治疗师运用游戏，通过替代物的使用来传达儿童的选择权。例如，在游戏治疗中，需要和别人说话的不是这个孩子，而是娃娃。这种干预让孩子能够用新的方式来思考自己的处境，并帮助他们找到解决问题的替代方案。

情感宣泄

> 和使用语言相比，通过对玩具的操控更能让孩子充分地表

达他们对自己，以及生命中重要的人物和事件带给他们的感受。

海姆·吉诺特(Haim Ginott)

游戏让离异家庭的孩子有机会去宣泄愤怒、悲伤、焦虑和自责的情感。这对于提高洞察力是最有效的。但建议游戏治疗师应该谨慎地使用情感宣泄，因为对于某些经历过丧失和创伤的孩子来说，他们脆弱的自我是难以承受这样的方式的。

发泄

我们可以肯定的是，在孩子生活中发生的所有事情，无论是愉快的或是不愉快的，都会在她的洋娃娃身上反映出来。

让·皮亚杰(Jean Piaget)

发泄可以让孩子们重新体验压力事件和与之相关的情绪。经历过父母突然分居和其他创伤事件的孩子常常会反复投入令人不安的游戏中。正是这样的重复，让孩子们能表达和处理那些令人难以承受的情感状态，并逐步消化和掌控这些情绪。游戏治疗师可以帮助离异家庭的孩子建立游戏情境，使他们能够在安全的治疗室里重新体验一个事件或一段关系，在这样的环境下可以带来的更积极的效果(Schaefer, 1993)。游戏治疗师可以预设问题，并帮助孩子为他们之间的游戏对话做好准备。这可以帮助孩子发展预测和预防问题所需的技巧。同样，游戏治疗师可以引导游戏主题，这样孩子就能意识到他们有更多的选择，最终产生更积极的结果。

角色扮演

游戏让孩子有机会去为他们自己的问题寻找和尝试替代的解决方法。

杰罗姆·辛格(Jerome Singer)

角色扮演的体验给孩子们提供了一种安全的载体，让他们尝试新的行为，演练新的角色，为即将发生的事情做准备，例如和疏远的那方父母亲的会面，新学校的第一天，或是上法庭的一天。有机会去扮演角色，"成为"另一个家庭成员，能帮助离异家庭的孩子更好地理解其他家庭成员的经历。这可以提升孩子的同理心，增加对离婚复杂性的理解，减少孤独感。

幻想

> 在游戏的安全伪装下，孩子可以权衡自己的力量，用巨大的财富犒赏自己，去征服那些不听从他命令，并且吞噬他的敌人。
>
> 贝弗利·詹姆斯(Beverly James)

在幻想的世界里，孩子将不再弱小、无力、任凭大人摆布。离异家庭的孩子对于现实生活中家庭的变化束手无策，得益于游戏治疗，他们能有机会创造自己选择的世界。游戏的这一特点提供给这些孩子们一种非常重要的掌控感，帮助他们弥补在现实生活中常常经历的无力感。

隐喻思维

> 孩子们是天生的神话家。他们渴望别人给他们讲故事，他们不仅爱创造一些虚构的故事，也喜欢扮演。
>
> 乔治·桑塔亚娜(George Santayana)

在游戏的隐喻或虚构中工作，使得治疗师有机会向离异和分居家庭的孩子传递治疗信息。冲突、恐惧、敌意和情感状态的来源，以及解决问题的适应性方案，都可以通过面对面的故事、幻想游戏和绘画来进行讨论。厄尔利(Early, 1993)指出，故事将问题儿童与别人的经历结合起来，通过对故事中象征人物的认同，离异家庭的孩子可以克服困难，找到解决问题的方法。詹得勒(Gendler, 1986)发现，木偶剧也可以作为这些孩子们强有力的隐喻方式。她提供了一群三年级孩子创作的"离婚仪式"为例。

(一对夫妇在敲击声中走了进来)
法官：约翰，你愿意接受这个女人变成你可怕的前妻吗？
约翰：是的。
法官：玛丽，你愿意接受这个男人变成你糟糕的前夫吗？
玛丽：是的。
法官：现在，我宣布你们离婚了。你可以打这个新娘了！
(孩子们哭的时候，这两个人在互相打架。)(p.51)

依恋形成和关系促进

游戏是一种联结的形式，它早在父母和他们的小婴儿拥抱、挠痒痒和玩耍的时候就开始了。

希欧多尔·艾萨克·鲁宾(Theodore Isaac Rubin)

来自离异和分居家庭的孩子常常有一种孤独感和在两岸之间迷失的感觉。在这种情况下，最重要的治疗目标之一就是让治疗师加入孩子的行列，帮助他在他的父母分离的世界之间架起一座桥梁。与孩子进行游戏对话可以减少孩子的孤独感，并为他们注入一种希望，让他可以感觉到被连接和被理解。罗宾逊(1991)写道：

通过游戏，治疗师积极地感应孩子象征性的语言。这构建了一个新的、可修复的"客体关系"形式，在这种关系里，成人会带着满满的爱走进儿童的世界。儿童在游戏中经历的移情性互动和他们早期发展中对父母感应和同调的需求产生了共鸣。停留在孩子的幻想中，并在治疗中使用孩子提供的隐喻去创造一种和谐的感觉。治疗性的协调点燃了希望，这是治疗开始的一个至关重要的要素。(p.221)

与治疗师建立信任关系可以让孩子从父母的冲突中解脱出来，也是一个治疗联盟形成的必要前提。后者提供了一种安全感，这对孩子克服丧失、愤怒和自责的感觉，并开始在人际关系中获得信赖和现实的希望是很有必要的。

愉悦

> 富有想象力的游戏可以带来一个快乐的童年。
>
> 杰罗姆·辛格

赫瑟林顿及其同事(Hetherington et al., 1979)观察了来自完整家庭的学龄前儿童与来自离异和分居家庭的学龄前儿童游戏行为的差异。来自完整家庭的孩子更乐于玩“富有想象力的游戏”，这些游戏更具有社会性、戏剧性和合作性。相比之下，来自离异家庭的孩子则更少从事社交性的游戏，更多的是独自活动和一些功能性活动。离异家庭组的游戏行为更受限，专注范围更窄，持续时间更短，因此他们会呈现出更多无所事事和旁观者的行为。

这一研究表明，父母离异的经历会给孩子带来过于沉重的负担，并会影响到他们的发展需求，让他们无法参与到无忧无虑的想象游戏中去。游戏本身可以对孩子们起到治疗的作用，给孩子们带来愉悦感和幸福感，缓解他们现实生活中的压力。

规则游戏

> 孩子对游戏的态度，他的选择以及对游戏的重视程度，都代表了他对他周边环境的看法和关系，以及他与身边的人之间的关系。
>
> 阿尔弗雷德·阿德勒

加德纳是最早为儿童引进治疗性棋盘游戏的心理健康专家之一，他称之为“思考、感受、行动”游戏。加德纳用这个游戏帮助离异家庭的孩子，他们需要一些结构化的东西去促使他们讨论自己的想法和感受。

多年来，人们专门为孩子们设计了各种棋盘游戏，让他们处理与离婚有关的各种想法、感受和变化。传统的棋盘游戏如国际象棋和跳棋，已经被用来帮助这些孩子解决与离婚相关的问题，并提高他们的应对技巧。其中有一款名为“情感跳棋”的游戏，棋子的底部写着不同的情绪词，每次对手跳棋时，孩子们就有机会去讨论这些情感。

方 法

本章的剩余部分将对治疗离异和分居家庭儿童的精神动力性方法进行阐述。这种方法基于自我心理学的原理和最近的研究，这些研究概述了离异和分居家庭儿童的需求和挑战。自我心理学的基本理论是我们都或多或少地具备调节内在进程、环境需求以及这两种力量之间所产生冲突的能力。从自我心理学的角度出发，可以让游戏治疗师带着对自我进程的理解，对那些尚未发展的、匮乏的或需要支持的部分有效地工作。这种模式特别适用于正在适应父母离异和分居的孩子，因为它强调适应，功能的改善，并让孩子回到正轨。安娜·弗洛伊德（A. Freud，1965）指出，儿童治疗的首要目标是消除阻碍儿童发展的障碍，强化儿童的自我资源，从而改善功能，完成“发展的任务”。

精神动力性游戏治疗的内容

安娜·弗洛伊德将游戏视为一种由自我来调节的行为，用来处理内在和环境需求引起的冲突。她认为，游戏提供了大量关于儿童内心世界的信息，但她提醒说，这些信息是不完整的，必须用与儿童发展史和环境相关的资料加以补充。因此，不止是在评估阶段，在整个治疗过程中，父母的参与都是很有必要的。以下是对精神动力性评估过程、治疗计划的描述，以及对离异和分居家庭的儿童进行游戏治疗的一些常用指南。

精神动力性评估

针对离异和分居家庭儿童的精神动力性游戏治疗始于对该儿童的

全面诊断评估。第一步是与父母双方见面，可以是一起或是单独见面，收集关于孩子的困难、当前的功能、人际关系、对家庭破裂的反应和发展史的信息。这些访谈还可以为治疗师提供一个机会来了解父母的过去、养育方式以及离婚前后的经历。在这个过程中，治疗师可以通过一种中立的、关怀的态度去倾听父母，与他们建立起治疗同盟。

父母访谈能让治疗师了解孩子在家庭破裂后的外部世界。和儿童进行游戏评估可以提供给治疗师关于儿童内在世界和情感需要的补充信息。游戏评估是通过与孩子互动和观察他自发的游戏来完成的；以精神动力为导向的治疗师会收集有关孩子的担忧、冲突、应对及解决冲突的机制、防御、感知、互动风格和整体发展水平等信息。这些信息是根据儿童当前和过去的经历以及发展史来评估的。基于这些信息，治疗师可以给出建议和治疗计划。

与孩子的父母进行一个反馈访谈，这有助于治疗师和他们去讨论一些发现，并对治疗计划给出建议，对他们进行治疗方面的培训，促使他们参与到治疗中，并讨论保密问题。治疗师可以通过执行“无秘密”方针对父母双方都保持中立。即任何一方和治疗师分享所有的信息，对于孩子和另一方都是可用的。相反，孩子和治疗师之间的交流最好是保密的，除非是在有危险的情况下。

治疗计划

根据沃勒斯坦（Wallerstein，1983）的研究，除了所有儿童要面临的常规任务之外，离异家庭的儿童还必须掌握6个互相关联的、分级的应对任务。前三项任务是承认婚姻破裂的现实、从父母的冲突中解脱出来、在刚分开的一年内从事一些常规的活动。只有完成了这三项任务之后，孩子才能进行更进一步的挑战，掌握这些这是需要很多年时间的。这包括处理父母从家庭单元中部分或全部丧失的感觉，处理愤怒与自责的感觉，以及接受父母离婚的永久性。最终，在青春期或在进入成年早期的过程中，离异家庭的儿童面临着在亲密的异性关系中实现现实希望的挑战。

我发现，用一张心理任务清单作为指南来评估儿童对家庭破裂的适应程度,以及确认哪些游戏力会有助于满足孩子的需求是很有帮助的。表5-2列出了这些心理任务以及有助于掌握每种任务的游戏治疗因素。值得注意的是,虽然实现现实的希望是在青春期阶段要掌握的一种挑战,但这一部分初步的工作可以通过一对一的游戏治疗完成。

表5-2　心理任务及相应的治疗因素

1. 承认婚姻破裂的现实

克服阻抗*	掌控感*
情感宣泄	发泄
规则游戏	隐喻思维*

2. 从父母的冲突中解脱,恢复以往的目标

克服阻抗	掌控感
创造性思维	幻想
依恋形成	关系促进
隐喻思维	愉悦

3. 处理丧失以及4. 处理愤怒和自责

克服阻抗	掌控感
沟通	创造性思维
幻想	角色扮演
情感宣泄	发泄
依恋形成	关系促进
隐喻思维	规则游戏

续 表

5. 接受离婚的永久性

克服阻抗	掌 控 感
沟通	创造性思维
发泄	情感宣泄
幻想	隐喻思维
玩游戏	

6. 实现人际关系的现实性希望

克服阻抗	掌 控 感
角色扮演	创造性思维
依恋形成	关系促进
隐喻思维	

* 克服阻抗是完成每项任务的先决条件。
每一项任务的解决都涉及隐喻思维和掌控感。

进入治疗

精神动力性游戏治疗的基本前提是，跟随孩子的引领，这将为治疗师提供有关孩子内心世界有价值的信息。鼓励孩子自发地玩耍，治疗师通过参与游戏对话来“加入”孩子。让孩子去引导治疗师应该说什么、是什么或者做什么，通过这样的方式和孩子建立连接。孩子写下剧本，治疗师运用游戏的隐喻来做演员扮演。治疗师在孩子的游戏中表现出热情和投入，这有助于将他自己塑造成一个在情感上可及的，并能理解孩子需要的人。这为治疗关系奠定了基础，让治疗师可以逐步介入适龄性应对技巧的干预，以此替代非适应性的防御、症状、想法以及行为。

精神动力性治疗的首要目标是让儿童的冲突、担忧和失望显露出来，这样它们就能够得到解决。这是循序渐进的，首先指出有意识的想法和行为，接着处理更多具有威胁性的感觉和防御。治疗师运用 4 种循序渐进的干预来完成这点：面质、澄清、阐释和修通。面质和澄清是阐释的前提，用于处理有意识的行为。

面质(confrontation)包括指出一个游戏主题或是可观察到的行为，让孩子意识到它。**澄清**(clarification)则在这之上更进一步，它包括用提问来提升孩子对于相关行为或游戏主题的感受意识。**阐释**(interpretation)处理的是无意识部分，是治疗师为帮助孩子理解行为或游戏主题的含义而提供的一种解释。这首先是通过相对间接的方式去诠释，比如孩子在游戏中出现的隐喻。之后，当孩子的领悟力增强时，游戏治疗师会进行更加直接的阐释。这种阐释的过程给孩子带来了洞察力，让他们能够去处理冲突和担忧的部分。**修通**(working through)的过程让儿童能以现实的方式去看待冲突的局势，从而减少防御的需要(Glenn, 1992)。治疗师帮助儿童采用更健康、更适龄的应对技巧。

在自我心理学的范式下，当需要有信息来增进孩子对他感受、想法或家庭处境的理解时，治疗师会扮演一个教育者的角色。对于离异和分居家庭的孩子，治疗师通过分享关于离婚的知识来给予确认和正常化他们的感受和担忧，这一点是很重要的。例如，如果一个孩子的游戏表现出了与母亲的分离焦虑问题，治疗师可以指出“那个娃娃”很担心，由于爸爸搬走了，妈妈会发生什么事。此外，一个有益的干预应该是强调“许多孩子”都会在他们的父亲离开时有这种感觉。

游戏治疗技术

在治疗离异和分居家庭的孩子时，可以使用很多游戏治疗技术。接下来将会讨论涉及绘画、艺术技巧、象征游戏技术、角色扮演技术、和治疗性棋盘游戏的疗愈力。此外，还将提供一个有益于离异家庭儿童的练习说明。

绘画和艺术可以用于评估目标、克服阻抗、沟通、促进幻想、隐喻教学以及关系促进。温尼科特(Winnicott, 1971)发明的“涂鸦游戏”是一种投射工具，它有助于发展与儿童的对话。治疗师画一个涂鸦，然后要求孩子把它变成别的东西。然后儿童画下另一个涂鸦，治疗师再把它变成一个物体、人物或者场景。这可以促进关于离婚问题的交流。这个活动很有趣，它常常被用于与有阻抗或是胆怯的孩子进行破冰。“之前与之后系列”(Cangelosi, 1994)是邀请孩子画一幅他的父母离婚前的画和另一幅父母离婚后的画。这个练习可以促发一场关于由父母离异带来的改变、丧失和适应的讨论。“理想的家庭技术”(Cangelosi, 1994)是邀请孩子画出(1) 一幅他的全家和(2) 一幅他理想的家。画里包含的、被排除在外的，以及家庭成员的位置都可以为治疗师提供有价值的诊断信息和讨论儿童关系的媒介。

娃娃、木偶、面具和电话等玩具素材的使用促进了象征性的游戏，这为孩子们提供了交流、情感宣泄、发泄、幻想、通过隐喻学习以及掌控感的机会。库尔力(Kuhli, 1993)描述了他在治疗有分离问题的儿童时使用的“两个房子”技术。在离婚的初期阶段，当孩子们逐渐接受他们的父母将分开居住的事实时，这种技术尤为有用。在游戏室里布置两个房子，提供孩子一个解除困惑的机会，让他对自己在每个家庭中的位置有一个现实性的了解。玩具士兵可以用来帮助孩子克服父母冲突带来的创伤，以及“选择站边”和忠诚冲突所带来的困惑。此外，使用电话或木偶可以为治疗师提供一个和儿童对话的机会，并在虚构游戏的隐喻中嵌入一些信息。

讲故事活动为离异家庭的孩子提供了交流、创造性思维、隐喻学习和掌控的媒介。加德纳的互动讲故事技巧是邀请孩子编一个故事，并讲述故事的寓意，让治疗师能了解孩子的担忧和思考过程。治疗师根据孩子的情况来回应故事的主题，并用一个新的、更具适应性的结局来重新讲述故事。厄尔利(Early, 1993)发现，阅读那些似乎脱离儿童意识体验的复杂故事，给孩子带来的威胁较小。而后，治疗师让孩子参与到与故事信息相关的对话中去。可以让孩子用语言表达或邀请孩子画一幅关于这个故事的图画。孩子的联想会揭示他自己的担忧、感受和思考过程。这一信息可以用来应对治疗问题、澄清情感反应，或在适当的时候解释儿童联想的意义。厄尔利发现在与离异和分居家庭的儿童工作时，一些经典的故事是尤为有帮助的。例如，她指出《灰姑娘》(*Cinderella*)和《汉塞尔和格雷特》(*Hansel and Gretel*)以孤独、家庭安全感的丧失和家庭关系的改变为主题；《丑小鸭》揭示的是与被抛弃和拒绝有关的情感；《皇帝的新装》则会引发人们对曾经信任的权威人物的质疑。

角色扮演也可以作为隐喻教学的载体，促进创造性思维、沟通和掌控。这种技术还为情感宣泄和发泄提供了机会，让孩子重新体验冲突的情境。有学者(Levenson and Herman, 1993)认为，角色扮演可以为孩子提供一个机会，通过角色和身份的互换来消除无助感。他们写道："尽管这是一种语言技巧，在语言的使用和理解上需要一些复杂性，但它通过让儿童重复地使用语言这个工具直至熟练掌握它，来刺激尚未解决的问题和冲突，从而挖掘出意识之流和潜在的冲突内容。"(p.230)

对于潜伏期和青春期前的儿童来说，用治疗性的棋盘游戏来处理他们难以言说的感受是特别有用的。人们通常认为棋盘游戏没有威胁性、可以用来克服阻抗；促进意识和无意识内容的交流；培养创造性思维、依恋关系、社会化、愉悦，以及掌控与离婚相关的问题。

案例说明

丽萨是一个七岁半的女孩，她被她的妈妈和爸爸带来治疗。她的父母在一个月前分居了，他们说，自从他们分开后，丽萨变得越来越胆小、恐惧、"抑郁的样子"和"情感封闭"。此外，丽萨曾多次表示，她希望自己从未出生过。

丽萨的父母是和平分手的。因此，父母访谈是和父母双方一起进行的。丽萨是两个孩子中的老大，父母说她是一个"极度敏感、缺乏安全感的孩子"。他们认为丽萨是在为父母的分手而感到自责，尽管他们多次试图解释这与她无关。

被送来就诊的原因完全与丽萨的情绪状态有关,因为她没有表现出任何的行为问题。相反,丽萨是一个“A”等学生,与同伴和家庭成员关系都很好。这是有代价的,因为丽萨是那种会为了取得好成绩而给自己施加巨大压力的孩子。另外,为了避免与他人发生冲突,她常常不会表达自己的需求。据说,丽萨很多虑,在各方面都缺乏自信。自从父母分开后,她的父亲离开家和他自己父母住在一起,丽萨开始变得恐慌,很黏她的父亲。丽萨的父母觉得她有一个非常糟糕的自我概念,尽管他们会试图去赞扬她的才华,想要打破她苛刻的标准。有趣的是,对于丽萨的很多困难,她的妈妈是认同的,她说她这一生都在缺乏自信、担忧以及自责中挣扎。

在游戏评估中,丽萨表现得像一个很吸引人、说话很温和的孩子,她非常谨慎、有礼貌和胆怯。在第一次会面时,她自发地画了一幅公园的画,里面有一棵树、秋千、自行车、太阳和几只大鸟。这幅画是在一张大纸上画的。尽管如此,丽萨还是有选择性地限制自己在纸的顶部画,以至于她画出来的场景好像是漂浮着的一样。完成绘画后,她整整齐齐地给每一样东西涂色,接着再用一支深蓝色的蜡笔涂满了整幅画,以此来说明她的世界有多黑暗和“忧郁”。她用一种控制的、小心翼翼地方式做着这一切,整个公园的场景都被笼罩在忧郁的阴影之中。

丽萨讽刺地把这幅画描述为“快乐”,而实际上它一点也不快乐。它是受限的、没有根基的、不快乐的,苹果树上没有苹果,秋千上没有人,也没有阳光。这幅景象显示出了黑暗、被遗弃和荒凉。然而,从积极的反面来看,它的确包含了一棵健康的树,而且在黑暗背后是一个设备齐全的公园,它不只有功能性,也带着成长和愉悦的可能。这幅画简直就是丽萨的自传式表达。然而抑郁使她的世界变得黯然无光,她的自我意识飘忽不定,她的自我看似很健康。她用礼貌和受限的情感作为防御,来控制不舒服和威胁的感觉,并防止人际关系的冲突。

为了解决丽萨的困难,治疗师建议每周进行一次游戏治疗以及额外的家长咨询。对于丽萨的短期治疗目标是:

1. 为丽萨提供一个安全的场所,让她更好地理解和接受父母的分离;

2. 通过以下方式减少自责和抑郁：

- 为丽萨提供一个表达悲伤、失落和责备、愤怒，以及其他不适的感觉（而不是麻木）；
- 帮助丽萨找到有效和舒适的方法向他人表达积极和消极的情绪以及需求；

3. 促进丽萨和父母之间的沟通和亲密感，帮助她克服失落、被抛弃、恐惧和分离焦虑的感觉；

4. 促进丽萨参与适龄、有趣的活动，这样她就能从父母的冲突中解脱出来，并且提升自尊。

对于丽萨的长期治疗目标是帮助她克服失落、被抛弃、愤怒、和自责的感觉；将愤怒和其他不良情绪整合起来；针对丽萨严苛的标准，帮助她为自己设定更现实的目标；帮助丽萨接受父母对他们婚姻的所有决定；以及帮助她在人际关系中培养现实的希望、信心和期待。

在最初的治疗阶段，丽萨用了几节治疗的时间在一张海报大小的纸上画出她房子的平面图。她越来越多地参与其中，并且对于每一个细节都很积极。这似乎是在丽萨的父亲离开家之前，她一直坚持的生活方式。当丽萨完成画作之后，她选择了 4 个娃娃住了进去——一个妈妈、一个爸爸、一个金发的女儿（丽萨是家里唯一金色头发的）和一个婴儿。娃娃妈妈被放在厨房最角落的椅子上，而其他成员则被放在屋子对面的客厅里。在这次治疗中，治疗师留意到了指向母亲的愤怒和对照顾父亲的愿望。这个女儿扮演了一个要照顾饥饿的爸爸的角色，但她不知道怎么做饭。当被问及此事时，丽萨解释说“爸爸饿了是妈妈的错”。在接下来的几周里，这个游戏主题和要成为“比妈妈好”的议题以各种形式重复地出现。在这段时间里，治疗师在与丽萨父母的咨询中探讨如何帮助丽萨认识到分手是父母双方一起做出的决定。

在治疗进行了大约 6 周后，丽萨的父亲告诉我，他要搬出父母的房子，搬进一套公寓里住。我建议他在搬家之前把丽萨和她妹妹带到新的公寓，让她们为将来的改变做好准备，告诉她们在探视期间她们要睡在哪里，并提供一个机会来讨论她们的问题和担忧。丽萨的父亲照做了，在接下来的治疗中，丽萨玩了娃娃屋。她编了一个故事，讲的是一个母亲把父亲赶出了家门。孩子们接着告诉这个母亲，她们“讨厌她，因为她把爸爸赶走了”。这时，我留意到在丽萨身上有着更多她之前未曾有过的情绪。在这次治疗中，她明显不那么拘束了，她第一次触及了自己对母亲的情感。

在接下来的几个星期里，丽萨开始对母亲表达更明显的愤怒。她的母亲将其表现描述为“动不动就恼怒的语气和不耐烦的态度”。治疗师用父母咨询来支持丽萨的母亲，她非常睿智地认识到丽萨的这种转变是一种进步的表征。她对丽萨的愤怒做出了非常直观的反应，她能理解这是丽萨第一次公开承认对于父母的分离她是有一些感觉的。在此期间，丽萨的父母一起努力让她知道，无论是不是合适，分开的决定都是父母双方共同做出的。

在整个治疗的过程中，每当他们访谈接近尾声时，丽萨对于离开父亲的焦虑都会增加。丽萨的爸爸说丽萨在谈到这些分离的时候会用一种退行的方式。在一次游戏治疗中，丽萨编了一个关于爸爸娃娃的故事，这个爸爸娃娃在客厅看电视的时候抽着烟。坐在他边上的女儿娃娃跑到楼上哭了起来，因为她“担心”爸爸会死于癌症。这次治疗用来解决“娃娃”对于失去爸爸的焦虑，她觉得自己必须要照顾爸爸的感觉，以及忍受让她咳嗽的烟的感觉。在治疗期间，丽萨能够表达说她“讨厌烟味”，当她和妹妹在房间里的时候，她的父亲吸烟是“令人讨厌的”，“他和妈妈住在一起的时候从没这样做过”。丽萨用一种非常自然、舒服的方式表达了这些感受。她的防御方式发生了一些转变，这使得她可以对她所爱的人表达“恼怒”的感觉，而不是去压抑或忽视这些情绪。

越来越明显的是，治疗师成为了一个可以让丽萨安心去交流的对象。在一次治疗的涂鸦游戏时，丽萨画了一个鬼，然后她描述了一个她做的梦，梦里有一个鬼魂在她的房子里游荡。丽萨一边继续说，一边哭了起来。梦里充满了死亡和丧失的主题——这些主题和丽萨最近的经历很相似。事实上，随着时间的流逝，曾经和丽萨一起住在家里的父亲变得越来越像一个“幽灵”，直到最后真的分开。丽萨用她的心理治疗来处理、理解和掌控现实中父母的分手，并找出了一种与父母相处的新方式。

在接下来的几周里，发生了一场蜕变。丽萨似乎积极地寻找机会来谈论她的感受和经历。她对"情感跳棋"的棋盘游戏产生了兴趣，几乎每周都会选择去玩。她用这个游戏来讨论各种各样的情绪：想念父亲的悲伤，和母亲独处的快乐，和同学去郊游的兴奋。在接受治疗的第5个月，丽萨越来越多地谈到同伴、学校和适龄性的问题。她表示希望每隔一周来做一次心理治疗，因为她想放学后和朋友们待在一起。由于她已经取得了很大的进步，也没有表现出任何抑郁的迹象，这是一个让人喜闻乐见的请求。这表明丽萨对于父母分开的感觉已经好多了；她能够表达自己的情感和需求；追求更健康和适龄的活动；在治疗关系中有足够的安全感，并开始可以放下防御。

丽萨继续接受每月两次的治疗，持续了3个月。在这段时间里，她谈论了她和父母的关系、她父母的规则和家庭在总体上的差异，以及与家庭和同伴关系有关的挫折。丽萨用她的最后两节治疗的时间做了一件盔甲，她在上面画了3样东西，这三样东西可以在她遇到问题的时候帮助到她。她画了一张她和妈妈说话的画，一张她和爸爸说话的画，还有一张她和两个女朋友踢球的画。这些画与丽萨在我们的第一次治疗时画的公园的场景截然不同。它们不是深色或"忧郁"的；涉及了与他人的互动，而且让人意想不到的是，它们反映了"游戏"是有益处的。

在她离开最后一次治疗之前，丽萨问她是否可以将她在治疗初期画的房屋平面图带回家。这张丽萨在父母离异时失去的家的快照象征着安全感和某种已知的东西。相反，未来依然是未知的。不过，丽萨穿着一件盔甲离开的事实清楚地表明，她已经回到了正轨，能够更好地理解和应对即将到来的变化和调整。她认识到她可以向父母和朋友求助，在某种程度上，她明白游戏可以为问题和压力提供解药和解决方案。

结　论

沃勒斯坦和凯利(Wallerstein and Kelly，1980)用多萝西[①](Dorothy)在龙卷风中失去家园的隐喻来说明，当父母分开时，孩子们在生理上和心理上都失去了稳定。父母离异会让孩子变得脆弱，并被复杂且常常相互矛盾的情感所淹没。对于父母离异的复杂性，孩子缺乏认知能力，他们通常无法用语言去表达他们的担忧、感受和想法。

纵向研究表明，父母离异给孩子带来了焦虑和责任的负担，导致他们自发的、富有想象力的游戏减少，并让这些孩子们过快地成长。游戏治疗对这些孩子们来说是一种尤为有用的治疗方式。它提供了一个寻找快乐和象征性表达的机会，这是符合儿童的兴趣和发展需要的。与此同时，游戏治疗为沟通、发泄、理解和掌控父母离异所带来的情绪和挑战提供了一种不具威胁的媒介。

最近的一项研究(Friedman et al.，1995)表明，由于父母离异带来的压力与寿命缩短存在相关。游戏是压力的解药。当游戏被用作一种治疗性的方式时，它能让孩子回到无忧无虑的童年，而这往往是他们在父母离异时所失去的。

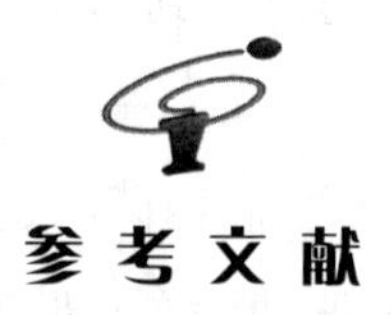

参考文献

Bonkowski，S. E.，Boomhower，S. J.，and Bequette，S. Q. (1985). What you don't know can hurt you：unexpressed fears and feelings of children from divorcing families. *Journal of Divorce* 9：33 - 45.

Brown，L. K.，and Brown，M. (1986). *Dinosaurs Divorce: A Guide for Changing Families*. Boston：Little，Brown.

---

① 《绿野仙踪》的主人公。——译者注

Campbell, T. W. (1992). Psychotherapy with children of divorce: the pitfalls of triangulated relationships. *Psychotherapy* 29: 646 - 652.

Cangelosi, D. M. (1994). *Play as a medium for assessing and treating children from divorced and separated families*. Paper presented at the Ninth Annual Summer Play Therapy Training Institute. Secaucus, NJ, August.

Cebollero, A. M., Cruise, K., and Stollak, G. (1987). The long-term effects of divorce: mothers and children in concurrent support groups. *Journal of Divorce* 10: 219 - 228.

Early, B. P. (1993). The healing magic of myth: allegorical tales and the treatment of children of divorce. *Child and Adolescent Social Work Journal* 10: 97 - 106.

Farmer, S., and Galaris, D. (1993). Support groups for children of divorce. *American Journal of Family Therapy* 21: 40 - 50.

Freud, A. (1965). *Normality and Pathology in Childhood: Assessment of Development*. Madison, CT: International Universities Press.

Friedman, H. S., Tucker, J. S., Schwartz, J. E., et al. (1995). Psychosocial and behavioral predictors of longevity. *American Psychologist* 50: 69 - 78.

Gardner, R. A. (1970). *The Boys and Girls Book about Divorce*. New York: Jason Aronson.

———(1977). *The Parents Book about Divorce*. New York: Jason Aronson.

———(1993). *Psychotherapy with Children*. Northvale, NJ: Jason Aronson.

Gendler, M. (1986). Group puppetry with school-age children: rationale, procedure and therapeutic implications. *The Arts in Psychotherapy* 13: 45 - 52.

Girard, L. W., and Friedman, J. (1987). *At Daddy's on Saturdays*. Morton Grove, IL: Albert Whitman.

Glenn, J. (1992). *Child Analysis and Therapy*. Northvale, NJ: Jason Aronson.

Guidubaldi, J., Cleminshaw, H. K., Perry, J. D., and McLaughlin, C. S. (1983). The impact of parental divorce on children: a report of the nationwide NASP Study. *School Psychology Review* 12: 300 - 323.

Hammond, J. M. (1981). *Group Counseling for Children of Divorce: A Guide for the Elementary School*. Ann Arbor, MI: Cranbrook.

Hess, R. D., and Camara, K. A. (1979). Post-divorce family relationships as mediating factors in the consequences of divorce for children. *Journal of Social Issues* 35: 79 - 96.

Hetherington, E. M., Cox, M., and Cox, R. (1978). The aftermath of divorce. In *Mother/Child, Father/Child Relatinships*, ed. J. H. Stevens and M. Mathews, pp. 149 - 176. Washington DC: National Association for the Education of Young Children.

———(1979). Play and social interaction in children following divorce. *Journal of Social Issues* 35: 26 - 47.

———(1985). Long-term effects of divorce and remarriage on the adjustment of children. *Journal of the American Academy of Child Psychiatry* 24(5): 518 - 530.

Ives, S. B., Fassler, D., and Lash, M. (1992). *The Divorce Workbook: A Guide for Kids and Families*. Burlington, VT: Waterfront.

Kuhli, L. (1993). The use of two houses in play therapy. In *Play Therapy Techniques*, ed. C. E. Schaefer, and D. M. Cangelosi, pp. 63 - 68. Northvale,

NJ: Jason Aronson.

Levenson, R. L., and Herman, J. (1993). Role playing. In *Play Therapy Techniques*, ed. C. E. Schaefer, and D. M. Cangelosi, pp. 225 - 236. Northvale, NJ: Jason Aronson.

McDermott, J. P. (1970). Divorce and its psychiatric sequelae in children. *Archives of General Psychiatry* 23: 421 - 427.

Robinson, H. (1991). Visitation with divorced father provokes reemergence of unresolved family conflicts: case of Charlie, age 10. In *Play Therapy with Children in Crisis*, ed. N. Boyd-Webb, pp. 217 - 236. New York: Guilford.

Schaefer, C. E., ed. (1993). *The Therapeutic Powers of Play*. Northvale, NJ: Jason Aronson.

Schaefer, C., and Kaduson, H., eds. (1994). *The Quotable Play Therapist*. Northvale, NJ: Jason Aronson.

Segal, R. M. (1984). Helping children express grief through symbolic communication. *Social Casework* 65: 590 - 599.

Wallerstein, J. S. (1983). Children of divorce: the psychological tasks of the child. *American Journal of Orthopsychiatry* 53: 230 - 243.

Wallerstein, J. S., and Blakeslee, S. (1989). *Second Chances: Men, Women, and Children a Decade After Divorce*. New York: Ticknor & Fields.

Wallerstein, J. S., and Kelly, J. B. (1972). The effects of parental divorce: experiences of the preschool child. *American Academy of Child Psychiatry* 14: 600 - 616.

——(1976a). The éffects of parental divorce: experiences of the child in early latency. *American Journal of Orthopsychiatry* 46: 47 - 56.

——(1976b). The effects of parental divorce: experiences of the child in later latency. *American Journal of Orthopsychiatry* 46: 256 - 269.

——(1980). *Surviving the Break Up*. New York: Basic Books.

Winnicott, D. W. (1971). *Therapeutic Consultations in Child Psychiatry*. New York: Basic Books.

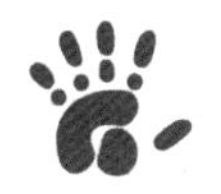

第六章

废墟、混乱和眼泪：帮助自然灾害中年幼的幸存者

珍妮·S. 谢尔比
(Janine S. Shelby)

> 在每个人的生命中，总有一些时刻会在头脑、心灵和精神上留下印记，总有一些时刻会让人超越其所知，去发现一个全新的，无可与之比拟的领域。
>
> 克拉克·莫斯提卡斯(Clark Mustaks)

在昏暗的暮色中，只有这个孩子在那里。树木、房子或宠物无一幸免，这个小女孩目睹了这一切的毁灭。她一动不动地站着，睁大眼睛盯着这片废墟，这曾经是她生活的地方。7岁的她长得很高，在这个不可思议的日子里，她笔直地站在这块已经被夷为平地的地方，显得那样突兀。大地似乎陷入长眠，她惶恐而震惊地站着，喃喃自语地哀悼着她的丧失。

我慢慢地靠近她，不知道如何帮助她适应这个陌生的现实。我跪在她身边，这个女孩麻木得说不出话。“这是世界末日，”她肯定且重复地说着，“这是世界末日。”不久，我们看着太阳从这片满目疮痍的大地上落下，结束了安德鲁飓风袭击她唯一所知的世界的第三天。

古往今来，无数孩子都经历过“世界末日”。面对他日可能遇到的灾难，其他孩子也会无可避免地处在恐惧和震惊之中。很多时候，其他的儿童治疗师也会和我那天一样，看着夕阳，在极度缺乏准备和训练的情况下来帮助这些年幼的幸存者。

自然灾害是生活在动态宇宙中一种代价；它是宇宙中不可避免的一部分。然而，大多数人认为灾难性的事件是反常现象，不会发生在他们身上。这种淡化灾害可能性的倾向如此根深蒂固，以至于当灾害发生时，惯常冷静的信念就被打破了(Janoff-Bulman, 1992)。在面对不安全的、不确定的以及随机发生的破坏时，这种对于安全、可预测性和意义(即坏事的发生是人为导致的)的假设必须得到修正。

当幸存者努力与他们周围的灾难作斗争时，随之而来的可能是巨大的压力。如果不能成功地应对压力，他们将进入一种危机状态，其特征是认知和行为的极度紊乱。如果这段时期得不到有效处理，其影响可能是长期的。

尽管灾害是不可避免的，但大多数临床工作者直到他们在自己的所在地面临灾害时才会对危机干预进行了解。被作为必要人员引入紧急危机干预的治疗师通常只有很少或是全无灾难心理援助背景。灾难发生后，当地的治疗师经常被要求成为“即时专家”。这时就会需要在高危人群(如儿童和老人)方面有专长的治疗师，特别是儿童治疗师，他们被要求来识别并帮助处于危机中的儿童，并向媒体和其他专业人士传递信息。

这一章可以帮助游戏治疗师为未来与灾害中年幼的幸存者合作做好准备。它描述了孩子们如何学会处理自己的痛苦，利用游戏从危机走向自信的过程。我的结论在某种程度上来自第一批儿童灾难研究人员(Pynoos and Eth, 1985)的工作，他们收集了大量的案例证据来指导儿童治疗师。我也非常感谢经历了飓风、地震、火灾和洪水的数百名儿童对我的信任。在接下来的章节中，我将分享我作为灾难心理健康援助的提供者和研究人员的经验，尤其是孩子们教给我的关于他们需要如何被治疗的经验。

历史回顾

自太古之初，自然灾害就不断发生，它留下的物理影响被记录下来，有的甚至在历史文献和艺术作品中变成了神话。自然灾害所造成的物理破坏让人们对大自然的力量产生了敬畏，但其对于心理的损害却一直都受到人们的漠视和否认。心理伤害往往被认为是个人软弱的标志，而不是大自然力量的显现。

虽然创伤后反应已有几百年的文献记载，但是把这些反应作为精神病学的诊断直到最近才得到正式的承认。特林布(Trimble，1985)叙述了在17世纪、18世纪和19世纪的历史记载中描述的和灾难相关的反映。在过去的一个世纪里，通过战时经历和员工赔偿保险的发展(这为关注灾难幸存者的反映提供了经济和法律的动力)，科学界才对这一领域产生了兴趣。

在对创伤后压力的研究中，战争老兵的经历为理论和研究的进步带来了重要的影响。从战争老兵中观察到的症状被作为了1980年的DSM-III中创伤后应激障碍(PTSD)的诊断标准。尽管这标志着对于灾难中幸存者创伤后影响的承认迈出了迟来的第一步，但这一诊断侧重于成年人的体验。该手册忽略了儿童的显著和特殊的症状。

DSM-III-R扩展了DSM-III中PTSD的诊断标准，包括一些在成人PTSD的经验推论下被归于儿童的症状。例如，在成人诊断标准中的"对事件的反复和侵入性的痛苦记忆"，后附加了儿童可能出现的"反复玩与创伤性事件有关的主题游戏"，(American Psychiatric Association，1987，p.424)。然而，许多已知发生在儿童身上的症状仍然没有出现在这个修订版的PTSD诊断标准中，比如依赖性增加，膀胱和肠道控制能力下降，以及对父母抚养孩子的能力失去信心。

DSM-III-R规定，障碍持续的时间必须超过一个月。这一标准使得许多儿童治疗师对那些表现出类似PTSD反应未满一个月的儿童的诊断进行了质疑。对于成年人来说，一个月的时间可能并不长，但一个月的时间在幼儿的生活中却占了很重的比例。一个月对于一个3岁孩子来说，相当于一个36岁成年人生命中的1年，或是一个72岁老人生命中的2年。考虑一下这种荒谬的标准：要求老年人在达到PTSD诊断标准之前的2年里持续表现出创伤相关的症状。然而，PTSD的诊断标准没有为儿童考虑到这种时间上的相对性。因此，年幼的儿童可能无法达到诊断标准，直至他们遭受到在成年人中被认为是慢性的、更严重的创伤后应激障碍的折磨。

DSM-IV在儿童PTSD及相关障碍的诊断上有了进展（表6-1），尽管这些标准仍然低估了儿童独特的体验。它增加了一个新的分类——急性应激障碍（ASD），用以描述在一个月内出现类似PTSD反应的人。PTSD的标准包括了更多儿童患者必然会出现的症状，尽管还是缺失了很多儿童中常见的创伤后反应。

表6-1 DSM-IV中PTSD和ASD的诊断标准概述

PTSD
A. 患者经历了一件被认为具有明显威胁性的事件，且患者的反应包括恐惧、无助、惊恐（儿童表现为紊乱或焦躁）
B. 持续回想创伤事件，表现为记忆（儿童可能出现重复游戏）、梦境（与灾难无特定联系的可怕内容）、再次体验经历事件的感觉（在儿童中表现为重演创伤）、对与事件相关的刺激产生痛苦、对与事件相关的刺激产生生理反应
C. 回避相关的刺激
D. 唤起增加
E. 标准B、C和D的症状持续时间超过一个月
F. 存在明显的痛苦和损伤

续　表

ASD
A. 患者经历了一件被认为具有明显威胁性的事件，且患者的反应包括恐惧、无助、惊恐（儿童表现为紊乱或焦躁）
B. 表现出解离症状，如缺乏情感反应、类似发呆的反应、现实解体、人格解体或记忆缺失
C. 通过记忆、梦境、再次体验经历事件的感觉、对与事件相关的刺激产生痛苦来持续地回想创伤事件
D. 回避相关的刺激
E. 焦虑或唤起增加
F. 存在明显的痛苦和损伤
G. 症状持续至少 2 天，最多不超过创伤事件发生的 4 周之内
H. 并非由药物使用、医疗条件或精神病造成

DSM－IV 中的注释指出了儿童的紊乱和焦躁、对游戏的依赖、可怕却不能识别内容的梦以及重新体验事件的行为（而非认知）倾向。尽管 DSM－IV 中并没有包括许多年幼幸存者的其他典型症状，但其包含的注释为评估儿童创伤后反应提供了一个比之前的版本更有发展敏感性的基础。①

---

① DSM－V 又有了进一步的改进，将 PTSD 和 ASD 归类于单独的创伤及应激相关障碍类目下（DSM－IV 中 PTSD 和 ASD 都是归类于情感障碍中的焦虑障碍类目下）。在成人、青少年和 6 岁以上儿童的 PTSD 诊断标准中的 B 标准的症状 1—3 中均增加了关于 6 岁以上儿童的注解，包括：

1. 创伤性事件反复的、非自愿的和侵入性的痛苦记忆。

注：6 岁以上儿童，可能通过反复玩与创伤性事件有关的主题或某一方面来表达。

2. 反复做内容和/或情感与创伤性事件相关的痛苦的梦。

注：儿童可能做可怕但不能识别内容的梦。

3. 分离性反应（例如，闪回），个体的感觉或举动好像创伤性事件重复出现（这种反应可能连续出现，最极端的表现是对目前的环境完全丧失意识）。

注：儿童可能在游戏中重演特定的创伤。

DSM－V 中还增加了“6 岁及以下儿童的创伤后应激障碍”的描诊断标准：

A. 6 岁及以下儿童，以下述一种（或多种）方式接触于实际的或被威胁的死亡、严重的创伤或性暴力：

1. 直接经历创伤性事件。 （转下页）

PTSD的分类中有许多标准都包含对儿童症状的补充说明，而ASD的分类却没有。因此，假如一个孩子投入到重复的游戏中，这是不符合ASD诊断标准中的对创伤事件的侵入性再体验这一条的。这种对发展差异敏感度的缺乏会导致正遭受ASD折磨的患儿无法得到诊断。

儿童幸存者受到的关注极少，皮特森和他的同事们(Peterson et al.，1991)对此总结道："虽然绝大多数关于PTSD的文章都是关于老兵的，但儿童可能才是PTSD的主要受害者"(p.65)。正如其他作者所提示的(Garmezy，1986；Webb，1991)，成人诊断标准可能并不适

(接上页) 2. 目睹发生在他人身上的创伤性事件，特别是主要的照料者。

3. 知道创伤性事件发生在父母或照料者的身上。

B. 在创伤性事件发生后，存在以下一个(或多个)与创伤性事件有关的侵入性症状：

1. 创伤性事件反复的、非自愿的和侵入性的痛苦记忆。

注：自发的和侵入性的记忆看起来不一定很痛苦，也可以在游戏中重演。

2. 反复做内容和/或情感与创伤性事件相关的痛苦的梦。注：很可能无法确定可怕的内容与创伤性事件相关。

3. 分离性反应(例如，闪回)，儿童的感觉或举动好像创伤性事件重复出现，(这种反应可能连续出现，最极端的表现是对目前的环境完全丧失意识。)此类特定的创伤性事件可能在游戏中重演。

4. 接触于象征或类似创伤性事件某方面的内在或外在线索时，会产生强烈或持久的心理痛苦。

5. 对创伤性事件的线索产生显著的生理反应。

C. 至少存在一个(或更多)代表持续地回避与创伤性事件有关的刺激或与创伤性事件有关的认知和心境方面的负性改变的下列症状，且在创伤性事件发生后开始或加重。

D. 与创伤性事件有关的警觉和反应性的改变，在创伤性事件发生后开始或加重，具有以下2项(或更多)情况：

1. 激惹的行为和愤怒的爆发(在很少或没有挑衅的情况下)，典型表现为对人或物体的言语或身体攻击(包括大发雷霆)。

2. 过度警觉。

3. 过分的惊跳反应。

4. 注意力有问题。

5. 睡眠障碍(例如，难以入睡或难以保持睡眠或休息不充分的睡眠)。

E. 这种障碍的持续时间超过1个月。

F. 这种障碍引起临床上明显的痛苦，或导致与父母、同胞、同伴或其他照料者的关系或学校行为方面的损害。

G. 这种障碍不能归因于某种物质(例如，药物、酒精)的生理效应或其他躯体疾病。

见美国精神医学学会编著：《精神障碍诊断与统计手册(案头参考书)》(第五版)，张道龙等译，北京大学出版社2014年版，第125—129页。——译者注

合儿童。总之，精神疾病诊断领域对儿童在创伤事件的深远（有时是独特）反应的识别是迟钝的。

识别儿童的灾后反应

PTSD的诊断标准在记载儿童的创伤后反应方面是有限的。ASD的诊断则完全忽略了儿童创伤后反应的特有症状。因此，临床工作者对儿童创伤后症状的识别需要超越DSM－IV，这一点很重要。

很多经历灾难的儿童都会出现以下症状。他们可能会表现出退行行为（如黏人、丧失如厕技能、依赖性增加），可能还会发生失眠等睡眠障碍。无关灾难的恐惧和对灾难的恐惧都会增加。例如，许多孩子描述了对电影中反派人物的恐惧，如杀人狂弗莱迪·克鲁格（Freddy Krueger）、怪兽和其他虚构的角色。年幼的孩子可能更害怕与灾难没有明显关联的动物和声响。在安德鲁飓风之后的一项研究中，父母报告说他们孩子对灾难的恐惧和无关灾难的恐惧程度相当（Shelby，1994b）。

危机状态与危机中的儿童

儿童灾难幸存者的资深观察人士指出，有部分儿童会出现PTSD、ASD和其他创伤后症状，而其他儿童则不会。是何种潜在的过程让一些孩子可以迅速恢复，而另一些孩子则会处于危机之中呢？

在每个有机体中，压力是一种恢复平衡状态的适应性机制。然而，长期的压力会对人的生理、心理和身体造成损害。

当一个诱发事件改变了体内平衡时，压力就产生了。如果有人认为这件事是消极的[参见Lazarus和Folkman（1984）关于诱发事件重要性评估的讨论]，那么这个人就会尝试用一种熟悉的应对策略来缓解痛苦的感觉。如果这种应对成功地减少了主观上痛苦的体验，那么就会恢复到他想要的平衡状态。如果没有成功，则会采用另一种策略。当接连不断的尝试都遭遇失败时，紧张的情绪就会增加。如果没有资源或者是资源不能被用于减轻痛苦，人最终就会进入危机状态。因此，危机是压力的一种极端且激烈的变体，其表征是严重的认知和行为障碍。

这种状态非常极端，长期以来它都无法和人类的生存相容。也就是说，没有人能长期处于危机状态。人们普遍认为，耐受危机的时间最多不超过6周，这与林德曼(Lindemann, 1944)的观察结果一致。在最理想的情况下，危机状态可能带来积极的成长——也就是说会超过危机前的功能(Baldwin, 1979)。但这并不是说这种自适应的情况总是会发生。适应不良的应对反应可能会让人处于比危机前更低的有效功能水平。不过，人们认为危机时期对随后的复原是至关重要的。

灾难发生后，儿童和成人都会体验到巨大的丧失感，但是儿童则面临着特殊的问题。范·奥纳姆和默多克(Van Ornum and Mordock, 1983)认为，处于危机状态中的儿童可能实际上会遭受更强烈的痛苦，因为他们的自我意识并不像成年人的那样根深蒂固。儿童的可用应对模式较少，他们所经历的随之而来的混乱可能会变得尤为深刻。(见图6-1)

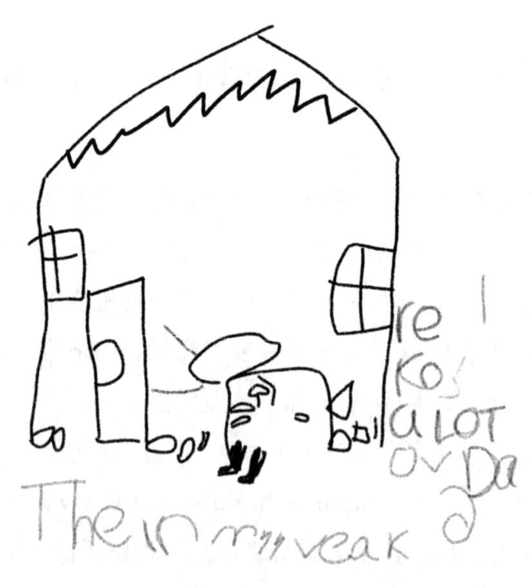

图6-1 地震真的造成了很多损失

矛盾的是，针对儿童的灾难心理健康工作是特别有益的，因为儿童在这段时期内会倾向于发展出超越危机前功能水平的技能。使用于儿童的干预通常包括给他们一些词汇以及解释和构建灾难的策略。干预还包括拓展他们的应对能力，这将使他们在复原的过程中得到积极的成长。

针对儿童的危机干预

传统干预策略

多年来，人们都相信孩子有足够的韧性来承受几乎所有的创伤事件。他们认为儿童对创伤的反应是短暂的，即使在最糟糕的情况下创伤也是最小的。因此，早期的治疗策略都是针对成人的。干预的目的是减轻成年人的痛苦，希望他们能把心理上好的部分传递给子女。

尽管研究持续表明，父母的反应和孩子的痛苦程度之间存在着正相关，但是很明显，孩子也会表现出与父母无关的创伤后反应。这凸显了对儿童进行直接干预的必要性。

核心治疗问题

在安德鲁飓风过后，这个 7 岁小女孩的世界被摧毁了，当我走近她时我在想，在与她相处的这短短的时间里，我可以做些什么。当时我还没有学会接下来我将要叙述的技术，但是智慧的游戏治疗先行者在他们的著作中为我对她的干预提供了指导。这些对儿童干预的关键因素战胜了缠绕着孩子的痛苦境遇。

与处在危机中的孩子“同在”是至关重要的。莫斯提卡斯（Moustakas，1966）描述了他与一个面临死亡的男孩在一起的经历：“我和吉米在一起，作为一个人与另一个人在一起，和他一起面对生命中的危机。我与他的感知同在，与他的感受同在。尽自己最大的可能，去到另一个人的世界中心,我就在那里,奉献我自己,我的所能,和我的力量"(p.11)。受过创伤的孩子需要被一个无畏与他们休戚与共的人面对面地倾听。他们需要有人能接纳他们全部的痛苦。

温尼科特(Winnicott, 1971)强调了游戏作为治疗性工作的重要性:"如果一个病人无法玩游戏,那么治疗师所做的工作就是要把病人从不能游戏的状态带到一个可以游戏的状态"(p.38)。

接下来,我将给出一些用于与年幼的幸存者"游戏"的具体策略。

危机干预游戏治疗

从过去经验的观点来看,对儿童的危机干预并未得到很好的理解(Vernberg and Vogel, 1994)。下面我列举了一些我认为有效的干预策略。我会基于儿童创伤后恢复过程的描述模型来讲述这些干预措施。虽然没有经验性来源,但这个框架为临床工作者评价儿童的康复过程提供了一个评估工具。它也可以在游戏治疗师选择适当的干预策略时提供指导。在谈这些具体的策略之前,我会讨论一些关于游戏治疗、情感宣泄、发泄和掌控的本质性问题。

游戏的价值

从历史上看,用语言来描述创伤事件的价值已经得到了认可(Baldwin, 1979),但是儿童有限的语言能力使得创伤性经历很难被用语言表达出来。

儿童的自然交流方式就是游戏(Axline, 1947; Landreth, 1991; Levy, 1939; Lowenfeld, 1939; Moustakas, 1966; Schaefer, 1993; Winnicott, 1971)。儿童尝试应对的方式也正反映了他们需要的是"玩出来"而不是"说出来"(Axline, 1947; Van Ornum and Mordock, 1983)。不过,游戏不仅仅是一种对表达痛苦有效的方式。埃里克森(Erikson, 1964)认为游戏是一种载体,它让儿童获得对创伤事件的掌控感。

儿童戏剧中灾难主题的反复出现是灾难幸存儿童的一个显著症状。然而,这些主题在儿童游戏中的出现也构成了一种丰富的危机干预策略。

情感宣泄的作用

在对自然灾害幸存儿童的治疗中，主流的治疗观点是，情感的表达或情感宣泄是康复的关键因素。情感宣泄被定义为“在治疗中为了缓解痛苦而唤起和释放强烈的情感（积极的和消极的）”（Schaefer，1993，p.8）。这种情感上的表达被认为是将焦虑保持在可耐受的水平，从而防止发生急性定向障碍的一种方法（Klingman，1987）。

然而，情感宣泄一直是个复杂而具有争议性的概念，许多理论家认为，情感宣泄以情感表达的形式，并不足以完全影响一个人，除非还有某种心理重构。（例如，Blatner，1985；Murray，1985；Nichols and Efran，1985）。一些临床工作者认为，情感宣泄中情感释放的部分应该遵循一定的步骤，在这个阶段中，治疗师来帮助儿童消化这些情感的意义。

发泄的作用

创伤事件的治疗性再体验历来被视为一种规范化的治疗方法。这种再体验或是发泄被定义为“对过去痛苦事件以及相关情绪的重温”（Schaefer，1993，p.8）。人们相信，在有一个支持性的聆听者存在的环境下，对创伤事件的再体验能让痛苦事件失去它原有的影响。

皮努斯和纳德（Pynoons and Nader，1988）提醒说：儿童需要的不仅仅是再体验，在灾难后他们需要找回失去的掌控感。同样，加兰特和福阿（Galante and Foa，1986，p.362）指出，他们研究发现孩子“似乎需要一个机会来掌控地震带来的体验并释放情感”。

很少有研究探讨情感宣泄和发泄是否足以带来改变。但是，一些初步的研究指出，以某方式使幸存者拥有一种个人能力去重新消化创伤事件是很重要的。在安德鲁飓风之后我带领的一个项目中，我比较了两种治疗方法。在一个干预中，治疗师用一本治疗性涂色书和孩子工作，鼓励他们表达对灾难的感受。在第二个干预中，治疗师使用同样的涂色书，但是增加了一项活动（后文叙述），旨在促进孩子对恐惧事件的掌控感。儿童自我报告称，在掌控为导向技术的干预中，他们明显受益更多(Shelby, 1994b)。

游戏干预框架

我接下来提出的描述性模型基于一个前提——游戏是儿童首选的治疗方法。我建议的干预措施借鉴了情感宣泄和发泄的治疗原则,尽管我也强调儿童需要掌控他们的恐惧。

这个描述性框架是从儿童心理问题的救灾工作日志和我的干预策略(Shelby, 1994a)中得出的。在个体和团体干预中,孩子们似乎都出现了类似的问题。渐渐地,我意识到这些阶段几乎是以一种可以预测的模式在发生(表 6-2)。

表 6-2 儿童适应自然灾害的七条原则

1. 身心安全
2. 情感宣泄、发泄与赋权①
3. 减少曲解
4. 恢复成年人的力量
5. 哀悼与仪式主义
6. 重拾希望,将这场灾难置于更大的背景之下
7. 结束

这种模式或多或少是按次序发生的,并且在第二、三、四阶段中有相当一部分的重叠。我将在下面的部分描述这些阶段。

身心安全(Safety and Security)。灾难发生后,孩子们最担心的就是人身的安全和心理的安全。他们需要重建自己的、对父母的和对世界的安全感。父母可能需要为孩子提供帮助,去满足他们的生理需求和情感需求。

在第一阶段,治疗的重点是给他们安抚和资讯。治疗师应该帮助

① 赋权:概念来自人力资源理论,原指让下属获得决策权和行动权。它意味着被赋权的人有很大程度的自主性和独立性。——译者注

孩子制订一个安全计划。首先，让孩子在受到与灾难有关的刺激威胁时选择积极的自我保护措施（例如，“当我感到余震时躲到大厅的桌子下面”或是“当洪水逼得太近时躲到较高的地方”）。其次，孩子们制订一个如何获得他人帮助的计划，如父母、老师或红十字会工作人员。应该允许孩子选择他们想要求助的对象，因为有些孩子对父母帮助他们的能力已经失去了信心。

在一个有着良性结构的危机干预计划中，儿童通过灾难演习去演练他们的安全计划，然后再与干预人员在一起讨论，确保他们现在知道该去做什么。这种干预策略与其他学者提出的策略是类似的：皮努斯和乙斯（Pynoos and Eth，1986）建议治疗师关注孩子内在的行动计划——关于怎样做才能补救这种情况的期望——而阿亚隆（Ayalon，1983）的重点更具体，他建议为将来会遇到的危险策划替代方案。

在避难所里为孩子们指定一个游戏的地方。游戏区域给孩子们提供了一个治疗和发展的敏感性情境，让他们有机会去表达自己的情感。对父母来说，游戏空间提供了一个从照顾孩子的责任中得以喘息的机会，也给父母教育创建了一个中心站点，让他们了解孩子在灾后的需求。

对于处在危机中的孩子来说，太多的混乱扑面而来。要鼓励孩子在一个受保护的空间里去表达他们内心世界的混乱，例如沙盘或房间的指定区域。告诉他们游戏空间是一个安全的地方，一切都有规则可循。对儿童来说，游戏区域和教室就是世界其他地方的缩影——可控、有序、舒适与安全，这是很重要的。

父母在安排灾后生活时可能需要得到教育、支持和指导。我们也需要鼓励父母为他们的孩子提供适当的安全保障（例如，鼓励父母说他们将尽一切可能保证孩子的安全）。

情感宣泄、发泄和掌控（Catharsis，Abreaction，and Mastery）。当孩子们不再那么关注他们的安全问题时，就可以开始处理他们的创伤了。这一阶段的目标是促进儿童表达他们的经历，包括重现，并培养克服恐惧事件的能力。后一阶段的目标是获得一种掌控感，无论从过去的经验还是一些业内的说法来看，这对后期的恢复都是至关重要的。(Benedek，1985；Frederick，1985；Shelby，1994b；Shelby and Tredinnick，1995)。

我在本节中提出的大量策略基于两点原因。首先，我相信大部分的治疗工作都发生在这个阶段。通过表达、再体验和再现创伤性事件，以及发展他们对恐惧的掌控感，孩子们基本的自主性得以恢复。其次，其他学者的干预策略也十分关注这些问题，这表明许多临床工作者也认为这个阶段对随后的康复至关重要。

复述的原理(Fundamentals of retelling)。年幼的幸存者需要在他们的"灾难故事"中涵盖与灾难相关的细节。然而，许多临床工作者也不知道如何去向孩子们询问他们的经历。全面细致的访谈——无论是通过游戏还是更多语言的方式——都有助于孩子在回忆和定义灾难时表达自己的感受。孩子对灾难的主观体验是由他对关于"谁?""什么?""在哪里?""怎么样?""何时?"和"为什么?"这些问题的答案所组成的。在下一节中，我将会提供一些建议，帮助治疗师了解儿童经历灾难的主观感受。

灾难发生时谁在场？有没有人在灾难发生后离开(父母有时会把孩子留给亲友照看，这样以便他们集中精力去进行一些灾后损失的修复)？

从孩子的角度来看，发生了什么损失呢？孩子在灾难中有什么感官体验(视觉、听觉、嗅觉、味觉、触觉)？在刚认识到灾难发生后接踵而至的是什么？包括"你什么时候第一次知道会有一场飓风到来?"或者"是什么时候感觉到的地震?"通过对孩子现状的访谈，了解所有的事情。

临床工作者通常会客观地认识灾难的发生。然而，儿童会将灾难和与之同一时间发生的事情(例如，如果地震发生在午睡时间，孩子可能会将睡眠与灾难联系起来)关联在一起[也可见 Terr(1991)关于预兆的讨论]。

灾难发生时，孩子具体在什么地方？孩子认为灾难是在哪里发生的（例如，是局部地区的还是大范围的）？

这场灾难是如何发生的？为什么会发生？探究孩子的归因方式和因果迷思。

通常情况下，孩子们会在最痛苦的时候结束他们的故事（例如，“接着我的妈妈尖叫着，墙倒塌了。结束了。”）。让他们继续说下去，直至讲到当前的事件为止。

情感宣泄和发泄的实现（Implementing catharsis and abreaction）。尽管有一些孩子会诉说自己的经历，但大部分的孩子都不愿意去用语言去描述他们的灾难故事。以下策略可以用来帮助孩子完成复述的工作：

● 一个有家庭成员的玩具屋可以帮助孩子呈现灾难的经历。

● 手偶可以帮助孩子们重现灾难并表达他们的感受。

● 治疗性涂色书可以鼓励孩子们表达他们的体验。通常这些书会提供有关灾难的信息，并为孩子提供机会来描绘他们自己的经历和感受。

● 自由绘画提供了一种简单的情感宣泄方式。皮努斯和乙斯（Pynoos and Eth，1986）指出，当创伤事件发生后立即介入干预，儿童必然会在绘画中将其表现出来。

● 对着儿童录音机的麦克风讲话会吸引很多学龄期的孩子，将此作为描述自己经历的方式。

● 播放与灾难有关的影片可以鼓励孩子们用语言或是绘画来表达他们的灾难故事（Galante and Foa，1986）。阅读其他儿童描述灾后应对经验的故事或者播放他们的录音也可以促进孩子对自己灾难故事的表达（Galante and Foa，1986）。不过，使用这种干预时应该谨慎，因为有些孩子可能会因为在电影中看到灾难或听到其他儿童的创伤后而感到更加痛苦。

掌控感的实现（Implementing mastery）。在经历创伤事件后，我相信孩子们需要对恐惧的刺激有一种掌控感。然而，有人可能会提出反对的观点，即要培养出一种对恐惧事件的赋权感是不现实的。无论如何，与发展方面的文献(Bjorkland and Green, 1992)相一致，我认为儿童很自然会高估自己的能力和对世界的掌控感。让儿童回复到灾前的功能水平，从某种程度来说意味着帮助他们恢复对自己能力的过高估计。有几种技术是可以用来恢复儿童的赋权感的。

在皮努斯和乙斯(Pynoos and Eth, 1986)对儿童的90分钟创伤后访谈中，鼓励孩子绘画，并讲述他们画的故事。临床工作者指出，在他们的画中或是他们的描述中，都不可避免地会提到创伤事件。接着，治疗师会要求孩子描述创伤经历的核心部分(包括主要的暴力行为，孩子所有的感官体验和最糟糕的时刻)。

在这段以表达为基础的访谈之后，皮努斯和乙斯使用了以惩罚和报复为主题的部分。他们认为在这个阶段鼓励孩子们充分表达"复仇幻想"是干预的一个关键性因素。将此技术运用于灾难幸存者，孩子可能会被问到："你希望看到地震(风暴、龙卷风)怎么样?"在孩子们描述了他们的幻想之后，皮努斯和乙斯建议可以告诉孩子：那时你什么都做不了，但是现在你可以做些什么让自己感觉好一些。借此让他们回到现实中来。

其他实施复仇幻想的方法可以用来帮助孩子重新获得掌控感。我所说的"经验掌控技术"(EMT)就是这样的一种方法。孩子们画下灾难的图画，然后说出灾难对他们和他们的家做了什么。干预者可以这样启发沉默寡言的孩子："嘿！你这个飓风，我不喜欢你！因为你给我的朋友带来了烦恼！我们不喜欢你，因为你……"(治疗师停顿，等待孩子给出答案)。孩子们可能会对这幅画或治疗师做出回应，然后治疗师再站在孩子的立场对这幅画说话。孩子们在这样的指导下，说出任何他们想说的话，做任何他们想做的事情(例如，在上面乱涂乱画，撕碎它，或者扔掉它)。

安德鲁飓风过后的第八天，一个3岁的古巴裔美国男孩被她的母亲带到一个救灾中心进行干预。她报告说，自从暴风雨那天起，这个男孩就一直提心吊胆而且很黏人。干预者让他画一幅飓风的图画，然后对着它说了好几遍“usted es muy malo”（西班牙语：你很坏）。接着干预者又对他说，他现在可以对它做任何他想做的事情。他笑了，迅速把图画揉成一团，跑到大楼那边把它扔了。他这样反复练习了好几次，效果一次比一次好。最后，他露出灿烂的笑容宣布他完成了。他的母亲觉得发生了奇迹，她说这是灾难发生以来他第一次笑，也是第一次离开她身边。

在北岭地震后，同样的练习重复使用在一个6岁女孩的身上。这个孩子仔细地在画中记录了地震使她家里遭受的大部分破坏。当干预者鼓励她对地震做任何她想做的事情时，她要了一个信封，小心翼翼地把画折好，封上信封，然后“以防万一”又用胶带封了起来。“现在，我可以决定那可怕的地震是否会从那里出来，”她宣布，“我要把它放在我房间里的一个箱子里，这样它就永远不会出来了。”

1994年的北岭地震后，红十字会心理工作者劳拉·奥伦斯坦（Laura Orenstein）开发了另一种体验式技术。它被称为“余震之舞”，它提供了一种象征性的方法来减少孩子们对反复发生的余震的厌恶，并加深了他们的赋权意识。孩子们手拉手围成一个圆圈，当治疗师喊“余震”时，治疗师和孩子们一起扭动、跳舞，直到治疗师说“停。结束了。”孩子们在听到“停”这个字后立即“冻结”。每个孩子依次发出指令，其他孩子以舞蹈或冻结的方式进行回应。在此活动之后，再一起对余震进行更现实化的讨论，以及对适当的安全预防措施进行回顾。

大纸箱为儿童发泄和掌控他们的创伤提供了一种寓意丰富的介质（Shelby, 1994）。这些箱子用来代表灾难中的那些建筑物（例如，房屋或者学校）。让孩子们把箱子压扁成二维的状态，把它们排成一排当做街道。

再现的过程如下：孩子们假装在进行灾难前的活动（例如，睡觉或上学）；模拟灾难（例如，把箱子砸在地上重演地震，或者绕圈模拟龙卷风的运动）；接着让他们扑倒在箱子上代表受损的建筑。当孩子们躺在地上时，治疗师问是否有人知道孩子们可以做什么来重建这个社区。孩子们总会大喊："让我们站起来打开箱子！"和"再重建一次吧！"治疗师为孩子们欢呼，然后问他们："所以你们是在告诉我，你们相信自己可以重建家园对吗？"孩子们大声肯定。为了再次强调，治疗师可以在孩子们满怀期待之时用欢呼和提问来建立兴奋感："谁能来重建社区？"最后，让孩子们打开箱子，重建他们的社区。带着坚定的决心和赋权感，孩子们用颜料、蜡笔或记号笔来装饰他们的"新房子"。

这种"箱子疗法"的变体可以应用于因灾难而需要搬迁的儿童。带领孩子们在胜利的游行中穿过避难所、教室或办公室，来到一个"新社区"，在那里，孩子们用颜料、闪光的小饰物、贴纸和彩带来装饰他们的箱子。当来到了一个新的地方，和孩子们强调所有地方都能让人有家的感觉，那样漂亮的装饰让人感觉这是一个很棒的家。

三周前，北加利福尼亚河淹没了加州帕加罗附近的房屋，一位年幼的幸存者在美国红十字会的避难所里惊恐地等待着。她的父母报告说，她拒绝重返被洪水冲毁的家园，她的食欲明显下降，总是看上去无精打采。

在避难所的一次集体干预中，4 岁的安吉莉卡不情愿地接过了一个箱子，她小心地看着其他孩子把他们的箱子排成一排。当干预者讲述大雨如何使河水上涨，孩子们如何感到害怕时，她点了点头。为了模拟水的流动，干预者们在孩子们和他们的箱子上绕了一卷蓝色的纱线，接着干预者们用深色的毛毡代表困住他们的泥浆，扔向孩子们和他们的"房子"。当孩子们完全缠在纱线里，泥浆也散布在他们彼此的身上后，我们叫停了活动，"看看这一团糟，"干预者惊呼："有谁知道我们能做些什么来让事情变得更好吗？""把它打扫干净，"一个女孩说。"给联邦应急管理局（Federal Emergency Management Agency，FEMA）打电话，"另一个年长一些的男孩说。"我会帮我兄弟修理我们的房子，"一个对同胞有保护欲的孩子喊道。对安吉莉卡来说，要想让她为被破坏的世界找到一个解决方法并不容易，她断然宣布，“我们无能为力。我再也不回家了。”

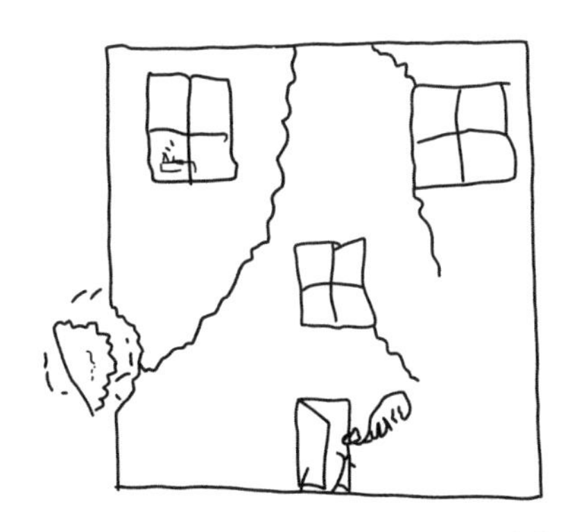

图 6-2 我们会恢复如初

其他孩子开始把自己松开，并把残骸推成一堆。他们自发组织起来一起干活。安吉莉卡一动不动地看着他们。当干预者要求他们给房子上色并且打开它们时，安吉莉卡没有像其他人一样爬进箱子里。但是，她开始用鲜艳的颜色涂画她的箱子。孩子们一个接一个自豪地宣布他们的房子已经准备好了。安吉莉卡还在有条不紊地画。大一点的孩子们带着他们的箱子开始胜利游行，他们走进有家人在避难的体育馆。安吉莉卡还在继续。我和其他干预者没有打扰她，因为我们可以从她细致的绘画中看出她所有的疑虑和恐惧有多强烈。在那一刻，她的世界里，唯一最重要的任务就是用她的纸箱创造一个适合居住的“房子”。

最后，她站了起来，尽管她还在继续检查她的房子。然后，她小心翼翼地环顾房间，寻找想象中大雨和泥浆的残迹。“都没了？”她问。“除了那一小块，什么都没了。”我指着她“房子”边上的一小条毛毯回答。我希望她能接受这个机会，和同伴们一样“清理社区”。“哦，那个，”她说，“那没什么。”她立刻跑过去拿起毛毯扔进了垃圾桶，爬进了自己的房子，然后开始游行回到她的家人那里。在她离开时她唱着“回到墨西哥的路很长”，这是玩捉迷藏时孩子们对找寻者反复唱的歌。这是一种只有无所畏惧的孩子才敢唱出的圣歌。

第二天，安吉莉卡拖着她的箱子回到了她真正的家。安吉莉卡的父母报告说，她顺利地进了屋子，“帮忙打扫了一整天。”

我们可以让大一点的孩子有机会通过诗歌和散文来表达和掌控他们的创伤体验。

媒体可以给一些年龄较大的孩子提供机会，去培养一种像专家一样的自我感觉，借此让他们来掌控自己的创伤。这种干预形式并不适合所有的儿童，应谨慎考虑。然而，对于一些孩子来说，这种干预可能是有显著益处的。有机会通过书报或电视与他们这一群体分享自己的经历，是一种很有力的情感宣泄方式。当看到自己、自己的艺术作品或诗歌出现在报纸或电视上，许多孩子就会为自己新找到的“专家”角色而感到自豪，他们现在知道如何在灾难中生存。他们认识到自己的语言和想象是强有力且重要的，这与许多创伤幸存者中普遍存在的无助和无价值的自我认知形成了鲜明的对比。他们认为媒体对他们的关注是对自己特殊地位的认可。

减少曲解(Reducing Distortion)。刚刚描述的这个阶段试图用一种对恐惧刺激的掌控感来武装孩子。恢复了赋权感之后，孩子可以聚焦于第三阶段提供的矫正性信息，其目的是改变他们的错误信念。

孩子们对灾难有很多误解。听到的一些大人的谈话和新闻节目会让孩子形成他们自己的关于灾难的因果迷思。与为成人提出的汇报模型(参考 Mitchell 和 Everly，1994)相反，我发现青春期前的儿童在处理他们的想法之前，倾向于通过情绪的疏泄来做出最好的反应。这一观点与发展方面的文献相一致，这些文献表明，儿童是由基于情感的行为逐渐成熟发展为更多基于认知的反应风格的。当干预措施第一次帮助他们**感觉**(feeling)更好，而不是以不同的方式去**思考**(thinking)时，孩子们能够最彻底地吸纳信息并表达他们对灾难的想法。感受的转变发生在赋权阶段。想法的转变发生在后面的恢复过程。

实施原则。这里有一份活动列表。从这些活动中，孩子们可以学到关于灾难的知识，既能教育他们，又能纠正他们的错误观念。

● 建造一个地球的模型，展示自然灾害的地质过程。反复且明确地声明，自然灾害并不是人为的。

● 为了减少孩子们认为灾难无处不在的感觉，可以给孩子们展示一张大的地图或地球仪。向他们指出受影响的区域，但让他们注意到所有其他没有受灾的区域。然后，询问孩子的父母和祖父母的居住地。在他们回答这些问题后，让他们给地图或是地球仪上的这些区域涂上颜色。这能让孩子知道，灾难不会影响整个国家或是整个世界。

● 邀请气象学专家来参加儿童团体，提供指导并回答有关灾害的问题。

● 当孩子们得到真实信息后，他们可以写信或为其他可能经历类似灾难的孩子准备一本手册。把这些书和信件送到其他教室，或者把他们收藏起来，以便在将来发生灾难时可以送到另一个团体。教师、家长或治疗师可以通过孩子们的描述来评估他们对事件的理解和曲解程度。有些孩子可能需要一些额外的信息来减少他们的因果迷思和曲解。

恢复成年人的力量(Restoring Power to Adults)。对大多数孩子来说，摆脱危机状态需要重新树立对父母的信心，相信父母有照顾他们的能力和管理世界的能力。安德鲁飓风过后，我观察到：

> 在最初经历暴风雨的压力后，许多孩子发现他们的父母无法像以前那样自动就给他们提供生活必需品。很多孩子看到他们的父母尖叫、哭泣和失控，这是以前从未有过的体验。由于暴风雨的发生，有些孩子被迫扮演像父母一样的角色。例如，当父母被惊呆时，孩子们有时会抓住墙和门去抵挡大风的力量。过去孩子们可以在父母那里得到保护，而现在他们对父母控制世事的能力失去

了信心，这让孩子们感受到，面对残酷和危险的生活，自己是如此脆弱。(Shelby and Tredinnick, 1995, pp.393 - 394)

实施原则。以下是一个增强儿童对成年人信心的策略清单。

● 举行一个非正式的“家长答谢”仪式。向孩子们解释父母为这个家庭做了哪些事(例如，回家清理房间，或申请政府援助)。让孩子为父母颁发证书，感谢他们在灾后所做的一切。

● 让孩子们给他们父母的照片涂色，然后向团体成员或治疗师描述他们的父母。根据这些讨论，请每个孩子讲述他或她的父母在地震期间或地震后所提供的帮助。(注意不要说父母在灾难中成功地保护了孩子们的安全，因为有孩子在灾难中受伤或被父母遗弃了。)

● 为了强化对成年人重建工作的认识，邀请参与社区救援工作的成年人谈谈他们的作用。也邀请消防局及警察局的代表、建筑工人、红十字会工作人员、建筑检查人员以及所有愿意回答孩子们问题的人，来告诉孩子们重建工作正在进行中。

● 当孩子们假装重建他们被破坏的社区时，帮助孩子们扮演成年人的角色。提供适当的玩具工具、制服和材料来鼓励孩子进行角色扮演。一定要准备好模拟电话或是玩具对讲机，让孩子们可以解决问题，并且互相通话来完成必要的灾后重建任务。

这项活动不仅仅是增强孩子们的掌控感。他们通过对同龄人的信赖，形成了一种强烈的团队意识。

● 让孩子们扮演父母的角色，教孩子在此类灾难中幸存下来(Galante and Foa, 1986)。

在更广的层面上，父母的责任感和赋权意识可能也需要加强。在这里，我将针对父母在避难所和学校环境中的灾后需求给出干预措施。

避难所(Shelters)。尤其是在避难所的环境中，父母几乎没有责任和决策的权力，向父母提供一切可能的机会，让他们重新为自己的子女负责，这是很重要的。以下建议在这些情况下可能会有帮助：

Good Things Will come from Bad When People Work Together
I love You Mom

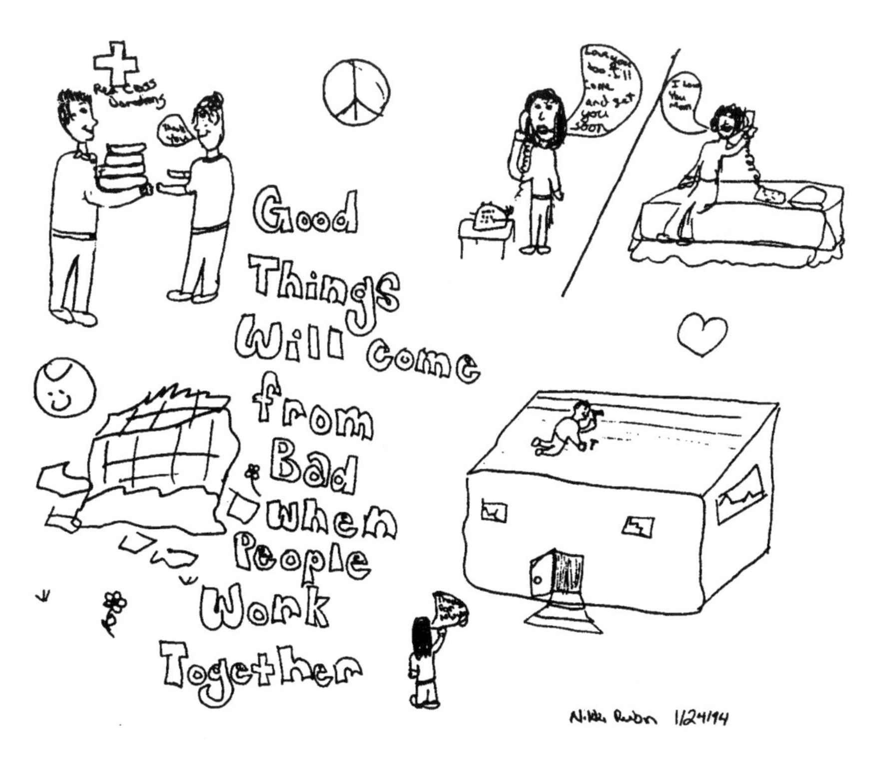

图 6－3　当人们齐心协力时坏事就会变好事

● 在用餐时间关闭避难所的游戏区域。让父母独立负责为孩子领取所有的食物和零食(而不是让工作人员拿食物给孩子)。使孩子们把父母视作食物的提供者。

● 把多余的玩具捐给父母，而不是分发给孩子。父母可以为孩子挑选，然后把玩具当成礼物送给孩子。

● 在每天最后游戏区关闭时，邀请家长到游戏区挑选一本书或一个玩具，和孩子共享入睡时光。

● 计划一些家庭活动，例如野餐、童子军合唱、电影和其他娱乐活动。把这些活动告诉父母，让他们给孩子带来惊喜。

学校(Schools)。灾难发生后，许多父母可能会对自己或孩子的创伤后症状产生疑问。以学校为基础的推广计划为传播信息和平息谣言提供了一个有效的论坛。以下建议在这些情况下可能会有帮助：

● 指定并培训一名专业人士为家长提供灾后调整方面的咨询。许多父母只需要听到他们观察到的反应是正常的，这些反应可能会随着时间的推移而减少。

● 向每位家长发送描述常见症状的信息，针对持续问题提供转诊资源和咨询的联系信息。

● 计划一次学校会议，把孩子们和成人分开，让父母有机会互相倾诉他们的担忧。为家长提供咨询和教育资料。同时可以为儿童安排一个治疗团体。

哀悼和仪式主义（Mourning and Ritualism）。当大多数社区处在灾难重建的盛兴活动中时，人们很容易忽视哀悼的必要性。在几次自然灾害后，与我一起工作的孩子们教会了我，他们需要处理他们的丧失，尤其是他们死亡或是失踪的宠物、他们的毛绒玩具或是布娃娃。在孩子们获得安全感、掌控感、理解，并恢复了对成年人的信心后，就准备要去处理他们的哀伤了。

实施原则。这些策略可以增强哀悼的治疗过程：

● 为宠物或毛绒动物举行纪念活动。让孩子们把图画或纪念品带到避难所的游戏区或是教室的一个特殊区域。让孩子们说出宠物或毛绒动物的名字，并描述它曾是一个多么好的伙伴。

● 一位牧师可能会主动为他们举行一场简短的不分教派的悼念活动，来了解这些特殊朋友们的重要性。

● 鼓励孩子制作一本关于他们的宠物或毛绒动物的特别的书或拼贴画。告诉他们，这是可以让他们一直保存着的，这样他们就可以永远记住这些动物对他们来讲有多特别。

重拾希望，并将灾难置于更广阔的背景下（Returning Hope and Putting the Disaster in a Broader Context）。到这个阶段，孩子们已经花了大量的时间来关注灾难。帮助他们正确看待灾难是很重要的。也就是说，他们需要认识到，灾难是生活事件之一，而不是让灾难遮盖住了他们之前生活中的一切。以下干预措施有助于实现这一目标：

● 让孩子们绘制"生活图书"。这些书里包括孩子们画的各种各样的个人"肖像"，比如他们自己小时候的照片，他们家人的一幅画，以及他们最爱的玩具的图画。他们可以列出他们的朋友，并完成关于他们最喜欢的电视节目、游戏、食物、假期或郊游的调查问卷。孩子们可以在一张纸上画出灾难发生前后的自己。对于参与治疗团体的儿童，也可以用一张纸来描绘团体、教室或者避难所里的生活，并留出空间让孩子们收集彼此、老师或工作人员的签名。

● 乔伊纳(Joyner, 1991)提出了一种认知游戏技巧，对年龄较大的儿童和青少年很有帮助。向孩子解释，有时候在灾难过后，所有的压力都像录音机一样，播出关于我们是什么样的坏消息。帮助孩子制作新的"好磁带"，要求孩子自己说出自己的 4 种特殊品质。然后，让孩子"想象在我们的脑袋里有一个录音机……在播放这四条信息"，每天重复几次。

● 进行意象引导。这些体验旨在帮助孩子们运用他们想象积极结果的能力，来缓冲他们在被灾难破坏的社区中所遭受的不可避免的困难。

我建议的意象引导如下：让孩子们想象当"我们的世界再次焕然一新的时候"，事情会变得怎样？孩子们可以想象新的或是重建的房间、家以及街道和社区会是什么样子。对于学龄期儿童，我们继续将意象的焦点转向内在。

孩子们可能想要在想象的过程中闭上眼睛。我让他们去感受空气进出他们身体。让他们注意自己呼吸的方式，当他们吸气时空气是凉的，当呼气时空气是热的。"现在，"我说，"想象一下，你的内心有一盏小灯——虽然很小，但它非常有力量。起初，你的灯光很微弱，你只能勉强看到你新建的房子。接着，你的灯光变强了，越来越强，直到你可以看见你的新房子，你的街道和你的社区。所有的一切都是坚固的，全新的。你可以看见任何你想看见的东西。整个世界万象更新。(当孩子们想象他们的世界时停顿一下。)这盏灯是你的一部分，你如此渴望美好的世界再次回来。当有一天，一切都面目一新时，这是多么让人兴奋。没有什么能带走属于你的这盏灯。这盏特别的灯就是你的，你随时都可以去使用它，去想象世界再次焕然如新。"

对于学龄前儿童，一种“神奇魔杖”游戏有助于实现类似的目标。干预者说这根魔杖会帮助孩子们想象整个世界都焕然一新了。孩子们一个接一个地拿着魔杖，说一句咒语，然后想象着所有的东西都重建好之后，整个世界——他们的家、他们的房间、他们的玩具会变成什么样。每个孩子描述出或者画出想象的东西，然后把魔杖交给下一个孩子。

结束(Termination)。灾害带来的影响可能会使一些孩子对被遗弃和丧失的感觉极度敏感。许多处于危机之中的孩子与他们的治疗师之间建立起了连接。在他们对灾难刻骨铭心的记忆中，治疗师也成为其中的一部分，这作为一种力量和希望的融合，对于孩子的疗愈是必不可少的。因此，为孩子们的灾后心理辅导工作提供一个收尾是至关重要的。

如果孩子们已经解决了前几个阶段所描述的与灾难相关的问题，他们的应对能力会大大提升。对许多孩子来说，这意味着他们已经成功地解决了危机。这并不是说所有的创伤后反应完全消失；一些孩子会继续表现出轻微或者中度的压力反应。但是对大多数儿童来说，他们的总体功能是接近或超过灾前功能水平的。对于需要心理治疗转诊的孩子，这些干预措施有助于促进儿童参与并且可以受益于未来心理治疗的能力。不过，结束总是困难的。

实施原则。以下是一些结束活动的建议：

● 有些孩子需要治疗区域或是教室，以及干预者(或是老师)具象的代表。给孩子们一张拍立得照片或一个治疗游戏区的毛绒玩具，帮助他们保留早先接受治疗时感受到的安全感和赋权感。

● 再次肯定孩子们的力量。皮努斯和乙斯(Pynoos and Eth，1986)指出，让这些年幼的幸存者知道他们是很勇敢的，这一点很重要。他们还建议临床工作者郑重地感谢孩子愿意与治疗师分享他或是她的经历。

● 在一些灾后的环境中种花或是种树也许不太可能，但这是一种很有力的方式，去纪念整个灾难经历和成长的感觉。给每个孩子一个塑料杯或纸杯，让孩子们用颜料或记号笔做上自己的标记。然后在每只杯子里装入一半未施肥的土壤。告诉孩子们，在灾难之前，他们就像普通的泥土，但是现在他们就像是可以帮助万物生长的肥沃土壤。接下来，给孩子们的杯子里添加肥料，同时让每个孩子想想他现在是如何变得更强壮的。最后，让每个孩子把杯子里的东西倒在新种植的树或花的周围。正式地告诉每个孩子“你可以帮助所有的生物变得强壮和美丽。”孩子们可以留下杯子，提醒他们自己拥有创造“新生活”的能力。

● 围坐一圈，让孩子们互相注视来记住彼此。孩子们可能会选择手牵手。让孩子们闭上眼睛，看看他们是否可以想象出他们的朋友和咨询师/老师。在每个孩子给出肯定的回应后说：“只要你们闭上眼睛，还能看到我和你的朋友，我们就会一直在你的心里。”

● 孩子们在图画纸上勾勒出他们手的轮廓，然后在同一张纸上描摹出朋友或者治疗师的手。这些图画是在治疗过程中安全、成长与整合完成的具体表征。很多孩子把这些回忆记录和他们最宝贵的东西珍藏在了一起。

最后的考虑

在本章中，我为年幼的灾难幸存者提供了聚焦于灾难的干预措施。然而，对一些孩子来说，在这个遍布恐怖的世界里，自然灾害是创伤最小的经历。

住在亲戚家临时安排的居所或是在避难所可能意味着其他人会非常密切地观察到亲子互动。在某些情况下，虐待儿童或忽视儿童的问题就可能会浮出水面。危机干预者必须优先为儿童的权益服务，按照规定报告儿童虐待事件。对有些孩子来说，最重要的灾后危机干预包括报告正在发生的虐待行为。

在其他情况下，孩子们痛苦的根源可能与灾难有关，但会和预期的方式不一样。例如,一些孩子会因为搬家要失去朋友或者因为父母的情绪反应而深感不安。治疗师必须关注每一个孩子的独特经历,并为他们量身定制干预方法以满足孩子的最大需求。也就是说,干预策略应该以儿童为中心,而不是灾难为中心。

结　论

一场自然灾害带来的回忆是许多人生命中最可怕的时刻之一。这种突如其来的破坏会影响幸存者的安全感、幸福感和“永生”的感觉。灾难的力量让幸存者意识到自己有多无力。特别是对那些没有稳定应对模式的孩子来说,灾难的影响可能是尤为深刻的。

相对于生理上的巨大损害而言,自然灾害对儿童造成的心理体验是很难想象的,他们可能是最脆弱的幸存者,但他们大多都被忽视了。在儿童创伤后反应的理论、诊断和治疗中一直存在这一问题。

作为灾害中最主要的,最不易被诊断的,也是最少有人会去研究治疗效果的受害者,儿童在所有需要对创伤后问题进行治疗的人群中处于最弱势的位置。不过,我也目睹了对年幼的幸存者及其父母的早期干预在随后的康复中所发挥的关键作用。

灾难留下的胆战心惊与灾前的幸福感受、恐惧与敬畏、无力与自立形成巨大的鸿沟,身陷危机中的儿童迷失于其中。正是游戏治疗,让那些无法忘却的事件和可以记起或发展的修复性自我得以联结的。

当我和安德鲁飓风中7岁的幸存者在一起的日子接近尾声的时候,她给我写了一封告别信。在信里,她简单描述了她和我的心理治疗中的体验。我经常用她的话来指引我作为一个干预者的角色,并且去评估其他幸存者的治疗进展。她潦草地写着几个歪歪扭扭的字母,上面写着的是“你 关爱,你 希望,我 强大,我 活下来。”[You the care. You the hope. I is the strong. I servive (survive)]

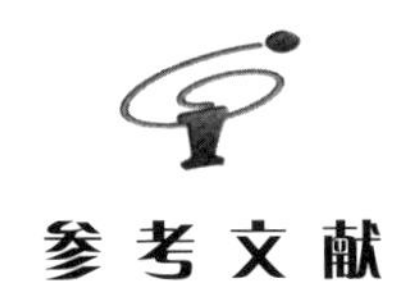

参考文献

American Psychiatric Association. (1980). *Diagnostic and Statistical Manual of Mental Disorders*, 3rd ed. Washington, DC: APA.

———(1987). *Diagnostic and Statistical Manual of Mental Disorders*, 3rd ed., rev. Washington, DC: APA.

———(1994). *Diagnostic and Statistical Manual of Mental Disorders*, 4th ed. Washington, DC: APA.

Axline, V. M. (1947). *Play Therapy: The Inner Dynamics of Childhood*. Boston: Houghton Mifflin.

Ayalon, O. (1983). Coping with terrorism. In *Stress Reduction and Prevention*, ed. D. Meichenbaum, and M. Jaremko, pp. 407 - 429. New York: Plenum.

Baldwin, B. A. (1979). Crisis intervention: an overview of theory and practice. *Counseling Psychologist* 8: 43 - 52.

Benedek, E. P. (1985). Children and psychic trauma: a brief review of contemporary thinking. In *Post-Traumatic Stress Disorder in Children*, ed. S. Eth, and R. S. Pynoos, pp. 1 - 16. Washington, DC: American Psychiatric Press.

Bjorkland, D. F., and Green, B. L. (1992). The adaptive nature of cognitive immaturity. *American Psychologist* 47: 46 - 54.

Blatner, A. (1985). The dynamics of catharsis. *Journal of Group Psychotherapy, Psychodrama, and Sociometry* 37: 157 - 166.

Erikson, E. (1964). Toys and reasons. In *Child Psychotherapy*, ed. M. R. Haworth, pp. 3 - 11. New York: Basic Books.

Frederick, C. J. (1985). Children traumatized by catastrophic situations. In *Post-Traumatic Stress Disorder in Children*, ed. S. Eth, and R. S. Pynoos, pp. 73 - 99. Washington, DC: American Psychiatric Press.

Galante, R., and Foa, D. (1986). An epidemiological study of psychic trauma and treatment effectiveness for children after a natural disaster. *Journal of the American Academy of Child Psychiatry* 25: 357 - 363.

Garmezy, N. (1986). Children under severe stress: critique and commentary. *Journal of the American Academy of Child Psychiatry* 25: 384 - 392.

Janoff-Bulman, R. (1992). *Shattered Assumptions: Toward a New Psychology of Trauma*. New York: Free Press.

Joyner, C. D. (1991). Individual, group, and family crisis counseling following a hurricane: case of Heather, age 9. In *Play Therapy with Children in Crisis*, ed. N. B. Webb, pp. 396 - 415. New York: Guilford.

Klingman, A. (1987). A school based emergency crisis intervention in a mass school disaster. *Professional Psychology: Research and Practice* 18: 604 - 612.

Landreth, G. L. (1991). *Play Therapy: The Art of the Relationship*. Muncie, IN: Accelerated Development.

Lazarus, R. S., and Folkman, S. (1984). *Stress, Appraisal, and Coping*. New York: Springer.

Levy, D. M. (1939). Release therapy. *American Journal of Orthopsychiatry* 9: 713 - 736.

Lindemann, E. (1944). Symptomatology and management of acute grief. *American Journal of Psychiatry* 101: 141 - 148.

Lowenfeld, M. (1939). The world pictures of children. *British Journal of Medical Psychology* 18: 65 - 101.

Mitchell, J. T., and Everly, G. S. (1994). *Critical Incident Stress Debriefing: The Basic Course Workbook*. Ellicott City, MD: International Critical Incident Stress Foundation.

Moustakas, C. (1966). The dying self within the living self. In *The Child's Discovery of Himself*, pp. 8 - 27. New York: Ballantine.

Murray, E. J. (1985). Coping and anger. In *Stress and Coping*, ed. T. M. Field, P. M. McCabe, and N. Schneiderman, pp. 243 - 261. Hillsdale, NJ: Lawrence Erlbaum.

Nichols, M. P., and Efran, J. S. (1985). Catharsis in psychotherapy: a new perspective. *Psychotherapy* 22: 46 - 58.

Peterson, K. C., Prout, M. F., and Schwarz, R. A. (1991). *Post-Traumatic Stress Disorder: A Clinician's Guide*. New York: Plenum.

Pynoos, R., and Eth, S. (1985). Introduction to the progress in psychiatry series. In *Post-Traumatic Stress Disorder in Children*, ed. S. Eth, and R. S. Pynoos, pp. ix-xvi. Washington, DC: American Psychiatric Press.

——(1986). Witness to violence: the child interview. *Journal of the Academy of Child Psychiatry* 25: 306 - 319.

Pynoos, R., and Nader, K. (1988). Children who witness the sexual assaults of their mothers. *Journal of the American Academy of Child and Adolescent Psychiatry* 27: 567 - 572.

Schaefer, C. (1993). *The Therapeutic Powers of Play*. Northvale, NJ: Jason Aronson.

Shelby, J. S. (1994a). Psychological intervention with children in disaster relief shelters. *The Quarterly* 17: 14 - 18.

——(1994b). *Crisis intervention with children following Hurricane Andrew: a comparison of two treatment approaches*. Unpublished doctoral dissertation, University of Miami.

Shelby, J. S., and Tredinnick, M. G. (1995). Crisis intervention with children following natural disaster: lessons from Hurricane Andrew. *Journal of Counseling and Development* 73: 491 - 497.

Terr, L. (1991). Childhood traumas: an outline and overview. *American Journal of Psychiatry* 148: 10 - 20.

Trimble, M. R. (1985). Post-traumatic stress disorder: history of a concept. In *Trauma and Its Wake: Vol. 1. The Study and Treatment of Post-Traumatic Stress Disorder*, vol. 1, ed. C. R. Figley, pp. 5 - 14. New York: Brunner/Mazel.

Van Ornum, W., and Mordock, J. B. (1983). *Crisis Counseling with Children and Adolescents*. New York: Continuum.

Vernberg, E. M., and Vogel, J. M. (1994). Interventions with children after disasters. *Journal of Clinical Child Psychology* 22: 485 - 498.

Webb, N. B. (1991). Assessment of the child in crisi. In *Play Therapy with Children in Crisis*, ed. N. B. Webb, pp. 3 - 25. New York: Guilford.

Winnicott, D. W. (1971). *Playing and Reality*. New York: Tavistock/Routledge.

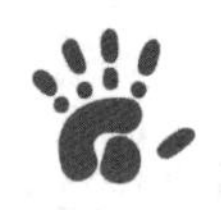

第七章

针对遭受性虐待儿童的游戏治疗

帕梅拉·E. 霍尔
(Pamela E. Hall)

背　景

在临床领域，针对遭受性虐待儿童的治疗是一个相对较新的前沿领域，因为过往对性虐待的认识往往让人忽视了其在儿童身上发生的可能性。据报道，在过去的20年中，遭受性虐待的儿童数量急剧增加。1978年报告的儿童性虐待案件发生率为1.87‱。到1984年，全国的儿童性虐待发生率已经攀升至15.88‱，且此后这个数值一直在上升(American Bar Association, 1988)。这在很大程度上是由于最近《强制报告法》和相关案件报告的增加。此外，政府还开展了大规模的公共教育工作，告诉父母和孩子什么是性虐待，并强调终止性虐待倾向通常是需要专业指导的。

关于儿童性虐待问题的严重程度很难统计。来自儿童保护机构的报告似乎是最准确的；但是它们不包括被调查并被驳回的案件或从未报告的案件。统计数据也因性虐待的类型而异，如抚摸、性交等(Haugaard and Reppucci, 1988)。研究估计，高达20％的女性在她们的人生中可能有过被性虐待的经历(Russell, 1986)。

对解离性障碍的研究表明，尽管100％的解离性身份识别障碍(DID，过去称多重人格障碍)患者，病程始于儿童早期，但只有不到8％

的病例得到了准确的诊断(Kluft, 1985b)。豪恩斯坦和帕特南(Hornstein and Putnam, 1992)报告说,平均每个患有 DID 的儿童之前都得到过 2.7 次的误诊。因此,幼儿并没有得到他们所需要的治疗。儿童治疗师被鼓励在他们的游戏治疗方法中适时地评估解离和处理受创伤儿童的解离经历。对解离性障碍的正确诊断对确认儿童性虐待指控的真实性是最有帮助的。据估计,在有记录和研究的解离性障碍案例中,97%的案例中存在性虐待(Put et al., 1986)。

现代社会的许多压力问题可能是导致儿童性虐待增加的原因,包括父母吸毒/酗酒、离婚、因滥交而把陌生人带到家里、过度工作等社会经济因素。对幼童性虐待的具体原因尚不清楚,大多数理论认为,有类似被虐待史的父母会在孩子身上重复,从而造成虐待的循环。

关于对幼儿性虐待的发生率和病因的研究资料很有限。导致人们对性虐待问题缺乏关注的因素很多,特别是对学龄前儿童。其中一些是政治性的,而另一些是经济性或专业性的。此外,儿童性虐待是一个很复杂的现象。帮助此类儿童的专业人员必须对这些问题保持敏感。

由于事实难以核实和物证的缺乏,儿童往往无法得到保护从而免受性虐待者的伤害。此外,早期学龄儿童对性虐待描述的能力有限,很难用语言表达占据其内心的恐惧和威胁。年长些的孩子又会觉得屈辱和羞愧。

在无法对虐待行为进行有序描述的情况下,物证成为唯一能让当局给予这些孩子保护的切实途径。然而,对幼儿的性虐待往往是非暴力和游戏式的,不涉及(生殖器)插入,因此没有物证。在身体内部或外部可能没有瘀伤、撕裂或是烧伤,由于缺乏证据,就使得对幼儿性虐待指控的采信度很低。

临床工作者必须认识到,受到性虐待的幼童常常会报告一个他们无法提供任何证据的罪行。对于这些事件只有孩子有限的描述和随之而来的情绪反应。治疗孩子的专业人员要观察并仔细记录这种反应。这是治疗师的关键作用。

对性虐待的强制报告法给有社会责任心的人士造成了压力,包括心理健康专业人员在内，这让他们认真对待关于儿童性虐待的报告。在南卡罗来纳州大学的心理学家进行的一项研究中，“在295名接受调查的临床医生、咨询师和校园心理学家中，超过1/3的人承认，他们曾见过他们怀疑受到虐待的孩子，但没有向儿童保护服务机构报告他们的怀疑”(APA，1989)，专业人士经常以儿童保护服务机构处理案件不力、担心违反伦理和渎职索赔为理由不予报告。

临床工作者应该意识到，**性虐待的首要处理就是停止虐待**！这是进行有效的心理治疗必不可少的前提。对学龄期早期的儿童来说，治疗师可以在与被性虐待儿童的工作中采用治疗性游戏作为一种有力的工具。幼童用语言表达痛苦的能力有限；但是，通过游戏的治愈力，这些受创伤的孩子们可以有机会表达和克服他们因虐待而产生的各种冲突和恐惧。当孩子开始展开对虐待与幸存的叙述时，游戏体验就是疗愈的本质。

对受性虐待儿童的描述

受到性虐待的儿童脸上没有特定的表情。没有明确的迹象告诉专业人士一个孩子正在受到性虐待。因此，临床工作者必须对儿童关于性虐待的报告保持敏感和开放。对性虐待的披露通常以一种不易察觉的方式开始，最初关注的是孩子所忍受的程度最轻的虐待形式。随着与治疗师之间信任的发展，孩子可能会透露出更详细的信息。孩子必须克服巨大的威胁和个人的羞耻才能说出自己受到了性虐待。所有的指控都应该得以认真对待和充分的调查。

另一种复杂的情况是，当虐待儿童的行为被忽视，儿童得不到保护时，这些孩子会为了逃避虐待而被迫努力寻求自己的，向内的解决方案。他们可能会发展出一个内在的世界，躲在那里去寻求安抚与慰藉。这种应对策略通常会发展成一种解离性障碍，最极端的形式就是变成解离性身份识别障碍。许多遭受性虐待的儿童会表现出很多其他的心理健康问题或者行为问题。

遭受性虐待的儿童通常会由于各种各样的问题来接受治疗，他们的症状可能类似于学习障碍，例如注意力不集中和学习成绩下降。他们可能在记忆信息方面有困难，在课堂上表现得焦虑或是沉默寡言。由于极端和反复虐待导致解离障碍的儿童在他们的学校里表现经常波动很大，时而很好，时而很差。有对立问题的儿童容易发脾气或对其他孩子有不恰当行为也是另外一种症状表现。还有一些孩子可能会表现出顺从和依赖，有退行行为。例如尿床、哭闹、陌生人焦虑和恐惧。

由于性虐待通常是重复性和长期的，许多常规的创伤后迹象可能会隐藏起来，或者已经发展成一种更为慢性的形式。在这种情况下，儿童可能会对虐待有所适应，使他们的人格类型或行为失调更加固着。

目前，尽管人们对性虐待问题的认识有所提高，但在《精神疾病诊断和统计手册(第 4 版)》(DSM - IV)中仍然没有对儿童性虐待综合征有诊断或认可(APA, 1994)。其中有一节是"与虐待或忽视有关的问题"，但是并没有既定的、公认的可以作为儿童性虐待的标准症状。很多病例被诊断为创伤后应激障碍(PTSD)，以此来认识到儿童的受虐待经历和创伤反应对他们造成的生命威胁。在极端情况下，儿童可能会被诊断为解离性身份识别障碍(DID)，因为他们可能已经发展出一个完整的人格系统来防御持续的、不可避免的虐待。

儿童可能会描述一些其他的创伤后症状，包括反复梦见虐待事件，重复的侵入性画面，对事件的想法，以及事件的再现，好像它就发生在当下一样(闪回)。当他暴露在类似的或者象征着性虐待的外部或内部诱因中时，可能会产生强烈的心理或生理反应。在治疗室里，临床工作者会注意到，许多孩子都在竭尽全力地回避任何关于性虐待的交流或感受。他们可能希望回避任何会让他们想起与虐待事件有关的活动、人和地方。当被问及虐待时，许多孩子会难以或无法回忆起性创伤的重要部分。他们的叙述常常显得混乱或前后矛盾。虽然这对他们诉诸法律来说是一个很大的困难，但这并不一定证明儿童的性虐待报告是假的。混乱以及难以完整地回忆都是正常的、自然的创伤反应，如创伤后应激障碍综合征。

如果儿童表现出一些创伤后的症状，如与朋友和家人疏离，或明显对平时玩的游戏失去兴趣，就可能被诊断为抑郁症。有时，遭受性虐待的儿童可能会产生一种关于死亡的幻觉，或者为了重获他们失去的赋权感而对其他人咄咄逼人。这些孩子可能无法体验到对兄弟姐妹、朋友和其他人的爱。也可能会有睡眠障碍、夜惊和暴怒。他们会表现出高度警惕或是很容易受惊。

很多症状需要临床工作者对每一个儿童的虐待报告进行调整。每一个遭受性虐待的孩子都会有他自己的特殊症状。治疗师必须熟悉被虐待儿童所有可能的症状，并且必须对每个病例进行单独治疗。必须要让孩子在没有诱导性的提问或是压力下提供信息，披露疑似虐待的行为，并根据这些来确认性虐待。在孩子有能力发声之前，有经验的治疗师会更早发现这些疑似的虐待行为。在这种情况下，必须留意来自孩子的疑似虐待的信息。

传统治疗策略

针对性虐待儿童的传统治疗策略是一个逐步发展的过程，包括从初始评估到聚焦于性虐待经历的长期治疗。个人访谈治疗起初会侧重于与儿童建立融洽的关系和信任联盟，最终让这些虐待经历浮出水面。下一阶段需要治疗师来处理虐待造成的痛苦，并陪伴孩子解决这些关乎存在性的问题，如“为什么会是我?”和“别人怎么能这样对我?”这些问题是不可能有答案的。治疗师必须在这个治疗的关键阶段提供支持。治疗的最后阶段给孩子带来新的自我意识和个人力量感。孩子不再提问了，并且对无法解释的虐待原因也更有耐受性。将虐待事件的责任归予犯罪者，孩子才能重拾自由感和自我价值感。

斯特兰德(Strand, 1991)描述了针对性虐待儿童治疗的 6 个阶段：(1) 进行一次发展性评估；(2) 采集性虐待史；(3) 为孩子构建自我提升能力；(4) 帮助孩子让创伤浮出水面并且评估其影响；(5) 修通创伤；(6) 获得解决创伤的方案。尽管这些治疗的阶段看上去是截然不同的，但是儿童通常会在这几个治疗阶段之间来回变化，在不同阶段中表现出相应的需求。治疗的“修通”阶段被认为是为期最长的，在文献中对这一过程的描述极少。

传统的治疗策略认为创伤是有一个解决点的(Herman, 1992)。对儿童来说，是指他们可以在没有明显痛苦情绪的情况下讨论虐待事件。对被虐待的儿童来说，如果给予良好的治疗和适当的支持，的确会让他们对创伤保持一定的距离和客观性；但是，这样的结果可能并不能完全解决创伤。一个人生活中的创伤事件通常会给他带来永久的重大改变。这些事情对于遭受性虐待的儿童影响深远。可能会因为孩子的披露而导致家庭的解体，从而带来经济的相应变化。孩子可能再也见不到那个虐待他的家长，或者可能由于没有足够的证据来证实孩子的虐待指控，法院会让孩子常年定期在一个可怕的，无人监管的地方见到父母。孩子将在他的余生中承受这些虐待报告带来的影响，而虐待导致的变化会在每一个新的发展阶段带来艰难的挑战。

艺术治疗

艺术疗法是治疗性虐待儿童的一种有效方法。它被证明是一种情感宣泄，也是一种有力的揭示孩子内心深处想法和担忧的投射技术。在治疗的过程中，孩子们讨论他们的艺术作品并从中获益。艺术可以作为一种有说服力的，看得见的方式来表现一个孩子过去的创伤体验。艺术可能是一些特定创伤儿童表达情绪的唯一媒介。遭受性虐待的孩子经常听到的威胁是“永远不要告诉别人”。对许多孩子来说，这意味着用语言描述虐待经历是危险的。艺术疗法，作为一种非语言的方式，可以减轻这种压力和恐惧。当与患有解离性障碍的儿童一起工作时，各种不同的替代人格可能会在艺术能力上表现得很出色。这些人格会经常出现，通过艺术来扮演一些角色，向治疗师展现那些难以用语言表达的虐待(Cohen and Cox, 1995)。

家庭治疗

家庭治疗在被性虐待儿童的治疗中是非常有效的；然而，有许多情况必须首先进行仔细的评估。如果父母是施虐者，必须审慎判断他是否会承担责任。施虐者接受单独的治疗也是同样重要的。治疗师和社会机构所犯的最常见、最严重的一个错误是强迫受性虐待的儿童和否认虐待的父母一起接受家庭治疗。如果父母确实承认虐待，那么孩子和成人一起面对虐待行为并一起解决问题是最有效的治疗方法。孩子可以得到肯定和一个道歉，并建立起希望，当父母接受了恰当的治疗，未来会有所不同。然而，如果成年人没有这种认识，问题就没有机会得到解决。孩子会觉得他对虐待的描述被忽视了，这是对他的自我意识是一种毁灭性的打击。

当施虐者是家庭和直系亲属以外的人的情况下，最可取的做法是争取家庭对孩子的支持。孩子们需要视父母为他们的保护者。当孩子被信任的看护者虐待时，他们对于父母有能力照顾好他们的确信感就会受到威胁。家庭访谈可以帮助父母和孩子之间重新建立信任、安全和认可的感觉。

团体治疗

虽然有证据表明团体治疗对成人很有帮助，但对受性虐待儿童的团体治疗却不太常用。涉及儿童的虐待案件引发了大量的法律事件，如司法程序、反复查问、证据等，这可能使得团体治疗感觉像是一种非个人化的混乱体验。在没有进一步的司法介入和在个别治疗已成功结束或已进入最后阶段时，对曾遭受性侵犯的儿童进行团体治疗是最有益的。儿童性虐待团体的关注点应放在具体问题上，而不是开放式的，讨论的主题应着重于赋权感和解决问题，而不是叙述虐待事件或虐待细节。这类团体的基本原理是要让孩子们打破与虐待有关的秘密，提供发展信任的机会并体验同理心(Courtois, 1988)。

游戏治疗

伯吉斯(Burgess, 1987)讨论了**创伤性包裹**(*traumatic encapsulation*)的概念,由于孩子对性虐待的防御,他们基本上无法坦然地表达他的感觉。对于这种情况,游戏治疗是一种有效的方法,因为它解放了孩子,让他们开始自由地表现情感,而不需要把情绪转化为语言表达。游戏主题自然、自发地出现在对虐待的一连串情绪反应中,同时,游戏体验产生一种解脱感和掌控感,这对孩子的最终福祉至关重要。

游戏疗法的基本原理

儿童的性虐待往往涉及保密,这扼杀了儿童所有因创伤而产生的情感的表达。儿童正常的发展过程被阻断,这可能会导致各种各样的心理问题。大多数治疗性虐待的方法是,个体通过描述所发生的事件,在治疗背景下重新体验创伤,感受治疗师的接纳和滋养性的回应,澄清冲突并缓解自责。

在治疗的过程中对创伤的揭示和再体验,并不是重新去体验虐待这件事本身,而是让治疗师帮助孩子主动识别、质疑、检查和消除虐待过程中所传递出的任何破坏性信息。这些信息通常会和孩子缺乏自我价值和个人力量有关。施虐者对儿童身体的不尊重,使儿童觉得自己受到虐待是理所应当的,并有义务使自己屈从于他人的需要。这些信息在治疗中必须基于儿童的理解水平来处理。游戏,作为一种儿童自然的交流方式,提供了一个有价值的工具来检验和解决这些破坏性的信息。

游戏活动是幼儿情感表达的主要方式。像梅兰妮·克莱茵(Klein, 1976)这样的天才儿童治疗师在她早期工作中证实了,游戏是进入幼儿无意识的幻想、梦境、恐惧和焦虑的主要方式。对于被性虐待的儿童来说,游戏治疗是最有益的技术,因为游戏的氛围能快速地让一个年幼的学龄儿童感到轻松。性虐待对幼儿是一个莫大的,令人焦虑的问题。游戏技巧中可以穿插一些关于虐待的讨论,有助于减少儿童在探索虐待问题时引发的焦虑。此外,许多关于孩子对虐待反应的信息可以通过游戏主题在治疗中的呈现来收集。

被性侵的儿童通常会表现出好和坏，服从和支配的对抗，强大的“坏人”这些主题，以及大量的男孩和女孩或是妈妈和爸爸之间情色化的主题。在所有这些主题中，儿童都试图厘清并理解在性虐待事件中发生的各种令人困惑的画面和互动。游戏变成了一条通向孩子内心深处的康庄大道。正是通过游戏，孩子们错综复杂的痛苦才能被触及和发现。对孩子来说，这些焦虑和担忧是在治疗性游戏的环境中得以表达和释放的。这种释放对孩子来说往往是一种赋权和认可。

在使用“游戏治疗”的同时，治疗师有机会观察和监控孩子在生动且描述性的游戏主题中冲突的变化。对许多孩子来说，传统的谈话治疗是非常困难的，因为它涉及性虐待这样一个令人恐惧和羞耻的话题。他们变得焦虑不安，无法深入地谈论创伤。在游戏治疗中，孩子可以用一种间接的方式处理创伤，这将减少孩子的焦虑。在孩子的游戏中可以看到治愈和解决问题的所有阶段。例如，关于孩子缺乏个人力量的信息被游戏中诸如体能、个人力量、战胜入侵者或威胁性画面这些主题抵消了。当治疗师肯定这些游戏的主题，他也向孩子们确认了一个新的信息——他们可以被疗愈，他们可以感受到自己的个人力量，当感觉受到他人威胁时，他们可以坚守那种力量。此外，可以通过有趣的治疗练习和项目来恢复对隐私部位的健康态度，以及如何抵制那些以不恰当的方式触摸它们的人。

游戏的疗愈力

谢弗(Schaefer，1993)描述了游戏的14种疗愈力，它们在对被性虐待儿童的治疗中都很重要。第一种疗愈力——克服阻抗，这在和被性虐待的儿童工作时特别重要。虽然这被认为是治疗的常规开始，但对受虐儿童来说，建立治疗同盟是一个持续的信任问题。这些孩子遭遇过成年人背叛所带来的痛苦和现实。治疗师面临的任务是要消除这些体验。

游戏的第二种疗愈力——沟通，它发生在游戏治疗体验中。被性虐待的儿童需要得到帮助，用语言来表达他们的痛苦，克服说出自己遭遇的恐惧。这些儿童中有许多人曾受到威胁，如果他们说出性侵事件，他们或他们的家人就会遭遇可怕的事情。治疗师的任务是找到一种方法，能够让孩子表达他对虐待的意识和无意识反应。木偶和符合人体解剖学的玩偶帮助了许多遭受性虐待的儿童通过行为和游戏主题来表达他们无法用语言表达的东西。因为一个遭受性虐待的孩子被施暴者告知不要告诉任何人，这种体验对孩子有催眠作用；创伤事件无异于催眠诱导，成为了一种让注意力聚焦其中的体验。施虐者禁止说出去的权威指令对孩子有很大的影响。因此，使用间接的游戏方法，可以非常有效地绕过儿童对于说出去的焦虑。施虐者也可能告诉孩子所发生的事情不是真实的，只是孩子的想象。而后孩子可能会对自己的感知产生极大的自我怀疑。

治疗师必须确定孩子对性问题和身体部位的认知水平，然后用孩子自己的语言记录下他们对虐待的描述。

谢弗讨论的游戏的第三种力量——掌控，这是与遭受性虐待的儿童一起工作的一个重要方面。这些孩子必须学会掌控，才能建立一种非常必要的自尊感。遭受过性虐待的儿童发现自己处于完全无能为力的境地。这经常可以在他们早期治疗阶段的游戏特质中看到。当谈及虐待时，他们的游戏行为常常是疯狂和混乱的。游戏的这种特质传递出了孩子极度的焦虑、无力感和缺乏掌控感。当治疗师帮助孩子将他们的游戏主题逐步纳入并建构到能掌控的完整内容中时，传达给孩子的是一种赋权的范式。这些信息让孩子心怀希望，并恢复他们的个人力量，孩子由此开始重拾自尊。除了掌控内部冲突外，受性虐待的儿童还会测试他们的体能和力量的水平。因为性虐待涉及一个人对另一个人的身体控制，治疗师应该经常给孩子机会来展示他的力量和体能。治疗师应该确认孩子的身体力量，并鼓励孩子探索他体能的外在极限。孩子可能会向治疗师夸耀自己的身体能力，而治疗师应该给予支持、鼓励和肯定。治疗师也可以鼓励父母参与孩子和同伴的各种体育活动。

第四种与游戏有关的疗愈力是创造性思维，谢弗写道，游戏中的创造性思维会提高孩子获得解决问题的创新能力。这些问题解决技巧的加强在与遭受性虐待的学龄儿童工作中极为重要。通过游戏活动，他们被鼓励去设计自己的方式来保护自己免受未来的攻击。他们可以学习识别自己问题和恐惧，然后找出解决问题的方法。通过寻找解决方案，受性虐待的儿童可以重新获得个人力量感和掌控感。他们知道他们可以找到保护自己的方法。除了关注自我保护的主题外，游戏中创造性思维的工作还可以促进语言能力。孩子们可以找到新的方式来口头表达他们对被虐待的厌恶和反抗。因此，他们学到了有效的、言语化的，果断解决问题的技巧。

游戏的第五和第六种疗愈力——情感宣泄和发泄，主要用于处理过载的负面情绪问题。治疗师给予那些遭受性虐待的儿童一个安全的环境，让他们能够体验到情感宣泄带来的情绪释放。同样地，治疗师帮助孩子通过反复的发泄体验来代谢过去的创伤。在游戏治疗中出现的发泄通常是反复的，而且一开始是混乱和不完整的。随着治疗的进展，更多的信息会透露出来；然而，幼儿很少会有发展得完整的、有序的发泄表现。他们可能会在虐待过程中发生的事实和为了获得掌控感而产生的幻想之间来回摇摆。当孩子内心试图去调整自己的焦虑时，就会在体验发泄的过程中发生这种情况。治疗师必须花时间和孩子一起仔细评估游戏产物，并从孩子的报告来确定哪些部分是事实，哪些部分是幻想。许多情感宣泄也发生在似乎与性虐待无关的游戏主题中。游戏治疗对遭受性侵犯的儿童是最有帮助的，它能让孩子自由地表达各种关于善与恶、支配与服从的无意识冲突。

游戏的第七种疗愈力——角色扮演，即在儿童互动戏剧中的假扮。通过角色转换的尝试，受性虐待的儿童扮演那个比其他人都更有力量的角色，试图控制别人。通常，治疗师最终会扮演“坏人”的角色，让孩子支配“坏人”形象。角色扮演也能帮助孩子们培养同理心。

对于遭受性虐待的孩子来说，最重要的是恢复个人的力量感。治疗师可以调配角色扮演的体验，将焦点放在家人的角色、养育者的角色、兄弟姐妹的角色，以及孩子可能发生的与这些角色的冲突上。例如，被性虐待的孩子不仅会与一个他爱的，但是可能虐待过他的养育者发生冲突，还会与未能保护他免受性虐待的父母发生冲突。如果案件尚未解决，治疗师也可以使用角色扮演来帮助孩子理解法官、律师和儿童保护工作者在司法程序中所扮演的角色。这样的角色扮演可以帮助孩子开始去组织他想要讲的，在他身上发生的事。在长程的游戏治疗中，被性虐待儿童会发展出幻想的角色，可以有效地用于处理与生气、悲伤、焦虑、暴怒和背叛等情绪有关的无意识冲突。

游戏的第八种疗愈力——幻想，它可以让孩子用来回避和缓解未被满足的需求。对这些孩子来说，幻想通常以实现未被满足的需求为核心，比如对保护的需求，个人赋权感的需求，以及寻找无条件的、非情色化的爱的需求。

第九种疗愈力是隐喻教学，可以通过幻想和角色扮演的方式来治疗受性虐待的儿童。孩子们可以在治疗师的指导下，通过间接的隐喻来创造强大的角色和发展洞察力。治疗师应该强调自由、人格完整和战胜被支配的主题。

被性虐待的儿童挣扎在矛盾之中：被理想化为完美成人的父母，同样也是伤害了他们或者是没能保护他们的人。游戏中的隐喻教学可以帮助孩子处理他们对父母理想化的破碎。治疗师可以解决这些孩子的冲突，并帮助他们获得必要的洞察力，形成一种更现实的观点，将父母视为独立的个体，他们也有自己的冲突和问题。对于年幼的学龄儿童来说，这是一个与他们的成长并行渐进的过程。

第十种疗愈力——依恋形成，让孩子可以对治疗师产生依恋，就像是复制一种积极的亲子关系。在与遭受性虐待的儿童一起工作时，这个问题特别容易引起强烈的情绪。杰恩伯格（Jernberg，1979）开发的一种技术叫做治疗性游戏（Theraplay）。这种方法为孩子提供愉快的感觉运动体验，类似于婴儿与父母的互动。这些包括例如挠痒痒，骑在治疗师背上以及治疗师和孩子之间其他的身体互动形式。对于遭受过性虐待的孩子来说，虽然这种方法在帮助他们促进依恋关系上很有用，但治疗师在与之互动时必须非常谨慎。这些病人可能对于被触碰是很害怕的，治疗师和孩子之间必须保持清晰的身体界限，这是很重要的。

另一种建议是鼓励没有施虐的父母在家里或是治疗中进行一些早期的治疗性触摸干预作为治疗过程的辅助手段。这将给没有虐待孩子的父母一个机会，让他们与孩子重复早期经历，这会让孩子有一段时间的退行，通过与一个值得信任的成年人在一起，来体验早期“好的触摸”应该是什么，从而重新获得稳定的感觉。

遭受性虐待的儿童可能试图以不恰当的方式触摸治疗师。这是一个直接对好的触摸和坏的触摸概念化的好机会。相反，受性虐待的儿童可能会从非常害怕触摸，逐渐变得可以触摸或是以适当的方式与治疗师互动。这可以被认为是一个治疗有进展的显著标志。治疗师必须持续地保持明确的界限，鼓励孩子公开且自由地谈论触摸。

游戏的第十一种疗愈力是关系促进，这是与被性虐待儿童的游戏治疗中最重要的方面。治疗关系促进了自尊、自我实现和与他人亲近的能力。这既是一种此时此地的优质体验，也是一种对孩子过去越界行为的矫正性情感体验。孩子应该在这种交流中感到被尊重、被爱护、被重视和被滋养。孩子在与他人适当的、没有虐待的、没有剥削的互动中感到成功，以此促进自我实现。孩子也可以体验到与他人亲密无间的感觉，没有恐惧，也无需警惕的自我保护。

治疗体验会对孩子的一生产生强烈的影响。性虐待会影响一个人一生与他人和环境的关系。治疗师可以对这些关系产生影响。如果一个孩子与他人交往的能力得到恢复，他就能走向社会，建立新的健康、积极的人际关系，并从中得到滋养和重视。这是治疗关系能给予遭受性虐待的孩子最好的礼物。

游戏疗法的第十二种疗愈力——积极情绪或愉悦，这是最能够抚慰受虐儿童的元素。通常，治疗室是孩子可以去的少数几个地方之一，只有在这个地方，孩子可以逃避混乱的家庭和不恰当的养育期待给他们带来的压力。特别是对遭受性侵的儿童来说，游戏治疗室是一个安静整洁的避难所，让他们可以远离那个常常让他们不堪重负、过度刺激的、充斥着情绪的家庭环境。在社会经济地位较低的家庭中，孩子生活上的这种混乱往往显而易见，包括不固定的照看者、吸毒和酗酒、危险的社区、缺乏隐私和非常有限的财政资源。来自较高社会经济阶层的受虐儿童也面临着家庭的混乱，尽管这是更为隐蔽的，如家长间持续多年的监护权之争，对可用财务资源的争夺，以及由于高流动性而造成的转学、搬迁，和分配监护权的安排。

对孩子来说，塑造一种能够提供情感宣泄、确认、赋权，同时也能抚慰人心和有趣的游戏治疗体验是非常有价值的。孩子在游戏治疗中可以得到极大的鼓舞和对未来的希望，这是他们的解压良药。因此，通过有建设性的游戏可以平衡虐待带来的压力。但是，治疗应该自始至终都贯穿着积极的游戏。

游戏的第十三种疗愈力——克服发展性恐惧，它可以促进受虐儿童的成长和发展意识。谢弗（Schaefer，1993）提到沃尔普（Wolpe，1958）设计的一种被称为系统脱敏的技术，该技术已被有效地用于治疗焦虑、恐惧和恐惧反应等。谢弗将沃尔普提出的缓解焦虑的概念应用到游戏中。治疗师可以让孩子们在舒适、积极的游戏室里暴露于恐惧刺激中，从而消除先前与恐惧刺激相关的恐惧反应。谢弗描述了一个孩子通过这种脱敏体验，从对黑暗的恐惧中解脱出来的故事。

遭受性虐待的儿童可能有许多会引起焦虑的刺激物需要做脱敏干预。如果不解决这些问题，这些退行性的恐惧就会持续到成年，而且变得更加严重和难以改善。成年患者可能会因为恐惧症或是焦虑反应而接受多年的心理治疗，这些都与被压抑的儿童早期创伤有关。在学龄早期对这种恐惧反应进行治疗可以对儿童的问题产生积极的影响，并可以解决这些生活中的恐惧反应。这些恐惧可能包括害怕孤独、黑暗，害怕叫喊或争吵会给他们带来的肢体暴力；害怕情绪表达所导致的严重后果；如果虐待发生在晚上的话，他们会害怕睡觉；如果虐待发生在浴室，他们会害怕洗澡；害怕穿某些类型的衣服，因为孩子可能会认为这导致了他被虐待；如果虐待发生时，孩子没有穿某种特定的服装，如睡觉没穿内衣，他们会在没穿这类衣服的时候感到恐惧。有些恐惧可能会通过脱敏的方式被解决，而另一些则只需要在幻想游戏中被谈论或表现出来。

游戏的第十四种也是最后一种疗愈力是自我力量的提升和社交技能的发展。孩子们对规则游戏的兴趣通常从 5 岁或 6 岁开始，所以规则游戏是治疗师和他们建立亲密关系的一个很好的方法。它们可以很好地过渡到对社交规则的讨论，如果人们破坏它会发生什么。通过玩规则游戏，也可以解决一般的社交行为规则问题和父母对孩子的适切养育问题。体育游戏在帮助孩子发展体能方面也很有用，同时能促进他们对玩伴的合理态度。在督导下的团体规则游戏体验，可以帮助受虐儿童纠正他们与同伴之间不恰当的互动，特别是当侵犯个人空间和边界的情况重现时。

谢弗的疗愈力在游戏治疗过程中是相互交织的，它们应该成为治疗框架中的一个不可或缺的组成部分。治疗师采用这种方法与遭受性虐待的儿童工作，解决治疗过程中涉及的所有主要问题。

方　法

说明

对受性虐待儿童的治疗必须兼顾儿童短期和长期的需要。如果施虐者是家庭的一员，短期的需求则主要围绕着最初在游戏主题中呈现的恐惧，及其对孩子和家庭其他成员的影响。聚焦于安全感和保护感的干预措施至关重要。谢弗（Schaefer，1993）所说的疗愈力中沟通和依恋形成是最主要的游戏主题，它们能促进发展创造性思维和解决问题的技巧。当来访者对治疗师产生信任，他们开始向治疗师暴露自己，咨访关系就得以增进了。儿童要能对治疗师揭露关于性虐待的信息，他们必须要信任治疗师；因此，在依恋关系建立后，促进关系的治疗工作就开始了。

长期的需求主要围绕着提升自我力量和从虐待中康复。谢弗

(Schaefer，1993)的几个游戏疗愈力在对性虐儿童的延伸工作中被广为运用。所用技术的具体配置和不同疗愈力的侧重取决于儿童内部冲突的强度。治疗师对孩子需求的灵活性和反应能力是至关重要的。例如，当一个孩子挣扎于被暴露的恐惧中时，不能贸然去揭开他所遭受的虐待。治疗师可能会在了解到一些细节的时候感到压力，但把这种压力传递给孩子可能是很糟糕的。例如，一个有某种恐惧反应的孩子，如怕黑，可能会在治疗的后期阶段接受行为去条件化的干预；然而，在治疗的早期阶段，晚上在卧室里开灯睡或许是有必要的。在与遭受性虐待的儿童工作时，同样耐心的态度是必不可少的。

克鲁夫特(Kluft，1991)在他关于性虐待病例的著作中讨论了“三分法”。这种方法也适用于儿童游戏治疗。游戏治疗的前1/3应该是与孩子建立关系，确认安全的氛围。中间1/3应该用来处理创伤的问题。治疗的最后1/3应该致力于重新建立积极的自尊感，准备结束，并重新把重点放在享受游戏上，这样当孩子离开治疗的时候就会有一种释放压力和身心愉悦的感觉。

治疗计划应该直接针对每个儿童的特定需要。游戏技术种类繁多，包括象征性的游戏，自然介质(沙子、水、食物等)的游戏，绘画与艺术作品，讲故事，角色扮演，意象，棋盘类游戏，甚至高科技的电脑游戏，都可以被纳入个性化的治疗方案，来满足孩子的心理需求(Schaefer and Cangelosi，1993)。这种个性化的游戏治疗能让遭受性虐待的孩子知道，他的需求得到了关注和尊重，孩子将会感到被接纳和重视。这是治疗师能向一个在这么小的年龄就承受了巨大心理痛苦的孩子所传达的最有力的信息。这种方法重建了孩子的价值观和自我价值感。

技术

和儿童接触的最初阶段往往需要对虐待指控进行某种形式的评估。这对于确定孩子所需服务的范围和类型至关重要。初次评估的安排往往取决于转诊的情况。

性虐待儿童的评估策略通常包括使用符合解剖学的娃娃。治疗师在治疗过程中也会使用这些娃娃。其他合适的、有用的工具包括书籍、磁带和有关受虐儿童的故事。但是,如果在大量司法介入的情况下,这些材料也可能成为累赘,因为没有一个向儿童呈现这些材料的标准。例如,给孩子展示符合解剖学的娃娃往往就会被视为是要引导他们讨论性虐待的问题。在使用娃娃作为一种评估方法或去鼓励他们披露虐待事件时,应遵循可接受的惯例和协议(Goodman and Bottoms, 1993)。司法介入的限度必须由治疗师把握,这将有助于确定使用什么材料才是最好的。

对遭受性虐待儿童的解离症状进行系统评估,对于确保制订充分有效的治疗计划至关重要。对解离的评估也能在治疗早期就识别出更严重的情况,如解离性身份识别障碍。评估有助于确定儿童所受创伤的程度以及所需的治疗计划。表现出明显解离症状的儿童最有可能遭受过反复多次的虐待/创伤,以至于他们需要最大限度地利用解离防御的能力。这样的孩子需要专门的治疗,来处理他们创造出来的,各种用来应对冲突的情感需要和反应的自我("替代者")。治疗的任务是将这些相互冲突的自我整合成一个功能完整的自我。针对解离特征的特异性治疗是一种新的方式,一旦确定了解离性障碍的诊断,这种治疗是必不可少的。

实施评估

治疗师通过一系列问题开始对儿童的解离障碍进行评估。如果用修改过的 DSM - IV 解离性障碍修订版的结构化临床访谈问题(the Structured Clinical Interview for DSM - IV: *Dissociative Disorder Revised*, SCID - D - R, Steinberg, 1994b)对学龄早期儿童进行提问,他们是能够描述其解离症状的。它是一种综合的评估工具,包含了 5 种核心的创伤后症状和解离症状:(1) 记忆缺失,(2) 人格解体,(3) 现实解体,(4) 同一性混乱,(5) 身份认同转变(Steinberg, 1994a)。研究人员报告了 SCID - D 用于评估创伤和性虐待幸存者的良好信度与效度

(Boon and Draijer 1991，Goff et al.，1992)。

由于SCID-D是迄今为止在评估创伤影响方面最可靠的评估工具(Steinberg et al.，1993)，儿童治疗师可以针对幼儿的理解水平来简单地修改SCID-D的问题。SCID-D是一个半结构化的访谈工具，因此只要问到孩子所有5种核心的解离症状，问题的修改就不会影响结果的有效性。年幼的儿童能够用具有说服力的实例来说明他们的解离体验及其对个人生活的影响。例如，当被问及记忆缺失时，一个孩子说："哦，是的，我觉得时间过得很快。"进一步的调查显示，他早上要去上学，然后他知道的下一件事就是放学后和朋友们在外面玩，不记得是怎么回家的。

孩子们经常会描述人格解体的体验，比如晚上漂浮在他们的床上，或者穿过房间的天花板逃到另一个空间。他们会描述现实解体的体验，例如与朋友分离的感觉。一个孩子说："嗯，一开始我和朋友们一起玩，然后我好像完全不认识他们了……有几次，我忘记了我最好朋友的名字，我觉得他很奇怪，所以我很害怕。"学龄早期儿童会毫无隐瞒地描述他们同一性混乱和身份认同转变的问题。

同一性混乱(identity confusion)是自我解体的各部分在内部斗争的一种主观感受，而身份**认同转变**(identity alteration)则是不同人格的外在行为表现(Steinberg，1995)。低龄的儿童很容易就会暴露出他们内在的"替代者"，因为他们常常意识不到这是不正常的。他们会很自然地使用解离作防御。作为一种用来调节强烈的情感冲击和刺激的手段，它令人感到平常和舒适。虽然对解离这种防御机制的强烈依赖本身并不正常，但它是当下去应对过去强烈创伤的一种适应性模式。孩子年龄越大，他就会越敏感地意识到自己和其他孩子的不同。随着这种意识的增强，孩子开始隐藏他们为了摆脱个人创伤而创造出的内心世界。治疗性虐待儿童的治疗师必须熟悉解离的症状。对解离症状的早期觉察对于制订可靠的治疗计划和有效解决由性虐待引起的内部冲突至关重要。

没有在早期被诊断出有解离障碍的儿童即使很聪明，他们的学业表现也往往较差。在青少年中使用 SCID - D 的第一个案例报告(Steinberg and Steinberg, 1995)显示,儿童早期的误诊可能导致治疗师和教师多年的错误努力。因此,准确地诊断解离障碍对有效治疗遭受性虐待的儿童极为重要。接受专门针对解离症状的治疗(包括游戏治疗)才能让儿童从解离障碍中恢复。

治疗注意事项

前来接受性虐待治疗的儿童有许多迫切的需要。这些需求中最重要的是避免继续受到虐待。治疗师必须在试图通过适当的专业渠道保护儿童方面发挥核心作用。这可能包括向儿童保护机构报告并全程参与调查,以确保儿童得到全面的服务。

治疗的下一个关键步骤是与孩子在治疗关系中建立适当的边界。治疗师应该允许孩子就治疗师的角色提出任何问题。在处理性虐待问题时,保密性是一个棘手的议题。虽然学龄早期的儿童已经习惯父母知道他们所有的个人信息,但有时他们仍然对保密有着迫切的需要。他们可能会要求治疗师不要向父母中的一方或另一方透露虐待的事实。当一个孩子表达这些担忧时,这是特别重要的,因为孩子的恐惧通常是由于揭露虐待会受到进一步的惩罚,或者在受虐待的情况下得不到保护。

孩子对安全的担忧可能是一个真实而可怕的问题。保密请求实际上是一种保护请求。治疗师需要对自己的行为有预见性,考虑这些行为最终将如何影响孩子。治疗师可能采取了符合治疗指南的行为,但仍然在某种程度上伤害了孩子。例如,在一般诊疗中,当儿童披露性虐待时,治疗师会与双方父母进行访谈。然而,有时与有虐待嫌疑的家长访谈,可能会给孩子带来危险。家长会当面否认这些指控。访谈结束后,孩子必须和父母一起回家,孩子就无法得到保护。如果治疗师决定与有虐待嫌疑的父母面谈,他必须首先确定孩子有足够的安全支持,然后才能继续进行有关虐待的询问。这项任务应该更巧妙地留给适当的司法部门去处理。

参与司法程序的儿童可能会有许多关于他们的问题。在这种情况下，治疗师必须意识到法院最终会介入。治疗方法通常包括对儿童进行必要的法庭准备，以便让他们对法庭环境中令人紧张的气氛脱敏。这是一项艰巨的任务，因为这些准备工作以后可能会在法庭上被视为治疗师引导安排孩子做出的某些反应。为了让孩子在法庭中更舒适，治疗师可能会回顾孩子在早期治疗中透露的信息。在孩子必须出庭前这往往需要几个月甚至几年的时间。

当孩子们开始从虐待事件中恢复时，他们可能会忘记最初在治疗中报告的创伤的某些细节。他们可能会倚赖于自己几个月或几年前对治疗师的倾诉，就好像这是他们记忆的一部分。

与受虐儿童打交道的临床工作者必须在疗程结束后仔细记录，要特别关注儿童的语言表达和行为，而非是他们的专业解读。如果这些记录里引用的是孩子的话，那它就是最有价值的，因为孩子们有自己独特的方式，以一种尖锐的方式来表达他们的痛苦。

最近，人们在减轻儿童作证时的焦虑方面作出了新的努力(Haugaard and Reppucci，1998)。这些努力包括允许他们在屏幕后或闭路电视上作证。因此，孩子不会面对被指控的犯罪者。然而，从孩子对虐待事件的报告到法庭听证会之间仍有很长一段时间的延迟，治疗师剩下的任务就是为孩子的法院经历做好心理准备，这会让孩子沉湎于被虐待的痛苦中，而不利于正常的康复。被性虐待的孩子渴望“和其他孩子一样”。游戏治疗的过程会帮助孩子重建这种正常的感觉。不幸的是，这种想要恢复正常的愿望与法院要求儿童详细叙述所受虐待的要求正好相反。在为孩子上法庭做准备时，治疗师必须谨慎，不要损害孩子的幸福感和心理健康。

所有的孩子，甚至是非常小的孩子，都应该被允许表达他们未来和犯罪者父母互动的渴望。这对于满足受害儿童的情感和安全需要至关重要。他们的愿望必须予以考虑并被列入司法程序中仔细询问。

案例说明

安妮今年 6 岁，在法庭介入近一年后，她第一次接受心理治疗。法院已经成功地判决，不允许被指控的施暴者(也就是她的父亲)与她见面。这个判决是基于孩子的情感做出的。安妮是个聪明伶俐、善于言辞的孩子，她下定决心不去见她的父亲，因为他不承认发生了虐待，也不为他的行为向她道歉。

这个孩子呈现出来的问题包括长期存在的睡眠困难，噩梦以及在学校和家里对同伴的攻击性。她无法参加课堂活动，每天都要去学校医务室，声称各种身体不适，其中最常见的是慢性胃痛。安妮的成绩很差，这与老师对她智力潜能评价并不一致。

治疗的初期阶段聚焦于建立融洽和后续的信任。获取关于虐待的细节信息是没有必要的，因为法庭的介入已经解决了。在这种情况下，治疗师最好在开始讨论虐待问题之前留出足够的时间，去评估孩子的自我力量水平，并帮助她为之后处理虐待问题时建立防御。在初始阶段，非结构化的幻想游戏是一种干预选择，因为它有助于揭示安妮应对焦虑的方式。她的游戏一开始非常混乱，她会陷入恍惚状态，像狼一样嚎叫，或者扮演其他动物类型的角色。

最初的工作显示，安妮充满了焦虑，并试图努力掌控。她呈现出一个当老师的游戏主题。治疗师随即将这一主题引入围绕着控制和个人力量的，更结构化、更可控的游戏。不久，安妮可以指导治疗师扮演“学生”的角色。这表明安妮正在发展和内化一种个人力量感和控制感。在其他的游戏主题中，安妮变成了非常控制和专横的老师。她开始惩罚想象中的学生和治疗师，这表明她需要从愤怒和对支配的恐惧中解脱出来。安妮离性虐待主题越来越近了。在这一点上没有延伸到具体的讨论；然而，安妮有机会用各种木偶和其他游戏人物间接表达她的愤怒和对控制的幻想。沙盘游戏也被用来帮助安妮投射一些她对无生命物体的愤怒，而不是直接投射给治疗师，因为很显然，安妮对治疗师产生了依恋，需要她在接下来的工作中成为自己的合作伙伴。治疗师帮助安妮将她对控制的需求引导到游戏角色上，这有助于间接地让安妮知道，她不会有失去或疏远她所信任的治疗师的风险。接着，安妮发展出了许多重复的关于家庭角色之间冲突和斗争的主题。起初，这些斗争是混乱无序的。随着时间的推移，她的斗争变得更有针对性，家庭成员开始使用言语冲突而不是身体暴力来解决他们的困境，这种特殊的治疗阶段持续了大约 6 个月。

下一阶段的治疗中，安妮退行回去考验治疗关系的牢固程度。她会试图黏着治疗师，并对治疗师的外貌发表许多评论，如头发颜色、眼镜、身高、体重和衣服。角色扮演被用来帮助安妮使用更具有社会适应性方式来表达这种好奇心。在这一阶段，治疗师发现即便在这么小的年纪，安妮也担心自己会发胖。这种担忧预示了她未来可能的进食障碍风险。艺术作品被用来帮助安妮获得一个更好的自我形象和对自己身体的积极态度。

安妮会用游戏室里的材料建造城堡。然后她会爬进城堡，玩各种各样的捉迷藏游戏。这可以解释为她在测试治疗师的恒常性，以及确保治疗关系的稳定性。这些退行性的婴儿游戏让安妮非常高兴，似乎成功地建立了一种信任的感觉，在那之后，她开始透露她性虐待经历中的点点滴滴。她谈到了她在奶奶家里，和父亲在他的房间见面的事。她表达了困惑、愤怒和被抛弃的感觉，因为据说虐待发生时，她的奶奶就在楼下。治疗师让这些性虐待的暴露和棋盘游戏穿插在一起交替，让安妮一直保持一种结构感。这为她提供了一个安全锚，当焦虑变得太强烈时，她可以回到这个安全锚，这对治疗受性虐待的儿童是一种非常有用的技术。这能让他们在仍有控制感时，一点一滴地调节这些情绪。

安妮逐渐透露了自己被性虐待的经历，这让她陷入了一段迷茫的时期，继而对父亲的行为感到愤怒。在这个阶段，治疗技术开始有了转变，不再是结构化的游戏。为了让安妮表达她的感情，并提供更多虐待的细节,治疗师还为她提供了符合解剖学的玩偶。安妮对这些“特别的娃娃”的反应是矛盾的,她会兴奋地玩这些娃娃,有时又会感到非常不知所措,她就会把娃娃藏起来,厌恶地扔来扔去,或者把它们锁起来。在这段时间里,沟通是游戏中一个积极的治疗因子。安妮在治疗环境中体验安全感,在这里她可以公开地表达自己的所有感受,而不用担心后果或更多的虐待。她还知道,没有人知道她说了什么,即使在她父亲的威胁之下,她深爱的家庭成员也不会受到任何伤害。最后的阶段,安妮与这些娃娃的游戏变得更有序,更少情色化了。新的游戏主题出现了——合作和相互尊重。这些都是很好的机会,可以再次利用角色扮演来建立一个自信的健康的人际互动模式。

安妮在最初的评估阶段表现出一些中度的解离症状。在整个治疗过程中,这些解离特征在每次出现时都得到了解决。她想象中的每一个伙伴都表现出一种不同强度的情绪,安妮很难在没有极度焦虑的情况下表达出这些情绪。治疗师用沙盘中的游戏人物和各种结构化的游戏作为干预的主要模式,借此向安妮传递一种价值观,从而将所有的情绪整合到一个完整的自我意识中。具有解离特征的孩子很容易讨论他们冲突的一面。如果能提供给他们一个安全的环境和替代资源来表达他们的情感痛苦,他们会比成年人更愿意放下这些防御。克鲁夫特(Kluft, 1985a)认为由于幼儿的防御系统并不稳定,所以他们解离症状的治疗相当快速。

从某种程度来说,在所有遭受性虐待的年幼儿童的治疗过程中,必须彻底地解决他们自信心的问题。最有效的就是通过角色扮演的方法。此外,在愤怒来的时候,用结构化的游戏治疗(Hambridge, 1993)可以有助于释放紧张情绪。在一些场合,气球爆炸被用来带给安妮一种结合了喜悦与兴奋的释放感。

有三种行为策略可以直接教会学龄儿童掌握自我保护。为了让安妮重获赋权感,治疗师和她一起学习了这些策略,帮助培养她的掌控感,保护自己日后可以免受伤害。给孩子们的3种常规策略是:(1) 果断地说“不”;(2) 试图摆脱危险的境地;(3) 向他们可以信任的成年人报告所发生的事情(Conte，1991)。安妮与治疗师练习这些方法，让她体会到了掌控感，自信也增强了。

在康复的这段时间里，安妮开始专注于自己初露头角的身体力量。她会侧手翻着进出治疗室，表演她和朋友在家练习的劈叉、欢呼和各种舞蹈动作。此时治疗师的干预主要集中在她的自我提升上，称赞并鼓励她的身体力量。治疗师要求她的监护人让她参加自己选择的体育活动，并让她有充足的时间在外面玩。这样做的目的是让安妮将治疗中促进关系的体验应用到她身边的同伴关系中。

到治疗结束时，安妮的表现和正常的潜伏期儿童相当。她对外的关注点主要集中在朋友和校园活动上。她的睡眠方面有了显著的改善，可以整晚不受干扰了。她不那么害怕了，更有自信，表现出健康的自尊。治疗在这个时候终止了，治疗师告诉父母随着孩子的发展，有一些问题可能会再现，这些问题或许会引发焦虑或者需要在将来的治疗中加以解决。就目前而言，最重要的是安妮要把自己看作一个健康、正常的孩子，"就像所有其他孩子一样"。这正是她第一次接受治疗时所表达的愿望。也是她离开治疗时所感受到的。

结　论

本章描述了在与遭受性虐待的学龄早期儿童工作时详细而复杂的过程。治疗师有幸见证了一个人的精神动力恢复的过程。治疗干预必须针对儿童的主要心理需求。对于这些儿童必须进行全面的初始评估，包括可能的解离障碍症状的筛查。SCID－D 是经过广泛研究，用于评估这些受创伤儿童的临床工具。

治疗受性虐待儿童需要认真、长期和多方面的努力。简单的治疗不能解决深层的问题。治疗师必须尊重孩子的疗愈过程，让它自然地发生。对孩子和治疗师来说，治疗过程是一个丰富彼此的体验，但治疗师是孩子进步的领航员。

对于受创伤的儿童来说，游戏治疗是一种很有疗效的方法。对一个年幼的孩子来说，性虐待的问题往往难以用语言表达出来，但通过游戏的疗愈方式，孩子可以暴露并解决复杂的冲突和强烈的情感。游戏可以帮助孩子们更清晰地聚焦，并减少受虐儿童与日俱增的焦虑。游戏的自然性让治疗不那么具有威胁性，可以鼓励孩子更开放，带着更少的戒备，更具自发性。游戏能使孩子恢复快乐和希望的感觉，而这些感觉往往由于被虐待而受到了威胁。

使用游戏治疗技术和谢弗的游戏治疗因子确保创伤的主要问题可以得到解决。游戏治疗让儿童以一种间接的方式处理强烈的痛苦，不削弱他们当前的功能，也不用要求他们不断回忆或讨论被虐待的经历。所有游戏干预的重点是努力、积极和自我提升，这有力地推动儿童进入成长和个人赋权的新阶段。

性虐待问题的解决是终身的，尽管功能失调的反应和焦虑可以通过在各个发育阶段的治疗来补救。发现学龄早期儿童的性虐待是专业人员能提供的一项重要服务。对性虐待最有效的治疗就是停止虐待。一旦这个任务完成，疗愈的过程就开始了，因为孩子恢复了他坚定勇敢的心志。

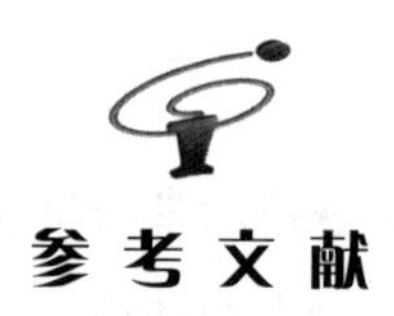

参考文献

American Bar Association. (1988). *Sexual Abuse Allegations in Custody and Visitation Cases*. *Washington*, DC: American Bar Association.

American Psychiatric Association. (1994). *Diagnostic and Statistical Manual of Mental Disorders*, 4th ed. Washington, DC: American Psychiatric Association.

American Psychological Association. (Fall 1989). Clinicians don't always tell of suspected abuse. *APA Monitor*. Washington, DC: American Psychological Association Press.

Boon, S., and Draijer, N. (1991). Diagnosing dissociative disorders in The Netherlands: a pilot study with the Structured Clinical Interview for DSM-III-R

Dissociative Disorders. *American Journal of Psychiatry* 148: 458 - 462.

Burgess, A. (1987). Child molesting: assessing impact in multiple victims (part 1). *Archives of Psychiatric Nursing* 1: 33 - 39.

Cohen, B. M., and Cox, C. T. (1995). *Telling Without Talking: Art as a Window into Multiple Personality*. New York: Norton.

Conte, J. (1991). Overview of child sexual abuse. In *Review of Psychiatry*, ed. A. Tasman, and M. Goldfinger, pp. 283 - 307. Washington, DC: American Psychiatric Press.

Courtois, C. (1988). *Healing the Incest Wound: Adult Survivors in Therapy*. New York: Norton.

Goff, D. C., Olin, J. A., Jenike, M. A., et al. (1992). Dissociative symptoms in patients with obsessive-compulsive disorder. *Journal of Nervous and Mental Disease* 180: 332 - 337.

Goodman, G. S., and Bottoms, B. L. (1993). *Child Victims, Child Witnesses: Understanding and Improving Testimony*. New York: Guilford.

Hambridge, G. (1993). Structured play therapy. In *Play Therapy Techniques*, ed. C. E. Schaefer, and D. M. Cangelosi, pp. 45 - 61. Northvale, NJ: Jason Aronson.

Haugaard, J. J., and Reppucci, N. D. (1988). *The Sexual Abuse of Children: A Comprehensive Guide to Current Knowledge and Intervention Strategies*. San Francisco: Jossey-Bass.

Herman, J. L. (1992). *Trauma and Recovery*. Basic Books.

Hornstein, N. L., and Putnam, F. W. (1992). Clinical phenomenology of child and adolescent dissociative disorders. *Journal of the American Academy of Child and Adolescent Psychiatry* 31(6): 1077 - 1085.

Jernberg, A. M. (1979). Theraplay technique. In *The Therapeutic Use of Child's Play*, ed. C. E. Schaefer, pp. 345 - 349. New York: Jason Aronson.

Klein, M. (1976). The psychoanalytic play technique. In *The Therapeutic Use of Child's Play*, ed. C. E. Schaefer, pp. 125 - 140. New York: Jason Aronson.

Kluft, R. P. (1985a). Childhood multiple personality disorder: predictors, clinical findings and treatment results. In *Childhood Antecedents of Multiple Personality*, ed. R. P. Kluft, p. 168 - 196. Washington, DC: American Psychiatric Press.

———— (1985b). The natural history of multiple personality disorders. In *Childhood Antecedents of Multiple Personality*, ed. R. P. Kluft, pp. 197 - 238. Washington, DC: American Psychiatric Press.

————(1991). Multiple personality disorders. In *Review of Psychiatry*, vol. 10, ed. A. Tasman, and S. Goldfinger, pp. 161 - 188. Washington, DC: American Psychiatric Press.

Putnam, F. W., Guroff, J., Silberman, E., et al. (1986). The clinical phenomenology of multiple personality disorder: 100 recent cases. *Journal of Clinical Psychiatry* 47: 285 - 293.

Russell, D. E. H. (1986). *The Secret Trauma: Incest in the Lives of Girls and Women*. New York: Basic Books.

Schaefer, C. E. (1993). What is play and why is it therapeutic? In *The Therapeutic Powers of Play*, pp. 1 - 15. Northvale, NJ: Jason Aronson.

Schaefer, C. E., and Cangelosi, D. M. (1993). *Play Therapy Techniques*. Northvale, NJ: Jason Aronson.

Steinberg, A., and Steinberg, M. (1995). Using the SCID-D to assess dissociative identity disorder in adolescents: three case studies. *Bulletin of the Menninger Clinic* 59(2): 221 - 231.

Steinberg, M. (1994a). *Interviewer's Guide to the Structured Clinical Interview for DSM-IV: Dissociative Disorders-Revised* (*SCID-D-R*). Washington, DC: American Psychiatric Press.

——— (1994b). *Structured Clinical Interview for DSM-IV Dissociative Disorders: Revised* (*SCID-D-R*). Washington, DC: American Psychiatric Press.

———(1995). *Handbook for the Assessment of Dissociation: A Clinical Guide*. Washington, DC: American Psychiatric Press.

Steinberg, M., Cicchetti, D., Buchanan, J., et al. (1993). Clinical assessment of dissociative symptoms and disorders: the Structured Clinical Interview for DSM-IV: Dissociative Disorders (SCID-D). *Dissociation* 6(1): 3 - 15.

Strand, V. (1991). Victim of sexual abuse. In *Play Therapy with Children in Crisis: A Casebook for Practitioners*, ed. N. B. Webb, pp. 69 - 91. New York/London: Guilford.

Wolpe, J. (1958). *Psychotherapy by Reciprocal Inhibition*. Stanford, CA: Stanford University Press.

第三部分

外化问题

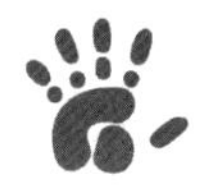

第八章

针对注意缺陷/多动障碍儿童的游戏治疗

海蒂·G. 卡杜森
(Heidi G. Kaduson)

注意缺陷/多动障碍(ADHD)是临床领域中最常见的儿童疾病之一。它的特征是持续和明显的自我控制问题,它的表现包括一系列的行为,如注意力不集中,冲动和多动。糟糕学业表现和人际关系不佳往往是神经系统过度释放能量的副作用。

DSM-IV(APA, 1994)的诊断标准将与发育水平不相符的注意力不集中、冲动和多动列为ADHD的核心特征。ADHD儿童与其他儿童的区别在于这些症状的强度、持续性和模式(Wender, 1987)。学龄儿童中有3%~5%存在这样的问题,男女比例为4:1~9:1,这取决于不同统计口径(即一般人口学或临床学)(APA, 1994)。

本章讨论的是通过多模的方式识别、理解和治疗ADHD。这种方法就是游戏疗法。

共同特征

ADHD儿童有5个共同特征(Barkley, 1990)。第一,注意力或觉醒,这是一个多维的结构,指的是注意的警觉性、觉醒、选择性、持续性、分散或广度的问题(Hale and Lewis, 1979)。ADHD儿童很快就会感到无聊。因为他们很难让自己保持参与度，所以他们可能看起来很容易分心。道格拉斯(Douglas, 1993)认为 ADHD 儿童在对活动保持注意力或是觉醒度方面存在极大的困难。这在自由的游戏环境中显而易见，比如他们对每个玩具的注意力持续时间很短，而且会频繁地在不同的玩具之间切换(Barkley and Ullman, 1975; Zentall, 1985)。

第二个特征是冲动，这也是一个多维的结构(Milich and Kramer, 1985)，它会导致延迟满足能力的落后。患有 ADHD 的孩子不能等待任何事情。他们现在就要！ADHD 儿童常常在没有等到指令的情况下迅速做出反应。他们对环境中所需要的东西缺乏足够的认识。一个孩子曾描述这种感觉像"跌入深渊"一样："你知道它正在发生，但你无法阻止它。"这些孩子无法考虑这种情况或行为可能带来的负面后果，而且似乎在进行频繁地、不必要的冒险。ADHD 儿童会接受来自同龄人的挑战。他们总是被抓住的那个。举个例子，一个孩子在班上说谁敢去拉响学校的火警警报就可以得到 50 美元。其他孩子会考虑到被停学的后果，考虑那个男孩是不是真的有 50 美元给他们等，而 ADHD 的孩子就会立刻跑去拉响警报。

当 ADHD 的孩子想要别人正在使用的东西，而他们必须等待时，他们往往会在等待的过程中纠缠不休。一个妈妈坦承，她不会再告诉她患有 ADHD 的孩子关于未来的计划，因为自从她告诉孩子他们将在 3 个月后去度假开始，孩子就会不断地询问这个问题，想要立即出发。

第三，ADHD 儿童表现出超乎他们年龄水平的活跃。在运动活动方面，如跑来跑去或总是忙个不停；在发声活动方面，如制造动物的叫声、不断哼唱、大声叫喊、烦躁、坐立不安，以及不必要的剧烈运动都是很常见的(Stewart et al., 1966)。这些活动通常是没有目的的。当 ADHD 儿童在课堂上独立学习时，他们很容易未经允许离开座位，在教室里走动。他们表现得焦躁不安，在工作时动动手、摆摆腿，玩一些与工作无关的东西。此外，巴克利及同事(Barkley et al., 1983)指出，从对 ADHD 儿童的社交互动中可以直接观察到，他们往往话很多。患有 ADHD 的儿童经常只顾自己讲的内容，既对别人的谈话不感兴趣，也不关心他人的评论或别人参与与否。

巴克利(Barkley，1990)提到的第四个特征是缺乏规则支配的行为。ADHD患儿可能从根本上缺乏对后果有预期的行为调节(Barkley，1990)。这些孩子似乎很难服从父母和老师的要求。一些研究人员假设，ADHD儿童对刺激的觉醒阈值高于正常值。当环境中的刺激减少时，多动和注意力不集中就会增加，作为对这种减少的补偿。据说这能使中枢神经系统的觉醒保持在最佳水平(Zentall，1985)。显然，ADHD儿童在自我控制和问题解决方面是有困难的。受规则支配的行为对于训练ADHD控制冲动反应和延迟满足很重要，这对他们来说很难。巴克利在1993年的一次CH.A.D.D.(有注意缺陷的儿童及成人Children and Adult with Attention-Defiicit Disorders)研讨会上提出了一个观点，他认为ADHD是发育上的缺陷，包括受规则和结果来调节与维持行为的能力受损。

第五，随着ADHD儿童表现的易变性不断增加，他们可能在同一科目的不同测试时间获得A和F。道格拉斯(Douglas，1972)在对ADHD儿童进行反应时间任务或连续问题解决的观察中指出了这个问题，此后许多其他人也对此进行了报告。ADHD儿童在多项任务中的表现似乎有更大的标准差。他们在学校里也是差生。很多时候，这些孩子被贴上懒惰或不努力的标签，这显然会影响他们的自尊。

构　成

根据ADHD的影响构建一个拼图，可以有助于理解这些孩子的生活和人格特点。

行为表现

注意

首先，ADHD儿童的注意持续时间很短，大约是同龄人的1/3

(Barkley, 1990)。虽然这被认为是一种稳定的现象,但事实上并非如此(Copeland and Love, 1991)。专注和不专注都是可变的,取决于内部和外部的因素。例如,一个孩子专注地玩电子游戏或看电视可能没有问题,但却会忽略或"无视"老师或父母。而另一方面,他可能对一个特别有趣的老师很专注。

虽然每个人的专注能力取决于激励因素,但这同样是一个程度的问题。注意力不集中几乎是每一个患有 ADHD 的孩子的共同特点。据报告,注意力持续时间短,白日梦,无法集中注意力或不能聆听解释、遵循指示、坚持完成任务等都是主要问题。即使在最小的任务中,也可能出现意外。父母通常会说"他不听话"。这种注意力不集中也存在于日常活动中。

注意力涣散是导致注意力不集中的一个特征,而两者通常密切相关。从定义上来讲,它是一种被与当前任务无关的刺激物转移注意力的倾向。使人分心的事物既有内在的,如想法和/或幻想,也有外在的,如房间里的噪声或过往的汽车。ADHD 儿童很容易被外部噪声分散注意力。他们似乎一下子受到了世界上所有刺激的轰炸。他们很难确定哪些是与任务有关的刺激,哪些不是。例如,在游戏室里,这些孩子可能会听到其他人没有听到的响声。他们会继续做着他们正在做的事情,但是一边会问:"那是什么?"

当家长和老师不理解这是 ADHD 带来的问题时,他们可能就无法体谅这些孩子,从而会惩罚他们。事实上,许多人认为他们的孩子在学习和家庭作业上存在选择性的注意缺陷。当他们看到孩子对于自己喜爱的活动可以保持长时间的专注时,他们会感到困惑,这是可以理解的。在很多情况下,导致差异的是动机,而不一定是任务。

在熟悉、无聊、重复和疲劳的情况下,注意力是最难集中的。当兴趣或动机很强时,他们可以很专注。事实上,这时身体会分泌额外的激素刺激大脑,增加神经递质的释放,从而改善注意中心的调节(Copeland and Love, 1991)。

患有 ADHD 的孩子和他们的父母和老师(如果不是因为注意力缺

陷而更加沮丧的话)是一样的。每个孩子都想要掌控、成功和成就。与没有这些问题的同龄人相比,ADHD 的孩子付出了更多的努力。

多动

一般来说,ADHD 儿童最容易识别的行为就是多动。它的表现包括:(1) 坐立不安;(2) 睡眠需求减少;(3) 讲话过多;(4) 过度的奔跑、跳跃和攀爬;(5) 倾听困难;(6) 就寝不安(踢被子、翻来覆去);(7) 在用餐或上课时不能静坐。这些孩子总是在房间里走来走去。他们在婴儿期就看上去很不安分。甚至在他们开始爬之前,把他们放在婴儿床的这一头睡着后,醒来的时候会是在另一头。他们中有些会有进食和睡眠问题。许多父母抱怨说他们的孩子这么多年来都没有睡过一个整觉。他们总是想从婴儿床里翻越出来。在学步期,他们看上去是先会跑再会走。当这些孩子的能量水平明显高于所有人的承受能力时,父母们会变得疲惫不堪。吃饭往往是一个难题,因为他们总是试图从他们的高椅子或座位上离开,不停地摆弄餐具、晃动双脚、敲打桌子、前后摇晃,等等。家长们报告说,吃饭是家里最令人头疼的事,大家都没办法好好吃饭。

在学校,多动的表现形式也是类似的:坐立不安、敲桌子、脚动来动去、玩铅笔,动个不停。ADHD 儿童很难静坐,他们不停地说话,而且非常吵闹和爱捣乱。多动的行为可能会让他们在班上扮演小丑的角色,因为他们的一刻不停,很多事情就会发生在他们身上。这些孩子受到内部的驱动,很少有来自外部的安排或控制能够带来显著的差异。

ADHD 儿童并不总是多动的。在某种情况下,他显得非常平静和专注。当孩子从大人那里得到一对一的关注时,或者当他做一些他真正喜欢的事情时,很少会看他们注意力转移。这让成年人得出这样的结论:孩子在某些时候可以很平静,所以他是故意目中无人,而实际上,并非如此。

总体来说,研究结果表明多动的儿童并不是在所有环境下都比随机组群更活跃。对环境的限制和需要的专注越多,就越有可能发现活动水平的差异。在烦躁不安和偏离任务的行为中尤其如此。在不寻常或不熟悉的情境中，他们的行为举止和其他孩子非常相似。一位母亲说，她觉得自己可以通过每天雇一个陌生人来控制女儿的活动水平。

冲动

冲动是 ADHD 的一个典型问题，它会带来最负面关注。研究表明，这种核心症状或行为在青春期和成年期最为持久和严重（Weiss and Hechtmann，1986）。

冲动的表现包括：（1）兴奋性；（2）抗挫能力低；（3）行事前不先考虑；（4）无序性；（5）缺少规划能力；（6）很快从一项活动转移到另一项；（7）在需要耐心和排队轮流的团体里很难等待；（8）无论是无意的或是故意的，都常常会陷入麻烦；（9）频繁打断别人。

三思而后行，容忍延迟，考虑行动后果的能力是控制冲动的要素，也是人生成功的重要因素。到 6 岁时，大多数孩子已经逐渐学会了延迟满足。ADHD 儿童则不然。他们很容易沮丧，对挫折的容受度很低，并且会表达出这种情绪。患有 ADHD 的孩子可能会在受挫时冲动地去打兄弟姐妹，然后立即感到非常懊悔。尽管事后意识到了，但这些孩子在道歉后立即又会开始了不考虑后果的行为，不会从以前的经验中吸取教训。

ADHD 儿童似乎也活在当下。如果他们看到一个自己想要的玩具就会立刻去拿。如果有巧克力色的且吸引人的东西，他们就会去吃。如果球滚到街上，他们会立即跑去追球，继而可能会因为不考虑自己行为的后果而受伤。

冲动的孩子也可能是无序和健忘的。凌乱的卧室是家庭中的一个典型问题。为了找衣服穿，这些孩子会翻遍所有的抽屉。翻完之后，房间被弄得乱七八糟，但他们却自顾自去干下一件事情了。即使他们打扫完了，10 分钟后，当有其他东西找不到时，房间就又会被弄乱。这对孩子来说不是问题，却是父母的难题。同样，对于家庭作业，一个冲动的孩子可能会把它丢在厨房桌子和背包之间的某个地方。或者就算放在书包里，也会在去学校的路上弄丢。

老师往往会对 ADHD 儿童的行为感到很恼怒。无序是他们在学校的一个主要问题。他们的课桌看起来就像被龙卷风袭击过一样，他们的储物柜里也是一片混乱。

对于这些孩子来说，冲动是所有行为中最难应付的，因为这会为他们带来麻烦。他们会表现得很有攻击性，只要稍微受到一点刺激就会跟别人打起来。他们打碎窗户，把自己或别人弄到流鼻血，毫不犹豫地毁坏玩具。同样，这些孩子们很懊悔，事实上，他们似乎比周围的孩子和大人更惊讶于自己的所作所为。

社会功能

糟糕的同伴关系

对 ADHD 患者来说，最重要也最容易被忽视的就是社交影响。多动症对人际交往的影响就像它对孩子学业表现的影响一样显著。为了交朋友，孩子们必须能够集中注意力。为了在团队中相处融洽，他们必须能够听懂别人所说的话。社交线索往往都是很微妙的：眯起眼睛，扬起眉毛，语调的细微变化，头部的倾斜。ADHD 的孩子通常不会注意到这些信号，这就会导致社交中的失态或给人一种没有常识的感觉。特别是在儿童时期，社交的节奏很快，没有人会同情违反规则的人。ADHD 儿童由于注意力不集中或冲动会导致社交意识的缺失，这会让他们被群体拒绝或是不被朋友所理解。在许多情况下，这些孩子在同伴交往中体验到的是彻底的失败，然后被孤立。

所有年龄段的孩子很快就会意识到 ADHD 儿童的社交困难，并消极地看待他(Milich et al., 1982)。米利奇和兰道(Milich and Landau, 1981)认为同伴拒绝是精神病理的一个重要预测因素。佩勒姆和米利奇(Pelham and Milich, 1984)认为 ADHD 儿童与其他儿童的不同之处在于他们经历了“行为的过度导致的同伴拒绝和社交技能缺失导致的低接受度”(p. 560)。

在学龄前，当大多数孩子都在发展基本的社交技能时，ADHD 儿童往往没有。虽然他们可能还没有明确形成消极的社交模式，但他们无法与同龄人有情感的融入。只有 1/5 的非 ADHD 儿童会有类似的问题(Campbel and Cluss, 1982)。这些著者还发现,注意力不集中和多动的儿童与同龄人之间的攻击性互动比例很高。

在童年中期,ADHD儿童即使竭尽所能也无法改变他们的幼稚和无能。他们的社交技能缺陷使其形成了一种高发的,低影响力的行为模式。他们可能缺乏加入对话或轮流发言的能力。虽然这些行为并不是非常令人厌恶,但它们确实会导致ADHD儿童在同龄人中不那么受欢迎。相反,有些ADHD儿童会表现出一种低发的,高影响力的行为模式。虽然攻击行为可能不会经常发生,但ADHD儿童仍然会遭到其他人的拒绝和厌恶(Pelham and Milich, 1984)。多动的ADHD儿童与同龄人相处的时间越来越少,独处的时间越来越多,或是和比他们的更小的孩子玩,那些孩子能够接受并尊重他们。在其他情况下,当同龄人在练习竞技运动时,这些孩子仍然热衷于幻想游戏。

同伴关系不良的严重后果之一就是缺乏自尊。有学者指出,孩子们经常根据他人的观点来评判自己的自我价值。努力不当和缺乏同伴群体的接纳会导致进一步同伴拒绝(Ross and Ross, 1982)。

技能缺陷

患有ADHD的儿童会经历一系列的问题,这些问题会影响同伴对他们的接纳度:专注困难、破坏性、冲动、幼稚或攻击性反应、基本的沟通障碍,以及难以有适应不同情境需求的行为(Whalen et al., 1979)。由于缺乏解决社交问题的技巧,他们虽然可以用语言表达出他们应该做什么,但当他们在自由游戏时,可以观察到他们很少能坚持到底。冲动反应会让他们最终陷入困境。除非给予他们激励刺激,否则他们是无法进行自控的。

如今,攻击性被认为是ADHD儿童行为问题的一个常见组成部分,它是一个非常稳定持久的特点,不会随着年龄的增长而减弱(Loeber and Dishion, 1983)。这表明随着年龄的增长,无攻击性的儿童较少被同伴所拒绝,而相对应的,那些具有攻击性的ADHD儿童则会持续受到同伴拒绝(Ross and Ross, 1982)。与多动相比,攻击性与同伴问题的相关性更高(Pelham and Bender, 1982)。

同伴评分显示，ADHD 女性与正常女性的相似度高于 ADHD 男性与正常男性的相似度。ADHD 女性的攻击性会比 ADHD 男性更少，但是情绪和情感问题会更多。

学业

对 ADHD 儿童的观察研究表明，他们无法适应正常的课堂生活。上学对他们来说是个大问题。注意力不集中会导致作业做不完，冲动会导致学习中的错误和社交上的混乱，多动会导致持续的坐立不安和喋喋不休。成绩不佳是再正常不过的结果。这些孩子可能会为了考试花很多时间学习，却在第二天就忘记了。他们可能会被迫去完成作业，结果却在去学校的路上把作业弄丢了，或者忘记上交。他们可能知道答案，但会在老师说完问题前冲动地给予回应，因而降低了等级。即使是那些高智商的 ADHD 儿童，他们的表现也不如同等智力的正常孩子。ADHD 儿童意识到他们必须更加地努力，而得到的回报却更少。他们第一个完成数学测试，结果却出现“粗心”的错误。他们在其他学生思考的时候哼歌干扰他们。总之，他们在学校的体验都是负面的。

ADHD 儿童会因为不认真、静坐不能、懒惰、无法发挥潜力、注意力不集中等被警告。许多家长说，老师会以“你有一个非常聪明的孩子，但是……”为开场白开始他们的会谈。这再一次说明了家长、老师，以及最重要的——学生们的挫败感。

罗素·巴克利(Russell Barkley)曾经说过，ADHD 儿童得到一个“A”，我们就会紧抓不放，在之后的日子里一直针对他们。他们总是反复无常的。支持和理解这种障碍能帮助他们，但在大多数情况下，这些孩子都会因为没有做得更好而被嘲笑。

情感

作为一个群体，ADHD 儿童比正常儿童或有学习障碍的儿童更容易出现焦虑、抑郁和低自尊等症状(Bohline，1985)。当每个人都在关注孩子的外在行为时，很少有人关注孩子的内心世界。所有这些缺陷和问题都会导致低自尊、无能感、挫败感以及抑郁。虽然很显然，抑郁不是ADHD的核心症状之一，但随着时间的推移，当一个孩子与父母、老师和同龄人之间不断发生令人沮丧的事情时，可能就会产生抑郁。由于儿童抑郁症的表现与成人不同，因此它常常会被忽视。

幼儿抑郁症可能表现为喜欢冒险，饮食习惯的改变，过度活跃，经常发脾气，缺乏愉悦感。脾气暴躁，缺乏乐趣。当行为有明显的变化时，不管是突然的还是已经持续一段时间，都有必要进行治疗。

ADHD除了可能导致抑郁之外，焦虑症与多动症的共病率更高。具体来说，这些孩子中有许多人都会体验到与他们的年龄不相符的恐惧。成年ADHD患者证实，在10—12岁的时候，他们仍然会害怕恐龙和怪物进入他们的卧室。这些焦虑有时候能被孩子控制，有时候也会严重干扰他们的正常功能。父母往往会说："这没有什么可怕的，"孩子只不过是无法用语言表达，但害怕是确实存在的。

生理特点

躯体异常

有研究表明ADHD儿童比正常儿童有更多轻微的躯体异常(Firestone et al., 1976)。有些是(1) 食指比中指长；(2) 小指弯曲；(3) 第三脚趾与第二脚趾等长或长于第二脚趾；(4) 耳垂贴面；(5) 手掌横纹；(6) 眉头紧锁；(7) 大于正常头围；(8) 耳朵位置低或是柔软多肉；(9) 汗毛带静电；(10) 后脑勺上有两个发旋(Barkley, 1990)。

健康问题

慢性健康问题在ADHD儿童中也比在正常儿童中更为常见(39%～44%对8%～25%)，如反复出现的上呼吸道问题，过敏反应或哮喘。他们中的一些人经常为反复的鼻塞或喉咙发痒而烦恼。此外，他们很容易感冒，这也会导致上呼吸道感染。

有记录显示多达43%的ADHD儿童会发生尿床，特别是在夜间，相比之下，正常儿童的比例是28%(Stewart et al., 1966)。哈特苏和兰伯特(Hartsough and Lambert, 1985)报告说，ADHD儿童比正常儿童更可能在排便训练中遇到困难(10.1%对4.5%)。

睡眠问题

研究发现患有ADHD的儿童比正常儿童更可能出现睡眠障碍。多达56%的ADHD儿童有入睡困难,而正常儿童只有23%。高达39%的ADHD儿童经常夜间醒来(Kaplan et al., 1987)。因为他们似乎比同龄人对睡眠的需要更少,这些孩子可能会睡得很晚而醒得很早,让父母筋疲力尽。超过55%的ADHD儿童被父母描述为刚醒来就很疲惫,相比之下,正常儿童这样情况的比例是27%(Trommer et al., 1988)。

积极品质

ADHD的积极品质是不能被忽视,而又常常被忽视的。这些孩子的精力异常充沛。当这种能量被加以引导,他们就可以成为优秀的运动员,成功的商人,总而言之,就是有活力,有创造力的人。这些孩子常常充满深情,热烈地表达他们的爱意。他们会非常热情地拥抱别人,虽然抱得很紧,而且绝对是用他们的方式。但他们一定是有感染力的。另外,ADHD儿童很爱帮助别人。给他们一瓶玻璃清洁剂,他们就会喷满整个房间并且把它擦干净,包括那架古董钢琴。由于有强烈的社交愿望,他们会犯很多错误,但大多数时候还是会去寻找朋友。创造力是他们另一个积极的品质。许多孩子在音乐、舞蹈、戏剧或艺术方面都很优秀,如果他们协调性好,在运动方面也会很出色。有趣的是,有些人认为ADHD儿童有着非同寻常的同理心。当有人哭泣时,他们往往会表现出情感上的回应。当他们的冲动没有成为障碍时,他们会试图去帮助别人。对积极品质的全面关注可以重新定义问题,并让父母把这种障碍看作是可控的。

病　因

大多数研究者赞同ADHD的生物易感倾向理论,就像精神发育迟滞一样。许多神经病学理论认为由于神经系统中一个决定性共同通路的紊乱引起了这一疾病。就ADHD而言,似乎遗传因素在这些儿童发生的症状中起着主要作用。前额纹状体边缘区域及该区域中丰富的连接引起的多巴胺消耗(或至少是活动不足),可能通过基因遗传下去。妊娠并发症、中毒、神经系统疾病,以及家庭功能障碍和教育问题等社会因素,都可能加重这种情况。我们知道ADHD并不是来自糟糕的养育或食物过敏。扎梅特金等人(Zametkin, et al., 1990)的最新发现得出结论:患有ADHD的成年人的大脑与正常人是不同的。

治　疗

治疗ADHD最常见的方法是药物治疗、行为矫正、认知训练、认知行为治疗和家庭系统治疗。家庭系统治疗。此外,游戏治疗作为一种可行的治疗选择正在进入这一领域。

药物治疗

精神兴奋剂是治疗ADHD儿童最常见的药物,每年有60多万儿童会使用它。1%～2%的学龄群体服用处方药物(主要是哌甲酯类),这使得ADHD成为使用药物治疗最多的儿童疾病(Safter and Krager, 1983)。大量研究清楚地表明,大多数接受治疗的儿童在行为、学业和社交功能上会产生由药物带来的短期改善(Barkley, 1990)。当服用药物时,这种变化是显而易见的。然而,许多家庭报告说,在未服药的课外时间里,行为问题会带来负面的互动。此外,这些药物的副作用——失眠、食欲不振、焦虑加剧、抽动加重(Barkley, 1990)有时很难处理。由于孩子可能仍然会体验到低自尊、社交技能差和抑郁情绪,所以作为药物治疗的辅助,其他的治疗方式是很必要的。对于ADHD来说,经常被提到的一个问题就是,兴奋剂药物治疗,行为治疗或是两者结合,到底哪一种是最佳的治疗方式(Abikoff and

Gittelman, 1985)。目前,该领域大多数研究人员一致认为,两者结合的方式优于任意一种单一的治疗(Pelham and Murphy, 1986)。

行为疗法

如今,越来越多的证据证明了行为治疗技术对各种问题行为和非功能性行为的有效性,如不恰当的发言、对同伴的攻击性、不按顺序发言、离开座位以及开小差行为(O'Leary and O'Leary, 1972; Wolraich et al., 1978)。常见的干预措施包括:(1)正强化和刺激控制(Mischel, 1974);(2)强化竞争反应(Kazdir, 1975);(3)暂停(Forehand and Baumeister, 1976);(4)激励与消退(Craighead et al., 1981)和(5)示范(Cohen and Przbycien, 1974)。

与药理学方法相比,行为治疗作为 ADHD 儿童的单一治疗方法具有诸多优势(Hersen and Barlow, 1976; O'Leary and O'Leary, 1976)。它不会产生药物治疗中常见的负面影响(O'Leary and O'Leary, 1979)。此外,行为治疗聚焦于行为前事件和行为后事件,这有助于更好地理解问题行为的诱发和维持。尽管有大量的证据证明行为技术的有效性,但一些研究显示,在治疗过程中观察到的行为改变往往无法保持,也不会泛化到其他偶发情况中(Kazdin, 1975; Thoresen and Mahoney, 1974)。

认知疗法

由于很少有人推广和维护行为疗法,这促使一些替代的和基于认知的治疗选择得以发展。许多学术研究都聚焦在 ADHD 儿童的相关问题上(Camp et al., 1977; Douglas et al., 1976; Kendall and Finch, 1978; Meichenbaum and Goodman, 1971)。以认知为基础的技术,如自我指导训练和问题解决技能训练,它们构成了一些特定的程序,有助于维持和泛化行为的改变。

有越来越多的研究来探讨针对儿童的自我指导训练的有效性(Kendall and Hollon, 1979,;Mahoney, 1977; Meichenbaum, 1977)。

在临床上，结合认知自我指导技术的认知行为干预的使用看起来前景可期(Copeland, 1981; Urbain and Kendall, 1980)。在认知行为的背景下，ADHD 儿童的行为在很大程度上被认为是认知缺陷的结果。这些孩子似乎无法像那些能有效解决问题的人一样，可以拥有参与信息处理的活动特质，也无法启动可以控制行为的内省思维过程(Urbain and Kendall, 1980)。因此，认知干预强调在认知过程水平上的技能构建，使 ADHD 儿童在各种情况下都能进行有效的调适。

在 ADHD 儿童的治疗中，认知训练可能比其他任何治疗方式都更具有表面效度。也有人认为，内化自我调节技能的发展有助于长期泛化和维持其效果，然而这种观点尚未被证实(Abikoff, 1991)。虽然孩子们在治疗过程中学习技能并运用它们，但是如果没有持续的干预和强化，这些技能会随着时间的推移而消失。因此，自我对话能改变认知这种说法并不成立。

认知行为疗法

基于认知治疗和行为治疗均有很多成功的具体治疗方法，人们努力去研究两者结合干预的效果。与其他治疗干预一样，认知行为训练的目标是减少或消除不适应的、不恰当的行为，并建立更有效的、更具适应性的反应模式。这些目标的核心是发展自控技能和反思性解决问题的策略。我们假设这些技能的获得和内化将为儿童提供行为自我调节的途径，从而促进其效果的泛化和维持(Meichenbaum and Asarnow, 1979)。

虽然对认知行为治疗效果的研究为这种干预策略提供了支持(Kendall, 1981)，但也有一些研究得出了对立的结论(Friedling and O'leary, 1979; Higa et al., 1978; Palkes et al., 1972)。一些研究人员发现，对于有严重行为问题的儿童，传统的认知行为方法可能效果较差(Bugental et al., 1977; Sprafkin and Rubenstein, 1982)。临床上经常会报告 ADHD 患儿不听话，不遵守指令，或无法长时间服从指令，无法遵从任务中的指引(Barkley, 1990)。诸如此类的问题可能会影响传统的认知行为方法的效果，因为孩子必须能够听从指令，必须要有遵从指令的动力，而且需要对此有足够多的强化。当治疗师试图使用必需的方法训练孩子时，ADHD 儿童可能会感到无聊并拒绝参与治疗。在一个有趣的、没有威胁的环境中进行训练可以克服这个困难。

游戏疗法

人们对游戏行为的共同特征有了越来越多的共识。首先，游戏的动机是内隐的。患有 ADHD 的儿童有很多冲动行为，需要帮助才能集中注意力并坚持完成任务。为自己而进行的活动具有内在的动机，因为快乐是活动本身所固有的。游戏似乎满足了孩子的这种内在需求(Schaefer, 1993)。

游戏的第二个特点是，孩子更关注游戏活动本身，而不是活动的结果或成功完成(Schaefer, 1993)。因此，游戏过程比最终结果更重要。在游戏中，孩子乐于去学习，去解决问题，去体验。

积极情绪是游戏自有的第三个特点。儿童从游戏中获得愉快的感觉。ADHD 儿童需要体验更多的积极情绪，来抵消老师、父母、兄弟姐妹和同龄人一直在告诉他们要停下来、要集中注意力和要表现得体这些负面环境的影响。

第四个特点是孩子在有趣的游戏中的积极参与，使他变得足够专注。患有 ADHD 的孩子往往无法完成任务，就从一个活动转移到另一个活动中去了。在游戏过程中，他能够在治疗师的帮助下坚持完成一项任务，并体验到成就感。

游戏也有一种“仿佛是”的特点，即它好像是在现实生活中发生的一样。这第五个特点对患有 ADHD 的孩子非常有益，他们可以在没有他人批判的眼光下去解决问题，犯错误，并找到解决方案。

游戏不仅能促进儿童的正常发展，而且还能减少异常行为(Schaefer, 1993)。谢弗将游戏治疗定义为“这是一种人际交往过程，在这个过程中，有经验的治疗师系统地运用游戏的疗愈力帮助患者解决他们心理的困难”(p.3)。有一些治疗因素是有助于 ADHD 治疗的，其中最重要的是找到合适的治疗师与孩子一起工作。

理想的游戏治疗师

理想的 ADHD 儿童游戏治疗师应该具备以下特点：

1. 对 ADHD 有充分的了解，并认同这一疾病存在的事实。

2. 对规则的态度十分坚定，但始终保持冷静和积极的态度。

3. 善于根据实际情况调整治疗策略和工具。

4. 为满足孩子的实际需求量身定制治疗策略。

5. 根据孩子的喜好协调不同的趣味任务。

6. 当孩子的挫折感接近极限时，要懂得及时让步。

7. 当治疗师的挫折感接近极限时，要懂得及时调整。

8. 用简短易懂的语句进行沟通。

9. 在交流时要和孩子有眼神接触。

10. 有一个固定且井然有序的游戏室。

11. 对于行为有即时和一致的回应(后果)。

12. 掌控游戏室的全局但不控制孩子。愿意与孩子分享游戏室的主控权。

13. 和孩子约定一个秘密的暗号，当他有不当行为时温和地提醒他。

14. 保持亲近的距离但不干扰孩子。

15. 忽略孩子的小问题，只专注于关键问题。

16. 在游戏治疗的过程中能在适当和必要的时候充当“辅助者”——这有助于确保孩子完成作业，父母参与治疗过程等。

17. 作为一个有自己的兴趣爱好、会恐惧、会快乐的人，即使是在经历了一段艰难的过程之后，依然对孩子保持兴趣。

18. 愿意经常与父母讨论有关育儿情况、个人问题以及他们自己的注意力问题。

19. 非常有幽默感。

[改编自《注意缺陷/多动障碍：家长和教师指南》(ADHD/Hyperactivity：A Consumer's Guide；Michael Gordon，1991)，经授权使用。]

游戏的疗愈力

游戏治疗过程中包含的要素数量有限，这些要素因其对孩子的特定影响而相互区别。在确定治疗方案时，可考虑以下机制：沟通、情绪调节、关系促进、压力管理、自我提升、认知问题解决和为生活做准备。

沟通

游戏是孩子们的语言，孩子们可以通过游戏来表达他们的想法和情感。因为游戏是非言语表达，这和口语表达是有很大区别的。游戏充满了形象和情感，是一种更具想象力、由驱力支配的交流形式。与用文字表达的逻辑性、顺序性和解析性思维不同，这些思维明显以左脑为中心，而游戏似乎更倾向于右脑(Schaefer，1993)。也许正是因为这个原因，游戏让 ADHD 儿童能够交流他们意识得到，但无法用语言表达的想法和感受。此外，儿童的游戏能帮助他们发现无意识的愿望和冲突，这可能是不当行为模式的潜在原因。

情绪调节

游戏能够增强孩子的情感储备。通过发泄和情感宣泄，在适当的情感释放，逐步消化并吸收转化的过程中去重温体验。情感宣泄是许多治疗学派(Greencavage and Norcross，1990)都会使用的核心技术，它通过对枕头或者 bobo 娃娃[①]这种无生命物体释放紧张和情感，来为

① 一种充气的不倒翁。——译者注

孩子提供安慰。ADHD儿童需要像其他孩子一样能够表达各种情绪。然而，在现实生活中由于他们冲动的行为和转瞬即逝的想法，这种能力被抑制了。在现实生活中，当他们不恰当的、不假思索地行事时，他们就会因为这些“故意”的行为受到指责，收到一些混杂的信息。他们往往会自责不已。然而，在游戏中，他们可以在一个安全的环境中释放真实的感受，体验真实的情绪。孩子主动让玩具反复再现自己过去不愉快的经历，以此获得一种对世界的掌控感，而在现实生活中，他们往往是被动体验这个世界的。埃里克森（Erikson，1940）指出，解决烦恼的处境是童年期自发的最自然的自我疗愈过程。

在治疗中，儿童积极参与的重要性可以从几个角度来理解。从发展的角度，他需要表现出对环境的掌控感。通过认知行为技术的使用，ADHD儿童将注意力集中在自己的想法、情感、幻想和环境上，他开始表现出对自己行为的自我管理水平的提高。这样注意力就可以集中在特定情况因素和孩子对问题的感觉这二者的结合体上了。

关系促进

孩子需要获得对他自己更充分的接纳，治疗师与孩子紧密的关系对此是至关重要的（Schaefer，1993）。游戏的本质是促进积极的互动，这种互动充满乐趣，关注的是享受而不是成就。游戏形成了一种愉悦的关联，积极地影响着孩子对治疗师和治疗的信任。尤其是患有ADHD的儿童，他们与同龄人和权威都有社交问题，认同治疗师的行为和价值观是很重要的。而后，治疗师可以给予适当的行为示范，与孩子建立契约并坚持下去，以增强孩子积极的自我意识。

压力管理

游戏治疗可以提供一个压力管理的场所来进行“压力免疫”和减压。被焦虑和恐惧所困扰的ADHD儿童，可以通过游戏技巧的使用，在一个微缩的情境中感受一种具有威胁性的对象，并获得一种掌控感、力量感和控制它的能力。此外，可以通过游戏来教孩子如何预防将来可能受到的压力。

自我提升

使用游戏和其他游戏技巧可以帮助孩子学会自我控制。游戏的竞争性质需要专注力、冲动控制和自信。游戏在更大程度上是调用自我和超我，而非本我，的过程。学习如何玩，提升自己的表现，并影响其结果的过程，增加了 ADHD 儿童的自信心，并为他们带来了一种掌控感。

认知问题解决

要为幼儿开发合适的治疗方法，认知领域的优势和局限是关键的问题。通过直接的教学，许多 ADHD 儿童可以复述那些解决问题的方法，但似乎仍然不会使用这些方法。游戏，特别是象征性的游戏，比直接指导更能促进儿童创造性解决问题的能力(Sawyers and Horm-Wingerd, 1993)。游戏和创造力似乎可以通过人格因素和认知过程联系起来，这些认知过程包括内在控制、隐喻思维、意象和幻想、注意力广度、好奇心/探索和象征性活动。通过探索和游戏，孩子们获得了基本的知识和经验。就其本身而言，这对于有创造性地解决问题是必要非充分条件。

为生活做准备

孩子们在角色扮演和行为预演中有机会尝试不同的替代行为，帮助 ADHD 儿童为现实生活做好准备。社会剧表演被广泛认为是一种假扮游戏的进阶形式。在治疗中尝试新的行为，而后权衡利弊。角色扮演也能培养同理心。许多 ADHD 儿童行为冲动，不会意识到自己的行为或对他人的影响。通过这种角色扮演，他们可以在安全的情况下看见自己。老师们认为社交能力、同伴受欢迎程度和解决冲突的技巧与假扮游戏呈正相关(Rubin et al., 1983)。

理论方法

认知行为策略使用基于表现的程序和认知干预来使思想、感受和行为产生改变(Hinshaw and Erhardt, 1991)。治疗必须考虑到孩子的内部和外部环境(Meichenbaum, 1977)。治疗师会把重点放在学习的过程,偶发事件的影响和环境中的示范上。这也提供了一个框架,让孩子们通过解决控制和对自己行为负责的问题参与到治疗中。通过整合认知,孩子在变化中成为一个积极的参与者。例如,帮助孩子识别和修正非理性的信念,可能会让他们有个人的领悟和赋权的感觉。

早期影响认知行为疗法之一的是罗特(Rotter, 1954)的社会学习理论,即个体潜在或可能的特定行为是特定情境下的强化值[①]和期望的结果。罗特强调了这些认知过程的情景特异性,但同时认识到跨情境认知也会以广义的期望(例如:失去控制)和强化值(需求或目标)的形式发展。班杜拉(Bandura, 1977)的社会学习理论增加了其他的认知因素,包括个体对某一给定行为实施能力的期望(效能期望)、自我强化和偏好选择性地关注某些被观察到的模型。此外,迈肯鲍姆(Meichenbaum)早期运用于儿童的认知行为治疗(Meichenbaum and Goodman, 1971)表明,儿童行为自我控制的习得是源于他们对语言的使用和认知的控制。他认为孩子是通过与重要他人相处的经历来学习调节自己行为的。因此,他们是"通过做来学习"的(Brown, 1987)。

从这个意义上来说,ADHD 儿童可以利用认知行为游戏治疗来处理他们正在经历的问题。(家长也参与治疗,但不是在实际的游戏治疗环节。)使用玩具来解决问题的孩子,可以选择变形金刚或其他玩具人物(如:恐龙、外星人、超能战士)。一旦孩子做出了选择,这个玩具就象征着他。下一步,就要使用这个有象征意义的玩具,包括很多干预措

---

① 指某一物品或结果对某个特定个体具有的心理价值而不是实际价值。——译者注

施来实现最终的改变。

增加任务状态行为

像打败时钟这样的游戏，可以增加任务状态行为。治疗师在治疗开始时启动游戏，给孩子10张扑克筹码。要求孩子在一个特定的任务上（看书、做一个乐高模型、画画，等等）保持10分钟的注意力。如果他在这段时间里被任何事情分心，他必须给治疗师一个筹码。如果他在整个过程中都能保持注意力，他就能赚5个筹码。预先设定一个目标，告诉孩子赢得一个奖品或零食所需的筹码数。这个游戏可以持续整节治疗，也可以是一节治疗的一部分，但必须在孩子感到厌烦、不愿意再玩之前停止。当保持注意力的时间延长到20分钟时（即使是一个无聊的任务），他就已经完成了高要求的课堂行为了。

促进情感言语化

许多患有ADHD的孩子很难用语言表达自己的感受，他们可能会比其他孩子更喜欢说“我不知道”。因为他们有很多困难，这也是一个自我保护的好方法。在情绪词游戏中，治疗师和孩子坐在一起，询问同龄的孩子可能会有什么情绪。当孩子陈述情绪（例如，高兴、生气、悲伤）时，治疗师会把每一种感受写在一张4英寸×6英寸（约10厘米×15厘米）的纸上，然后在孩子面前放成两列。如果孩子想不出8个词语，治疗师会给出一些建议，并让孩子确认。当有了8个词语之后，治疗师说：“我这里有一盒扑克筹码，我管它们叫情绪。我现在要讲一个故事，然后我会把一些筹码放在相应的情绪词上，代表我在这种情况下的感受。我可以用我想要的筹码数量来代表那种特定情绪的强度，我也可以根据我对这个情绪的感受去改变这个数量。”接着，治疗师会讲一个简单的故事，并示范在纸上放下筹码，把不同数量的筹码放在不同的感受上。他可以根据自己的感受改变筹码的数量。在孩子看过示范后，治疗师以不具威胁性的方式给孩子讲另一个故事（如：在球队比赛中踢进一球，但球队还是输了）。然后，由孩子把“情绪”筹码放在不同的情绪纸上。接下来，轮到孩子向治疗师讲故事，治疗师把自己的感受写下来。这样就可以使接下来的每个故事对孩子来说更有现实基础，从而也促进他们对情感的言语化。

增强自我控制

下面的游戏是用来教孩子自我控制的，这是这些孩子们很难做到的事。

游戏棒

治疗师和孩子按照游戏规则玩这个游戏。这个治疗的目标是示范"停下来思考"的行为。问题解决的技能也教会他们能想办法得到最多的木棍。治疗师会在其中犯错误并评论对错误的看法，让孩子知道这是更可取的应对模式会更可取。如果孩子找到了更好的方法，治疗师就可以跟着孩子学，并重复那个步骤。

弹跳球

患有 ADHD 的孩子必须要沿着板的标记滑动滚珠，然后再让它们从橡胶带上弹下来，这样它们就能落在板上得分的位置。大多数孩子把滚珠扔得过于用力。治疗师通过使用"自我控制"这个标签，让孩子平静下来，并帮助他控制自己的行为。

生物反馈赛车游戏

由本章作者创建，用于小组形式(Kaduson，1993)，逐渐地，这个游戏在 ADHD 儿童的个体治疗上也取得了同样的成功。这款游戏将一个肌电生物反馈仪(EMG)连接到一个赛车装置上。治疗师让孩子们放松，然后将电极放置在他们的额肌上(据报告，他们的额肌比其他儿童更紧张)。记录孩子的肌电基线水平。然后把机器放低一个槽口，孩子需要保持 EMG 机器关闭，这样赛车才能围着轨道运行起来。游戏的目标是在 2 分钟内跑完 85 圈。这是一种完全放松的状态，因为动力是源源不断地供给赛车的。一旦那个目标达到了，时间就会增加。这有助于让孩子保持这种放松的状态，并读到他在这种状态下的身体信号，以便这种信号在其他情况下也能被识别。在设定的肌电基线水平下进行 15 分钟的训练后，再次放低机器，孩子又从 2 分钟开始。这个游戏已被证明可以增强孩子的自我控制和自尊(Kaduson，1993)。

策略棋盘游戏

策略游戏已被证明在治疗有控制问题的儿童(Dubow et al.，1987；Kaduson，1993)和那些自我较弱的儿童方面是有效的。游戏决策是基于一个理性地解决问题的过程，对替代行动方案的意识，对结果的评估，延迟即时反应以利于长期策略，以及对游戏成败的个人责任的接纳(Serok and Blu，1983)。策略游戏有：**跳棋、“麻烦”、四子棋、“对不起”和“战舰”**(Checkers，Trouble，Connect Four，Sorry，and Battleship)。孩子们可以通过轮流学习和练习自我控制与挫折容忍，并调整自己的反应，以改善他们的表现。

案例说明

杰森，七岁半，在被诊断为 ADHD 和对立违抗障碍后，被转介来治疗。杰森与朋友的交往有困难，在学校和家里，他 ADHD 的核心症状为：多动、冲动和注意力不集中。他似乎不愿对自己的任何行为负责任，而且开始对父母、兄弟姐妹和朋友有攻击性。

治疗初期

为了让杰森参与到治疗中，我们使用了认知行为的游戏治疗。这种模型非常强调儿童在治疗中的参与，而其他许多行为疗法则不重视这一点，它通过解决控制、掌控感和对自己行为改变负责的问题，为儿童的积极参与提供了一个框架(Knell，1993)。游戏用来教授孩子技能和替代行为，以及与他们交流哪些行为是适当的。通过杰森对特定玩具的自发使用和活动中，我得到了一些信息，而后利用这些信息为杰森专门设计了游戏治疗。很明显，在第一节治疗中他就被变形金刚的玩具吸引住了。他的自发游戏展现了这些玩具代表的他在这个世界上所感知到的美好。他拿着一个小变形金刚说“它和我一样”，因为它很小，而且缺了一块。

在认知行为游戏疗法中，需要确立治疗目标，在指向目标的基础上进行干预。在杰森的案例中，治疗目标是调整他功能性的认知障碍，增强他的自尊，改变他的行为。由于杰森的认知和语言能力有限，示范成了游戏治疗中一个重要的组成部分。研究支持将示范作为对冲动的一种治疗方法(Kendall and Braswell, 1985)。变形金刚在治疗中作为杰森的示范，与他在学校、家庭和同伴情境中一起演绎他的冲动反应。变形金刚模仿他的消极行为模式，然后我和他一起来解决变形金刚的问题，即如何对冲动反应选择替代行为。忽略(消除)变形金刚的冲动的攻击行为，当它表现出合适的行为时，就会受到高度赞扬。通过使用这个玩具，杰森能够理解一个人有不恰当的行为，却依然会被认为是好的和讨人喜欢的。杰森对于父母对他的反应有他的感知，通过观察杰森对模型的反应，我对这一感知有了重要的理解：他会让变形金刚对它的“父母”非常有攻击性，而且他会用语言告诉我，不管他做了什么好事，他总是会被骂。

除了玩具，我用情绪词游戏来教杰森学会想法、行为和情绪之间的相互关系。我们需要给予提示来帮助他创造情绪词汇，这样我们就可以在快乐的、生气的和悲伤的之外加上紧张的、害怕的、有成就的、嫉妒的和困惑的。杰森对自己的世界有很多不合理的信念，他认为自己必须一直表现好才能被爱，他总是要取悦于别人(他觉得自己在这方面是个失败者)，而且他不可以生气。在解决他的非理性信念之前，要让他明白情绪状态和行为的改变是会发生的，我认为这是很重要的(DiGiuseppe, 1989)。

然而，杰森对自己持否定态度，他认为改变是可怕的；当他能够预测与当前行为相关的反应时，他获得了一种安全感。为了帮助他实现这一转变，杰森的父母参与了治疗。

父母的参与

在杰森接受治疗的同时，他的父母K先生和K太太接受了一个积极育儿培训项目的指导。这种方法探索了父母对孩子及其行为的信念和期待，父母的参与或领悟能力对孩子行为的作用，以及什么是好的养育(Braswell, 1991)。一项评估显示，K先生和K太太关注的是杰森的负面行为，他们常常用惩罚他的方式让他修正错误，这样的干预产生了相反的效果。杰森认为他的父母对他很失望，因为他什么事都做不好。史塔克和他的同事(Stark et al., 1991)报告说，要让家人小心他们传达的那些显而易见的和不易觉察的信息，以及这些信息带给孩子的影响，这是非常重要的。因此，最初K先生和K太太学习了关于ADHD的知识和孩子们表现不好的原因(Barkley, 1987)。因为杰森的大部分消极认知都和他的行为有关，所以关注这一点很重要。评估显示，当杰森不听话、冲动或多动时，他的父母会关注他更多。当他的行为可以接受或令人满意时，父母很少会注意他。

养育项目的第一步是在家长的帮助下列出一本良好行为手册，书中只列出杰森的好行为。他们列出了一些具体的问题，例如，起床、穿衣和刷牙。治疗师让K先生和K太太表扬这些行为，并把它们写进手册里。K太太把大部分的工作放在早上做，而K先生会在晚上去做。一家人吃饭时，K太太会在餐桌上向K先生夸奖杰森的好行为。晚上睡前他们会把杰森一天的积极行为都念给他听。在第二次治疗时，K太太说，杰森会告诉她自己正在做的恰当的事情，并请她写在手册里。

接下来的治疗致力于增加家长与杰森的积极互动。治疗师要求他们每天和杰森有15分钟的特别游戏时间，在这段时间里，他们将为他的游戏做解说并表扬他的行为。依从性训练期被用来增加父母对恰当行为的注意，并提高杰森对他们的指令和规则的依从性。此外，治疗师还指导他们在杰森不打扰他们的时候该如何对待他。他对恰当行动的动机逐渐增强了，因为他渴望重新获得他过去因不当行为而得到的关注。

最后，杰森的父母将执行一个代币经济方法，使用扑克筹码作为次级强化物。所有恰当的行为都要被强化，他可以用扑克筹码换取其他奖励，比如冰淇淋、苏打水、零食、与父母独处的时间，或者租一部电影。

他还可以把筹码存起来换取更大的奖励，这有助于教会他延迟满足。

治疗中期

通过认知行为游戏治疗和积极的养育方式，杰森开始改变他对自己的想法和感受。这可以明显从他在家里的行为看出，他变得更加听话，会主动提供帮助，笑容比以前多了，并开始谈论他对朋友和学校的愤怒情绪——“因为这太难了。”游戏治疗中显示，尽管他认为自己“现在是一个更棒的孩子”，但他在学校里仍然很难与同学互动。控制愤怒和负面情绪是杰森面临的最大挑战。他仍然觉得自己无法控制对挫折的低耐受度。正如贝克和他的同事们(Beck et al., 1990)指出的那样，需要采取措施来增加(杰森)对负面情绪的耐受度。通过变形金刚的使用，杰森完成了这一过程，我们从那些产生负面情绪的地方(学校互动)展开，然后让他表达他是如何在理解潜在情绪的同时继续谈论这些。当难度更大的变形金刚出现，他能够克服自己的挫折感，我鼓励他关注并表达自己的负面感受。

自我控制的训练开始了，我们使用了以下几种方法。首先，我让杰森认识了很多变形金刚，当他不断努力和解决问题，并最终坚持完成任务时给予强化。其次，我给他介绍了策略棋盘游戏，如“麻烦”“对不起”和四子棋，我让他在合理解决问题的基础上做出决定，认识到行为的替代方案，评估结果，延迟即时反应以追求长期利益的策略，并接受在游戏中成功或失败的个人责任(Serok and Blum, 1983)。第三，我让他尝试了生物反馈赛车游戏。因为杰森承认了他想要获得自我控制的愿望，这对治疗是一个积极的补充。他学会了渐进式肌肉放松，并发现赛车游戏非常有趣。他的肌电基线水平在三周内降低了 5 个微伏。

社交技能游戏

为了泛化他新学到的许多行为并传授社交技能，杰森被安排进了一个社交技能团体，其中包括另外 4 个患有 ADHD 的孩子。这个团体每周有 1 个小时的会面，共持续 10 周。首先，治疗师让团体成员接受三条规则：(1) 在座位上坐好；(2) 不与任何人有身体接触；(3) 不要打断别人。规则和团体成员的名字被张贴出来。治疗师告诉孩子们，如果违反规则，他们将得到一个"×"。如果累计 3 个"×"，他们就不能吃零食。

团体会面的前 10 分钟主要用于将孩子们带到房间里，拿一张纸，画他们想画的任何东西。治疗师从孩子们对新玩具或学校等话题的讨论开始，让他们跟随。然后，治疗师引导他们分享自己的画，让每个孩子举起他的画，解释它是什么，并与团体分享。其他的孩子一个接一个，赞扬这个"画家"。"画家"以"谢谢"来回应。不能有贬低或负面评价。

接下来的 30 分钟专门用来玩规则游戏，这对于那些 5 岁以上的儿童尤为重要，他们特别关注自我效能感和社交互动。在治疗环境中，规则游戏提供了愉快的体验，促进了交流和自我表达、现实检验和洞察力，并加强了认知、社交和自我控制(Reid，1993)。

因为玩游戏是有趣的，它具有内在激励的作用。孩子们本能地玩，你不需要努力让他们参与进来。玩耍和游戏作为一种教育和治疗的媒介，对儿童的全面发展具有天然的吸引力和重要性(Nickerson and O'Laughlin，1983)。

游戏作为一种教学工具似乎具有独特的潜力。有学者描述了游戏的 6 种有益的功能(Crocker and Wroblewski，1975)：

1. 游戏可用作投射测试。通过玩游戏，参与者往往会对他们意识不到的行为变得敏感。由于 ADHD 儿童的冲动性，他们通常在别人指出他们的不当行为之后，或是不当行为发生后才能意识到。

2. 游戏可以创建一种情境，在这种特定的情境中，孩子可以面对并解决焦虑。有一个两人对抗第三人的游戏，这可能对长期抱怨"每个人都和我作对"的人有帮助。这个人可以和其他人配对，以意识到他自己的力量。对大部分这些孩子来说，缺乏同辈的接纳是一种会引起焦虑的情况，这通常会促进积极的变化。在群体中，他们可能会退缩或行为不当。因此，对于他们来说，游戏情境可以为他们提供一种克服焦虑的方式。

3. 玩游戏为玩家提供了处理游戏规则的机会，就像生活在社会认同的规则中一样。这一功能可能有助于ADHD儿童接受现实的社会规则及其所需的自我控制。

4. 游戏情境允许玩家孩子气地玩耍，从而绕开一些妨碍其他干预措施发挥作用的行为。例如，患有ADHD的儿童可能会抵制他们认为很难遵守的行为规则，但他们会遵守游戏规则，因为这些规则是以一种有趣的方式而呈现的。

5. 游戏创造了一种安全、宽容的氛围，孩子们可以在其中体验新的行为。在一个游戏安排里，孩子可以尝试使用替代的方式处理冲动和自我控制，而不会有威胁性的后果。

6. 玩游戏可以教会孩子应对行为，比如输赢对自我价值感的影响。此外，孩子们可以学习如何控制他们的情感表达。

游戏为治疗师提供了一个机会，避免用说教式的教学模式进行认知行为训练，它创造了一种低压力的环境来帮助孩子学习技能。通过玩游戏孩子很容易和他人建立融洽的关系。游戏也非常适合儿童团体治疗，因为它们需要两个或更多玩家之间相互依存的互动。

社交技能训练游戏还教给孩子们一些额外的基础课程：分享、合作、轮流、加入对话、听指令、赞美。孩子们玩的游戏只聚焦于一项技能。

在接下来的10分钟里，团体成员一起吃零食，并讨论每周必须完成的家庭作业。(例如，每天有5次分享)。如果孩子完成了任务并交回了表示完成的表格，他将获得一个小奖品。

杰森在小组开始时很谨慎，一直保持沉默。在第2周和第3周的治疗中，他看起来更放松了，并能与其他孩子适当地互动。他完成了他的任务，并且很高兴地拿到一个象征性的小奖品。到第5周的时候，他开始主动与一个男孩交谈，并与团体以外的一个男孩建立了联系。很明显，杰森和别人在一起时对自己更有信心了。他为自己在团体中的成就感到自豪。

随着杰森越来越能坦然地承认自己的感受并与他人互动，他开始对自己的行为负责。他的妈妈报告说他又打了他的弟弟，但不同于过去，他告诉妈妈他犯了一个错误。他对自己越来越满意，开始能在ADHD的局限下更自如地生活。

结　论

由于ADHD在儿童人群中的普遍性（3%～5%），临床工作者可以预见在他们的实践工作会中看到许多病例。虽然有几种治疗ADHD的方法，但多模方式似乎是最成功的。这种方法的本质是游戏治疗，它是一个学习和体验、克服和解决问题的地方。患有ADHD的儿童如果觉得治疗很有趣，就会更乐于接受治疗。在一个安全的游戏环境中，他们可以练习和学习必要的技巧，通过游戏——孩子的语言，来帮助他们表达自己的真实感受。也许是第一次，在和治疗师一起玩游戏的时候，他们可以识别和表达快乐、悲伤、愤怒和沮丧。通过采用积极反馈的方法作为治疗项目的一部分，患有ADHD的儿童和他们的家庭可以学习扭转负面信息、负面的注意力寻求和负面的反应。然后，这些孩子可以在治疗中自由地玩耍，从而改变不被接受的社交行为。通过游戏学会专注和获得自我控制，这将有助于消除ADHD儿童典型的冲动性。当治疗师们培养出他们的自我力量时，ADHD的儿童就能学会如何应对一个对他们本身来说非常苛刻的世界。

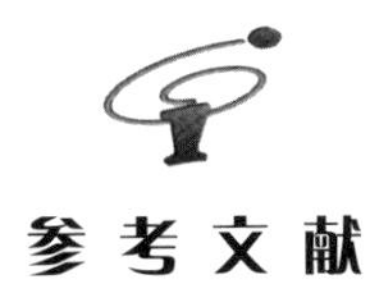

参考文献

Abikoff, H. (1991). Cognitive training in ADHD children: less to it than meets the eye. *Journal of Learning Disabilities* 24: 205 - 209.

Abikoff, H., and Gittelman, R. (1985). Does behavior therapy normalize the classroom behavior of hyperactive children? *Archives of General Psychiatry*

41：449 - 454.

American Psychiatric Association. (1994). *Diagnostic and Statistical Manual of Mental Disorders*, 4th ed. Washington, DC: APA.

Bandura, A. (1977). Self-efficacy: toward a unifying theory of behavioral change. *Psychological Review* 84: 191 - 215.

Barkley, R. A. (1987). *Defiant Children: A Clinician's Manual for Parent Training*. New York: Guilford.

——— (1990). *Attention Deficit Hyperactivity Disorder: A Handbook for Diagnosis and Treatment*. New York: Guilford.

Barkley, R. A., Cunningham, C. E., and Karlsson, J. (1983). The speech of hyperactive children and their mothers: comparison with normal children and stimulant drug effects. *Journal of Learning Disabilities* 16: 105 - 110.

Barkley, R. A., and Ullman, D. G. (1975). A comparison of objective measures of activity and distractibility in hyperactive and nonhyperactive children. *Journal of Abnormal Child Psychology* 3: 213 - 244.

Beck, A. T., Freeman, A., and Associates (1990). *Cognitive Therapy of Personality Disorders*. New York: Guilford.

Bohline, D. S. (1985). Intellectual and effective characteristics of attention deficit disordered children. *Journal of Learning Disabilities* 18: 604 - 608.

Braswell, L. (1991). Involving parents in cognitive-behavioral therapy with children and adolescents. In *Child and Adolescent Therapy: Cognitive -Behavioral Procedures*, ed P. C. Kendall, pp. 316 - 351. New York: Guilford.

Brown, J. (1987). A review of meta-analyses conducted on psychotherapy outcome research. *Clinical Psychology Review* 7: 1 - 23.

Bugental, D. B., Whalen, C. K., and Henker, B. (1977). Causal attributions of hyperactive children and motivational assumptions of two behavior change approaches: evidence for an interactionist position. *Child Development* 48: 874 - 884.

Camp, B., Bloom, G., Herbert, F., and van Doorninck, W. (1977). "Think aloud": a program for developing self-control in young aggressive boys. *Journal of Abnormal Child Psychology* 5: 157 - 169.

Campbell, S. B., and Cluss, P. (1982). Peer relationships of young children with behavior problems. In *Peer Relationships and Social Skills in Childhood*, ed. K. H. Rubin and H. S. Ross, pp. 121 - 130. New York: Springer-Verlag.

Cohen, S., and Przbycien, C. (1974). Some effects of sociometrically selected peer models on the cognitive styles of impulsive children. *Journal of Genetic Psychology* 124: 213 - 220.

Copeland, A. P. (1981). The relevance of subject variables in cognitive self-instructional programs for impulsive children. *Behavior Therapy* 12: 520 - 529.

Copeland, E. D., and Love, V. L. (1991). *Attention, Please!* Atlanta, GA: SPI.

Craighead, W., Kazdin, A., and Mahoney, M. (1981). *Behavior Modification: Principles, Issues and Applications*, 2nd ed. Boston: Houghton Mifflin.

Crocker, J. W., and Wroblewski, M. (1975). Using recreational games in counseling. *Personnel and Guidance Journal* 53: 453 - 458.

DiGiuseppe, R. (1989). Cognitive therapy with children. In *Comprehensive*

Handbook of Cognitive Therapy, ed. A. Freeman, K. M. Simon, L. E. Beutler, and H. Arkowitz, pp. 515 - 533. New York: Plenum.

Douglas, V. I. (1972). Stop, look, and listen: the problem of sustained attention and impulse control in hyperactive and normal children. *Canadian Journal of Behavioral Science* 4: 259 - 282.

———(1983). Attention and cognitive problems. In *Developmental Neuropsychiatry*, ed. M. Rutter, pp. 280 - 329. New York: Guilford.

Douglas, V. I., Parry, P., Marton, P., and Garson, C. (1976). Assessment of a cognitive training program for hyperactive children. *Journal of Abnormal Child Psychology* 4: 389 - 410.

Dubow, E. F., Huesman, L. R., and Eron, L. D. (1987). Mitigating aggression and promoting prosocial behavior in aggressive elementary schoolboys. *Behavior Research Therapy* 25: 527 - 531.

Erikson, E. (1940). Studies in the interpretation of play. *Genetic Psychology Monographs* 22: 559 - 671.

Firestone, P., Lewy, F., and Douglas, V. I. (1976). Hyperactivity and physical anomalies. *Canadian Psychiatric Association Journal* 21: 23 - 26.

Forehand, R., and Baumeister, A. (1976). Deceleration of aberrant behavior among retarded individuals. In *Progress in Behavior Modification*, ed. M. Hersen, R. Eisler, and P. Miller, 2nd ed., pp. 112 - 123. New York: Academic Press.

Friedling, C., and O'Leary, S. C. (1979). Effects of self-instructional training on second and third grade hyperactive children: a failure to replicate. *Journal of Applied Behavior Analysis* 12: 211 - 219.

Gordon, M. (1991). *ADHD/Hyperactivity: A Consumer's Guide*. DeWitt, NY: GSI.

Greencavage, L. M., and Norcross, J. C. (1990). Where are the commonalities among the therapeutic common factors? *Professional Psychology* 21: 372 - 378.

Hale, G. A., and Lewis, M. (1979). *Attention and Cognitive Development*. New York: Plenum.

Hartsough, C. S., and Lambert, N. M. (1985). Medical factors in hyperactive and normal children: prenatal, developmental, and health history findings. *American Journal of Orthopsychiatry* 55: 190 - 210.

Hersen, M., and Barlow, D. H. (1976). *Single Case Experimental Designs: Strategies for Studying Behavior Change*. New York: Pergamon.

Higa, W. K., Tharp, R., and Calkins, R. P. (1978). Developmental verbal control of behavior: implications for self-instructional training. *Journal of Experimental Child Psychology* 26: 489 - 497.

Hinshaw, S. P., and Erhardt, D. (1991). Attention-deficit hyperactivity disorder. In *Child and Adolescent Therapy Cognitive-Behavioral Procedures*, ed. P. C. Kendall, pp. 98 - 128. New York: Guilford.

Kaduson, H. G. (1993). Self-control game interventions for attention-deficit hyperactivity disorder. *Dissertation Abstracts International*, vol. 54 (3-A), 868.

Kaplan, B. J., McNichol, J., Conte, R. A., and Moghadam, H. K. (1987). Sleep disturbance in preschool-aged hyperactive and nonhyperactive children. *Pediatrics* 80：839－844.

Kazdin，A. E. (1975). Covert modelling，model similarity，and reduction of avoidance behavior. *Behavior Therapy* 5：325－340.

Kendall，P. C. (1981). Cognitive -behavioral interventions with children. In *Advances in Clinical Child Psychology*，vol. 4，ed. B. B. Lashey，and A. E. Kazdin，pp. 89－99. New York：Plenum.

Kendall，P. C.，and Braswell，L. (1985). *Cognitive -Behavioral Therapy for Impulsive Children*. New York：Guilford.

Kendall，P. C.，and Finch，A. J.，Jr. (1978). A cognitive-behavioral treatment for impulsivity：a group comparison study. *Journal of Consulting and Clinical Psychology* 46：110－118.

Kendall，P. C.，and Hollon，S. D. (1979). Cognitive -behavioral interventions：overview and current status. In *Cognitive-Behavioral Interventions: Theory，Research and Procedures*，ed. P. C. Kendall，and S. D. Hollon，pp. 5－23. New York：Academic Press.

Knell，S. M. (1993). *Cognitive-Behavioral Play Therapy*. Northvale，NJ：Jason Aronson.

Loeber，R.，and Dishion，T. (1983). Early predictors of male delinquency：a review. *Psychological Bulletin* 94：68－99.

Mahoney，M. J. (1977). Reflection on the cognitive -learning trend in psychotherapy. *American Psychologist* 32：5－13.

Meichenbaum，D. H. (1977). *Cognitive Behavior Modification*. New York：Plenum.

Meichenbaum，D. H.，and Asarnow，J. (1979). Cognitive-behavioral modification and metacognitive development：implications for the classroom. In *Cognitive-Behavioral Interventions: Theory，Research and Procedures*，ed. P. C. Kendall，and S. D. Hollon，pp. 111－118. New York：Academic Press.

Meichenbaum，D. H.，and Goodman，J. (1971). Training impulsive children to talk to themselves：a means of developing self-control. *Journal of Abnormal Psychology* 77：115－126.

Milich，R.，S.，and Kramer，J. (1985). Reflections on impulsivity：an empirical investigation of impulsivity as a construct. In *Advances in Learning and Behavioral Disabilities*，vol. 3，ed. K. D. Gadow，and I. Bialer，pp. 57－94. Greenwich，CT：JAI.

Milich，R. S.，and Landau，S. (1981). Socialization and peer relations in the hyperactive child. In *Advances in Learning and Behavioral Disabilities*，vol. 3，ed. K. D. Gadow，and I. Ler，pp. 116－141. Greenwich，CT：JAI.

Milich，R. S.，Landau，S.，Kilby，G.，and Whitten，P. (1982). Preschool peer perceptions of the behavior of hyperactive and aggressive children. *Journal of Abnormal Child Psychology* 10：497－510.

Mischel，W. (1974). Processes in delay of gratification. In *Advances in Experimental Social Psychology*，vol. 7，ed. L. Berkowitz，pp. 34－50. New York：Academic Press.

Nickerson，E. T.，and O'Laughlin，K. B. (1983). It's fun，but will it work? The use of games as a therapeutic medium for children and adolescents. *Journal of*

Clinical Child Psychology 12：78 - 81.

O'Leary，K. D.，and O'Leary，S. G. (1972). *Classroom Management: The Successful Use of Behavior Modification*. New York：Pergamon.

———(1976). Behavior modification in the school. In *Handbook of Behavior Modification and Behavior Therapy*，ed. H. Leitenberg，pp. 475 - 515. Englewood Cliffs，NJ：Prentice-Hall.

O'Leary，S. G.，and Dubey，D. R. (1979). Applications of self-control procedures by children：a review. *Journal of Applied Behavior Analysis* 12：449 - 465.

Palkes，H.，Stewart，M.，and Kahana，B. (1972). Porteus maze performance of hyperactive boys after training in self-directed verbal commands. *Child Development* 39：817 - 826.

Pelham，W. E.，and Bender，M. E. (1982). Peer relationships in hyperactive children：description and treatment. In *Advances in Learning and Behavioral Disabilities*，vol. 1，ed. K. Gadow and I. Bialer，pp. 365 - 436. Greenwich，CT：JAI.

Pelham，W. E.，and Milich，R. (1984). Peer relations of children with hyperactivity/attention deficit disorder. *Journal of Learning Disabilities* 17：560 - 568.

Pelham，W. E.，and Murphy，H. A. (1986). Attention deficit and conduct disorders. In *Pharmacological and Behavioral Treatments: An Integrative Approach*，ed. M. Hersen，pp. 108 - 148. New York：Wiley.

Reid，S. (1993). Game play. In *The Therapeutic Powers of Play*，ed. C. E. Schaefer，pp. 323 - 348. New York：Jason Aronson.

Ross，D. M.，and Ross，S. A. (1982). *Hyperactivity: Current Issues，Research，and Theory*，2nd ed. New York：Wiley.

Rotter，J. B. (1954). *Social Learning and Clinical Psychology*. Englewood Cliffs，NJ：Prentice-Hall.

Rubin，K. H.，Fein，G. G.，and Bandenberg，B. (1983). Play. In *Handbook of Child Development*，ed. E. Hetherington，pp. 67 - 90. New York：Wiley.

Safter，D. J.，and Krager，J. M. (1983). A survey of medication treatment for hyperactive-inattentive students. *Journal of the American Medical Association* 260(15)：2256 - 2258.

Sawyers，J. K.，and Horm-Wingerd，D. M. (1993). Creative problem solving. In *Therapeutic Powers of Play*，ed. C. E. Schaefer，pp. 81 - 105. Northvale，NJ：Jason Aronson.

Schaefer，C. E. (1993). *The Therapeutic Powers of Play*. Northvale，NJ：Jason Aronson.

Serok，S.，and Blum，A. (1983). Therapeutic uses of games. *Residential Group Care and Treatment* 1：3 - 14.

Sprafkin，J.，and Rubenstein，E. A. (1982). Using television to improve the social behavior of institutionalized children. In *Prevention in Human Services: Rx Television: Enhancing the Preventive Impact of TV*，ed. J. Sprafkin，C. Swift，and R. H. Ross，pp. 5 - 16. New York：Haworth.

Stark，K. D.，Rouse，L. W.，and Livingston，R. (1991). Treatment of depression during childhood and adolescence：cognitive -behavioral procedures for the individual and family. In *Child and Adolescent Therapy: Cognitive-Behavioral*

Procedures, ed. P. C. Kendall, pp. 165 - 206. New York: Guilford.

Stewart, M. A., Pitts, F. N., Craig, A. G., and Dieruf, W. (1966). The hyperactive child syndrome. *American Journal of Orthopsychiatry* 36: 861 - 867.

Thoresen, C. E., and Mahoney, M. J. (1974). *Behavioral Self-Control*. New York: Holt, Rinehart & Winston.

Trommer, B. L., Hoeppner, J. B., Rosenberg, R. S., et al. (1988). Sleep disturbances in children with attention deficit disorder. *Annuals of Neurology* 24: 325.

Urbain, E. S., and Kendall, P. C. (1980). Review of social cognitive problem-solving interventions with children. *Psychological Bulletin* 88: 109 - 143.

Weiss, G., and Hechtman, L. T. (1986). *Hyperactive Children Grown Up: Empirical Findings and Theoretical Considerations*. New York: Guilford.

Wender, P. H. (1987). *Minimal Brain Dysfunction in Children*. New York: Wiley.

Whalen, C., Henker, B., Collins, B. E., et al. (1979). Peer interaction in structured communication task: comparisons of normal and hyperactive boys and of methylphenidate (Ritalin) and placebo effects. *Child Development* 50: 388 - 401.

Wolraich, M., Drummond, D., Salomon, M., et al. (1978). Effects of methylphenidate alone and in combination with behavior modification procedures on the behavior and academic performance of hyperactive children. *Journal of Abnormal Child Psychology* 6: 149 - 161.

Zametkin, A. J., Nordahl, T. E., Gross, M., et al. (1990). Cerebral glucose metabolism in adults with hyperactivity of childhood onset. *New England Journal of Medicine* 323: 1361 - 1366.

Zentall, S. S. (1985). A context for hyperactivity. In *Advances in Learning and Behavioral Disabilities*, vol. 4, ed. K. D. Gadow, and I. Bialer, pp. 273 - 343. Greenwich, CT: JAI.

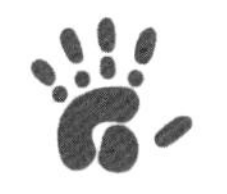

第九章

品行障碍：基础游戏治疗

尼尔·凯布
(Neil Cabe)

有一个孩子，每日前行，
他最初见到了什么，就会成为什么，
他之所见成为了他生命的一部分，在那一天，
那一天的某个时候，
之后数年，或年复一年地绵延。

沃尔特·惠特曼

背　景

对于品行障碍和对立违抗的孩子来说，他每天走进的并不是一个特别有吸引力的世界。这些孩子的生活常常充满了学业问题、与警察的频繁接触、混乱的家庭生活、不适龄的性行为和躯体化问题。这些儿童往往就会变成他们所看到的样子。持续数年，或年复一年。本章讨论了一种游戏治疗的方法，它可以打破品行障碍和对立违抗行为的循环。

与儿童一起工作的真正乐趣之一在于，为那些几乎绝望的家庭和儿童重建生活的希望。这种希望已经成为我治疗过程中早期的焦点之一。对于父母来说，也许没有比对立违抗或品行障碍的孩子更让人绝望了。最令我担忧的观点是这样的：

> 目前还没有发现可以帮助反社会者的心理疗法。反社会人格障碍是自我和谐的,反社会者没有改变的愿望,将洞察力视为借口,对未来没有概念,憎恨所有的权威,包括治疗师,认为病人的角色是可怜的,讨厌处于劣势的位置,将治疗视为一个笑话,把治疗师当做被欺骗、威胁、诱惑或利用的对象。(Maxmen, 1986, p.319)

品行障碍儿童的描述

本章通篇将采用男性代词,因为有证据表明,品行障碍在男孩身上的发病率是女孩的 3 倍(Graham, 1979)。然而,随着社会制度的变化,越来越多的单亲/女性户主家庭的影响变得更加明显,女性在美国社会被赋予更多的权利,我预计这一统计数据会发生改变。

虽然儿童没有临床意义的反社会行为,但破坏性行为障碍是一种发展的连续谱系,从正常的对立行为,到对立违抗障碍,然后到品行障碍,再到反社会人格障碍。违抗行为诸如撒谎、偷窃、在游戏中作弊、攻击性和单纯的不服从等,这在正常儿童的发展过程中是暂时出现的,而品行障碍作为一种可诊断的实体,则是以一种持续、稳定的反社会行为模式出现的。后者会给孩子及其家庭的日常生活带来问题。这种行为模式的结果就是,孩子将会接触到心理健康专家、警察、学校领导、少年法庭,也许还有治疗药物滥用的临床医生。

在这个连续谱系中,对立违抗障碍(DSM - IV 中的分类号为 313.81)是相比智龄相同的人更频繁出现的消极的、敌对的和违抗性的行为模式。这些孩子会发脾气,不停地和大人争吵,拒绝大人的要求,故意惹恼别人,因为自己的错误而责怪别人。他们很敏感,很容易被激惹、生气、愤恨、怀有恶意、记仇、偶尔会有暴力行为。品行障碍的儿童经常出现偷窃、离家出走、纵火、逃学、擅闯民宅、故意破坏财物、虐待动物等问题行为。他们还可能强迫别人发生性行为,引发肢体冲突,在一些打斗中使用武器,对人实施身体虐待。这种行为必须至少存在 6 个月以上才符合诊断标准（American Psychiatric Association, 1994）。

作为诊断实体的品行障碍（DSM－IV 中的分类号为 312.8）增加了诊断标准。品行障碍的孩子已经形成了一种开始侵犯他人权利和社会规范的行为模式。这种模式是持续、频繁、长期、严重的，而且会对孩子和他的家庭生活造成重大的干扰。而且，这些症状或行为不是独立出现的，而是行为模式的集群（American Psychiatric Association, 1994）。

当这个孩子进入成年，在没有改变的情况下，最终会成为反社会人格障碍（DSM－IV 中的 301.7）。也就是说，行为模式开始于儿童早期，在青春期加剧，并延续到成年，持续存在上述的许多特性，而且可能包括不履行财务义务、养育不善、没有提前计划能力、冲动、不一致的工作行为、被逮捕、骚扰，或非法侵占。患有反社会性人格障碍的来访者往往会卷入许多争斗，可能对配偶或儿童进行虐待，他们无所顾忌，放弃责任，往往也没有悔意（American Psychiatric Association, 1994）。

品行障碍儿童被误诊的情况并不少见。他们经常表现得极度活跃，人际关系很差，社交效率很低。这些孩子常常把别人的行为理解为有敌意的，他们经常有学业上的问题。这些儿童很难在生活中找到解决办法，也可能无法站在他人的角度考虑问题。他们变得怨恨、多疑、愤怒、行为粗鲁、敌对和孤僻——直到他们找到和自己一样的其他孩子。然后，这些迫切需要治疗干预的行为会在同伴群体中得到强化和赞扬。在某种程度上，我相信，这些行为会成为他们自己的奖励和有力的强化物，使改变变得加倍困难。

众所周知，这些孩子的预后是很差的。对那些尝试过接受干预的儿童进行的纵向研究表明，许多后来成为犯罪分子的孩子并没有从任何干预中受益。在某种情况下，他们似乎比那些被放任不管的孩子更糟糕（Reid, 1989）。即使在那些后续没有反社会行为的儿童中，大多数人在成年后也会有其他社会问题，包括频繁失业、离婚和与执法机构打交道的困难。

许多文献描述了这一人群的症状，但对其病因却不甚了解。也就是说，没有人知道它为何发生，尽管有 1/3 到一半的门诊病人是因为攻击、品行问题和反社会行为而来(Gilbert, 1957)。然而,当一个孩子表现出反社会行为时,我们能够描述出影响他生活的系统。

对立违抗行为发展中的一个因素,也许是最主要的因素,就是家庭的不和谐。这些孩子中有很多都有父母遗弃、离婚、监护权争夺和其他家庭破裂的经历。频繁搬家、父母早逝、与重要他人分离都是很常见的。父母的管教常常是严厉且前后不一致的,情感是疏离的。母亲的忽视和冷漠,家庭中的酗酒和父亲的反社会行为经常可见。人们一定会怀疑这可能是某种遗传倾向所造成的。

混乱和管理不善的家庭对于品行障碍的发展起着重要作用,并可由此预测儿童日后的违规行为(Loerber and Dishion, 1983)。在经历了生活中几乎所有方面的失败后,孩子变得不快乐且社交无能。失败成为孩子唯一能做成功的事。

这种疾病本身的病因是潜隐的。也就是说,在操作意义上,塑造是发生在家庭中完全无意的层面上,发生在孩子或父母的意识之外。家庭成员之间不一致的要求和情感导致孩子想要逃离双重约束。于是就转化为在学校和其他环境中与成年人相处的问题。当孩子面对一个类似于家庭的完全形态时,他往往就会使用他在家里学到的暴力和明显功能失调的行为。在受虐待的家庭中尤其如此。父母的角色被泛化为所有的权威人物,孩子对每个权威人物的反应本质上是相同的。家庭和学校行为会导致越发严重的家庭功能失调、社交技能发展停滞和其他问题。这个过程发展成一个循环。难怪童年中期反社会行为的早期模式会成为青少年犯罪的预测因素(Loerber and Dishion, 1983),而这在成年后会作为反社会行为持续存在。

品行障碍和对立违抗障碍的根本成因很多,在整个童年时期得以强化,而且常常发生在儿童或其父母的意识之外。从历史上看,大多数干预措施的效果介于无效和有害之间。这些孩子的预后非常糟糕。他们还面临着其他疾病的风险,包括药物滥用、抑郁和学业问题。由于冲动加上往往是突然性的抑郁,他们自杀的风险很高。那么我们可以做些什么呢?

传统的治疗策略

综上所述，我们可以清楚地看到，对品行障碍的青少年进行治疗是一项艰难的工作。事实上，似乎没有发现任何治疗方案在处理这一困难人群方面是特别有效的（Kazdin, 1991）。家庭功能障碍、家庭反社会行为、父母酗酒、在童年早期被遗弃和社会环境等诱发因素在儿童的头脑中形成了一道社会心理桎梏，让他们无法脱逃。

就我个人而言，我不相信这是真的。正如埃利安娜・吉尔（Eliana Gil, 1991）所明确指出的，“如果有一个滋养的、安全的环境，孩子必将得到修复性体验”（p.53）。这些环境干预措施可以有效改善家庭生活，提高适当的社交技能、教育支持和学术成就。我相信，强调一致性、公平、界限明确和期望切实的环境将会带来修复性的体验。游戏治疗的环境有可能给予孩子这种体验。然而，单纯的游戏治疗并不能完成这一任务。家庭联络，学校合作，团体家庭强化和游戏治疗都应该被加以运用，这将在下面的一个案例说明中展示。这种多模治疗可能对品行障碍的儿童是有效的。

传统的治疗策略包括一系列帮助这些儿童的尝试。如上所述，没有一种方法被证明是特别有效的。例如，我在遇到的每一个品行障碍儿童的案例中，都使用过个体心理治疗。它关注的是反社会行为的内在基础，尤其是顺着发育路线的反社会行为，但并没有取得多少成果。在一点上，就像对这一人群的所有干预一样，与治疗师的关系是至关重要的。治疗师是来访者改变的唯一最重要的途径。在某种意义上，个体治疗师试图通过使用洞察力来帮助引导孩子进行适当的、具有社会适应性的互动。但不幸的是，洞察力并非品行障碍青少年的一个强项。角色扮演技术、讨论、谈话治疗、同理心和同情心似乎对这一人群没有特别的帮助，尤其是在与其他干预措施分开使用时。

也许治疗对立违抗和行为问题的青少年最受欢迎和最持久的方式是各种行为技术。然而，它们只是偶尔会有效（Kazdin, 1989）。在针对特定的行为进行改变之后，会进行直接的训练。使用诸如正强化、负强化、厌恶强化和示范。这些技术不仅会应用于治疗过程中，也会应用于家庭和学校环境中。很明显，这种方法需要家庭的合作（如果有的话）和学校的合作（如果学校有人能够并且愿意提供帮助的话）。我认识的许多孩子都会嘲笑星星贴纸、笑脸榜和代币制。事实上，对于这些儿童尤其是严重品行障碍的儿童来说，能约束他们大多数行为的，只有警察和法律，而不是任何简单的奖惩制度。不幸的是，即使是可能被长期监禁，也不会对这些孩子构成真正的威胁。他们中许多人都被拘留过。事实上，我曾经治疗过一些孩子，他们表示更喜欢少管所，而不是待在家里，以至于会为了被拘留而故意触犯法律。

精神药理学，特别是碳酸锂和氟哌啶醇的抗攻击性作用，已经在许多品行障碍的儿童身上进行了试验（Campbell et al.，1984）。从医学模型出发，该理论认为可以通过影响潜在的生物因素来控制对立行为。与许多其他治疗技术一样，它们都不可能在独立使用下见效。每一个治疗技术都必须是一个完善的治疗计划的一部分。

住院治疗提供了在受控环境中实施一系列技术的可能性。与父母分离，远离有害环境，适当的药物治疗、行为矫正、奖惩计划、受控的教育情境可以全部被用上。虽然许多儿童将受益于住院治疗项目提供的各种方案的组合，但不幸的事实是，在大多数情况下，儿童将会回到原来的环境。也就是说，他将回到一个仍然存在着严重问题的社区。我发现，如果家庭经过培训和改造，原来的环境能在某种程度上得以改善，那么使用各种技术的住院治疗确实有一些希望。我的经验是，在控制得当的住院安排和养育下，孩子会表现得不错。当离开这样的控制和养育后，旧的行为会重新出现。也就是说，孩子长期的内稳态、补偿性需求，会导致问题行为再次出现。

父母培训和家庭治疗是这些孩子无论采用哪种治疗计划都很必要的组成部分。可想而知，这些父母的养育技能很差，甚至完全缺失。在某些情况下，父母对孩子的行为感到非常愤怒，他们很乐于把他安置在某个地方。在严格的以家庭治疗为基础的方案中，被认定为病人的是家庭而不是孩子。这里的重点是角色、家庭动力、边界、人际关系和家庭组织。要重视结构和沟通，以及谈判技巧、妥协和问题解决技巧的发展，使之成为治疗的重点。这种方法的另一个要素可能是社区项目和为孩子建立适当和积极的同伴关系。从理论上讲，孩子会泛化这些亲社会行为，疗愈就会发生。

那么游戏治疗是如何进入其中的呢？这就是我们现在要讨论的主题。

游戏治疗基本原理

对这样一个预后非常令人悲观的疾病，人们一定想知道有什么力量可以影响这些儿童的结果。我并不认为预后会像我上面概述的那样无望。与鲁思·哈特利(Schaefer and Kaduson，1994)一样，我认为读懂游戏的语言就是读懂儿童的心灵和思想。不幸的是，对于许多品行障碍和对立违抗的孩子，没有人愿意花时间去理解他们。我相信很少有孩子会拒绝在一个安全和滋养的游戏情境中呈现他们的心灵和思想。

我坚信，大部分(即使不是全部)心理健康问题是关系破裂的直接后果：与自己、与他人，与生存的关系。也就是说，当一个孩子与他的自我意识失去了连接时，当没有人可以与他以有意义的方式联结时，当他失去或者从未有过一种与全人类连接的感觉时，这种困惑和心痛足以使其付诸行动，这是一种自然的结果。

在正常情况下，我们认为行为是由认知调节的，而认知源于深层的情感。对于儿童来说，认知过程大多是缺失的。当然，对于那些被剥夺了安全、滋养和适当刺激环境的孩子来说，他们会缺失处理社会规范的认知过程。相反，孩子将在他的行为中表现他自己的生活准则：分离、困惑、恐惧、愤怒、暴力，以及一种迫切的需要，使其远离对他年幼的生命来说太过痛苦却又无法承受的深切感受。也就是说，对于这些孩子来说，情绪会直接导致行动：他们会付诸行动。在某种程度上，这是有道理的。

在一个适当的游戏环境中，孩子可以在一个安全、滋养的环境中，尝试先是与治疗师形成一种依恋和安全的关系，然后再过渡和泛化到与他生活中其他人的关系中。游戏提供了机会使能量和深层情感得以释放，让孩子意识到感知和情感，让之前无序的情感、认知过程和事件在内部变得有序化。他可能会创造性地解决问题，并发展情绪在表达上的分类，这会让孩子趋向适当的整合，不仅在情感方面，也在人格方面。在治疗破坏性行为障碍的过程中，游戏起到了何种作用？

涉及治疗破坏性行为的游戏疗愈力

游戏过程中一个明显的疗愈力是依恋形成。在这里我使用的是依恋这个术语的广义，不仅包括对他人的依恋，也包括对自我和环境中的自我的依恋。恰当地实现这种“连接性”会通向孩子的自我意识，让他们有更积极的自我形象，理解，学会在社会框架内解决问题，并且得到关系的促进。

游戏治疗环境提供了一个机会，让孩子克服阻抗，建立沟通，并且教授他们沟通技巧，帮助他们建立自信，发展创造能力。它包含隐喻教学，使用没有威胁的媒介，并允许孩子用积极的情绪去表达和实践。这一理念形成了治疗品行障碍的儿童和青少年的处方式方法的基础。

在这方面，治疗这些在关系中脱节的孩子，最初和最主要目标都在于关系，这一点再怎么强调都不为过。治疗师必须立即与患者建立积极的关注和互动，而且这种关系必须随着游戏的展开而发展。如果没有一种积极的医患关系，我们将一事无成。

那么，游戏治疗师会选择什么技术来帮助这些孩子呢？我们怎样才能帮助品行障碍和对立违抗障碍的孩子与自己、他人，以及他自己在社交中不同的位置建立联系呢？

方　法

基础游戏治疗的处理方法

卢塞柏林(Lusebrink，1990)描述了各种表达性治疗以及它们的治疗维度。他描述了二维和三维介质①从大到小的摩擦力特性，以及每个治疗过程中疗愈的维度和凸显的功能。这些层面包括动觉、感觉、知觉、情感、认知和象征。

在动觉层面，运动和探索让能量得以释放，帮助孩子更好的形成感知和发现情感。在感觉层面，对触觉的探索和内部感受的体悟，让人可以意识到内在的感觉并且和缓地去表达。这将更有助于情感的发展，帮助孩子去体验和表达内心的意象。在知觉层面上，它强调形式、具体的意象，以及形式要素、刺激物的组织和健康完型的形成，这将促成语言的标签化和自学能力的增长。在情感和情绪的表达中，对色彩的强调能促进适当的情感意识、情绪的语言标记和意象的内化。这发生在情感层面。在认知层面，强调的是概念的形成、抽象化和语言的自主学习，这将有助于具体经验的泛化，通过语言交流来发展创造性的问题解决。最后，在被描述为直觉和自我导向的象征层面，孩子学习概念的形成和抽象化，并会学到通过个人意义来解析象征，并将其概括到具体的个人体验中。这会促进自我觉察和对全新自我的发现。

结合不同层级的表达治疗和每种疗法的疗愈和凸显维度，卢塞柏林认为游戏介质本身与治疗过程有着内在的联系。事实证明，在我的工作中，具有破坏性的来访者和受创伤的来访者情况皆是如此。

二维和三维介质的固态特性在每个归属中以摩擦力从大到小的形式出现。例如，二维介质中的艺术材料，从摩擦力最大的铅笔，到摩擦

① 二维介质指可生成二维平面作品的介质，如油画棒、水粉颜料、水彩笔等；三维介质指可生成立体作品的介质，如石头、木头、沙子、超轻黏土、史莱姆等。——译者注

力最小的手指画。在二维谱系的末端，是用食用色素涂过的布丁画的手指画，它和三维介质是融为一体的。在铅笔和布丁之间，按流畅性的渐进顺序排列为魔术记号笔、粉笔、广告颜料、水彩和常规的手指画。

在治疗早期，铅笔和圆珠笔是最合适的。当可以使用记号笔时，摩擦力更大的介质对来访者来说是最方便的。例如，最初的房、树、人最适合用铅笔来完成，只有到后期才会用到广告颜料。虽然治疗师应该帮助来访者选择合适的介质，但在孩子自己作出选择之前，坚持使用更流畅的介质可能是有潜在危害的。

在三维介质中，摩擦力最大到最小的物品应用的运动过程是相同的。从石头和木头到沙子，再从沙子转为对油性黏土和水性黏土的使用。在这一谱系中摩擦力最小的可能是在制作橡皮泥或使用胶水和淀粉的混合物制作“黏稠物”的过程中。

基于卢塞柏林（Lusebrin，1990）、皮亚杰、马斯洛和莫斯提卡斯（Moustakas，1992）的研究成果，基础游戏治疗描述了一个患者如何实现疗愈、整合和功能健全。表 9－1 说明了这些著者各自描述的过程。

表 9－1 治疗过程

卢塞柏林	马斯洛	皮亚杰	莫斯提卡斯
象征	自我实现	形式运算	维持
认知	尊重	具体运算	矛盾情绪
情感	归属感	前运算	集中的敌意和恐惧
知觉	安全	感知运动	泛化的焦虑和恐惧
感觉/动觉	生理需要		弥散的焦虑和恐惧

每一个前来接受治疗的孩子，都有特定的**内稳态**（homeostasis）。也就是说，他的生活中存在着一种平衡，不管这种平衡是健康的还是病态的。品行障碍儿童的内稳态包括反社会行为、逃学、家庭破裂、父母的疏远、家庭物质滥用问题，以及严苛和无常的规则等。

对治疗师来说，治疗过程最初的部分包括一个全面的临床初始评估，所有必要的测试，对成长史的回顾，对家庭和学校功能的总结，以及所有其他生态系统的影响。下面列出了基础游戏治疗过程中每个阶段的活动建议，本章中的案例说明将描述其中一些活动的使用。

在内稳态评估之后是**活力**(animation)开始发挥作用，对那些经常过度活跃的品行障碍和对立违抗的孩子而言，这或许是威胁最小，而且最有吸引力的方法。在这里，孩子开始理解和意识到自己身体变化的过程，并通过与治疗师的关系发展身体意识。这最终会泛化到其他方面。感知和意识是至关重要的，它们可以通过所有的触觉活动得以增强。万花筒、放大镜、望远镜、照片和视觉活动都是有用的。节奏练习、拼图、扩音器(如"太空电话"[①]和电话)、铃声和调音器、粉笔画(如果孩子能接受的话)、抓人游戏、橡皮泥和培乐多，以及各种用到触觉来释放能量的方法都是合适的。

建立信任(Trust-building)练习在接下来被用来增加孩子的被庇护感、自信和安全感。在这里，开始发挥作用的是感觉和知觉，而不是运动练习。随着信任在游戏环境中以及孩子和治疗师之间的建立，赋予**权属**(vesting)的过程就开始了。随着孩子越来越了解自己，越来越相信自己对周围世界的感知，越来越有能力管理和控制游戏环境时，他不仅对这个过程，也对自己更有权属感。情感和认知活动在这里会成为游戏过程的一部分。

接下来，当孩子越来越有安全感，与自我的意识越来越有连接，与生活中其他人关系更紧密，对自己新出现的情绪也越来越有能力去管理时，他就会发展出一种**效能**(potency)感。也就是说，他开始认识到自己是可以与外界进行有效互动的。对品行障碍的儿童来说，他们这个时候的行为变化对他以及周围的人应该都更加明显。能量水平会以适当的方式提升，过动的情况会减少，注意力更容易集中，对立行为虽然偶尔还会发生，但也将持续减少。

---

① 一种可以模拟向太空打电话的扩声玩具。——译者注

最后的**维持**(preservation)表明,在游戏治疗过程中获得的经验教训和取得的成果将保持和泛化到孩子的生活中。维持阶段的全部效果需要一段时间才能完全清楚地了解,甚至需要更长的时间才能确保其泛化的发生。表 9-2 说明了基础游戏治疗的过程。

表 9-2 基础游戏治疗过程

象征性,创造性的:	维持:患者的适应性行为得以保存 继而 效能:与外界、能量的有效互动 继而
情感的,认知的:	权属:一种安住自我的感觉;内在性 继而
感觉的,感知的:	信任:被庇护的感觉;自信;安全 继而
动觉的:	活力:意识;感知 继而 内稳态:持续的平衡

对治疗师来说,明智的做法是认识到,试图使用与治疗阶段不适宜的技术和活动不仅是徒劳的,而且还可能损害儿童和儿童治疗师之间的关系。这件事必须谨慎处理。从一个阶段到另一个阶段会有一些重叠,孩子会回到某些特定的活动中,直到他对自己的每一个符号都有了理解和掌握,不管它们是什么。通常,孩子会和治疗师一起将自己的行为、不适、困惑或困境外化,获得象征性的掌控,然后继续前进。

技　术

适用于基础游戏治疗(GPT)各阶段的游戏治疗建议

内稳态

一个完整的临床初始评估是内稳态阶段的一部分,这可能需要几节咨询才能完成。评估过程包括家族史，可能包含一份家谱图，一份适用于品行障碍儿童的行为检查表，以及抑郁和焦虑的评估。我发现儿童抑郁量表(Kovacs，1992)和修订后的儿童外显焦虑量表都对时间很有敏感性，它们可以有助于在将来的某个时间对患者的病情进展进行评估。青少年性关注问卷(Hussey and Singer，1994)和行为真/假量表(Cabe，1994)已被证明有助于评估儿童性虐待和身体虐待，而解离行为检查表可以有助于检查患者的解离程度。如果需要的话，自杀访谈指南和无伤害协议可能是客户档案中重要的文件。在这一点上，它也有助于治疗师联系合适的司法人员，如果可能的话还有患者的家人，合适的校方人员，以及了解孩子生活状况的联系人。对患者生活中所有系统的了解对治疗过程很重要，这些系统之间的合作对治愈也至关重要。

活力

在 GPT 的活力阶段，会开始披露生活中出现的重要事件。能够为孩子提供一些游戏活动以促进这一点，并有助于这个整体进程，这是很重要的。GPT 的方法为孩子的行为、埋藏于心的情感或创伤提供了一个象征，允许孩子外化那些行为、情感或事件，然后获得对它的掌控。

拼图是将部分整合成为一个整体的过程，它会有助于这一部分的进程。非指导性的游戏可以让孩子掌控游戏环境，并使其将对生活的控制转移到他生活的其他领域中。在这里，游戏环境内外的安全问题都必须得到解决，要详述规则，孩子可能会试探这些规则的界限。一致性和公平性是至关重要的。可能有必要对警察、儿童服务机构、居住需求和其他物质需要进行系统的干预。“太空电话”在市场上很容易买到，在塑料漏斗上缠绕电线，它产生的美妙回声和神秘声音十分有趣，和其他类似电话的玩具一起使用，能加强与孩子的连接和交流。沿用之前提到的摩擦力/流动性连续谱，记号笔和粉笔适合在这个阶段使用，捏面团和橡皮泥亦是如此，魔术贴球拍和球促进了交流，同时也有助于孩子脱离问题行为；碰撞假人或巨大的软枕娃娃可以用于发泄愤怒。如果年龄合适，玩具士兵和恐龙有助于再现和重建，而木偶可以用于分离和掌控困难的生活事件。

信任

信任对于品行障碍的青少年来说是一件极其困难的事情。游戏规则的重复和坚持运用为孩子的生活设定了界限,将他与现实联系在一起,让他的世界变成一个更安全的地方。学校和生活环境也是如此。当孩子越来越信任他的治疗师,他也就能进入更深的暴露和自我检查。"画一朵玫瑰"是一种非常有效的方法,它由维奥莱·奥克兰德[①](Oaklander, 1988)最早提出。让孩子想象一朵玫瑰,按照自己的意愿把它画出来,然后变成这朵玫瑰。为了更深入地自我探究,孩子可以想象一个湖泊,画一个湖的横截面,然后变成这个湖泊。湖水的"深处"神奇地变成了孩子内心最深的想法。一些孩子很快意识到他们是在描述自己,但我还没有发现哪个青少年或成人是没有从这种体验中受益的。这也是重新绘制房-树-人的好时机;与最初所画的相比,变化可能是巨大的。

所有强化界限和对自己身体空间控制的运动在建立信任阶段都是有效的,如果可能的话,家庭治疗和家长培训也应如此。节奏练习,特别是用真正的鼓,如印第安人的手鼓(tom-toms),不仅有趣,而且对孩子有治疗作用。

权属

在权属阶段,孩子不仅在治疗过程中,也会在他的内在和自己身处的环境中获得更多权属感。在这个阶段使用的介质摩擦力会越来越小,治疗师和孩子可以一起玩培乐多;有些孩子能够忍受用两份胶水和一份食用淀粉混合来做自己的专用橡皮泥。制作专用橡皮泥的过程非常粘腻而且难于整理。海报画是很适用的,它只用到颜色和形状的情绪画,初级的手指画,感受图表和格子,可以激发解释和探索。艺术作品在权属阶段对认知重建是有帮助的。如果可能的话,患者童年时期的照

---

① 美国著名的完型儿童治疗师,著有《开启孩子的心窗:完型儿童治疗》一书。——译者注

片会有助于了解他的成长、变化和内在自我环境，也可以引发一些回忆。

在这时，治疗师会向孩子解释并描绘这样一个事实：所有人共有的情绪水平通常会决定认知，而认知会决定行动。我们可能会解释说，情绪直接引发的行为被称为“付诸行动”，这种行为需要被理解、控制和适当地表达，以便被社会所接受。也许所有品行障碍的孩子在理解这个概念以及行为会产生后果上都有严重的问题。米诺骨牌的“倒塌”为孩子提供了一个难忘的象征意义，即他的行为会产生后果，而且在大多数情况下，事先考虑后果会明显地改变结果。

效能

对于品行障碍的孩子来说，他们很少会相信自己有足够的力量来影响周围的环境。赋权的过程强化了这一概念。简单地列出他们的优点和缺点可以突出他的积极品质。理查德·加德纳(Gardner，1973)的游戏“说、感觉、做”，讲故事卡片，或“故事卡牌游戏”(Gardner，1988)在效能阶段都是有效的。使用所有可用的资源，或许可以让孩子对自己的行为换一种选择，这会有助于对困难或创伤性事件的发泄，以及重现和重构。重构可以是简单地把孩子的症状列出来，撕成碎片，然后用力把它扔进垃圾箱。

对于大多数品行障碍的患者来说，愤怒管理是一个持续性的过程。我发现一种特别有用的方法是教孩子用一种武术技巧劈木板，将一块长约12英寸(1英寸=2.54厘米)的干松木上横切成3英寸的段。将木板击破，然后指着它断开的地方，以此来清楚地代表对过去存在的问题所持想法的回顾与问题的解决。即使没有接受过训练的治疗师也可以在几分钟内从一个有能力的跆拳道或空手道教练那里学会这项技巧。作为愤怒管理技巧，我也经常使用真人大小的娃娃、可以用来扔但不会伤人的泡沫块和球，还有把愤怒和攻击聚焦在一本旧电话簿上，然后把它撕成碎片。所有这些都是减轻症状和疗愈的技术。

维持

显然，不管孩子在游戏治疗的过程中学到了多少，如果不能维持下去的话，它就是没有价值的。我认为这是贯穿在GPT中的一个持续过程。我常常会为孩子提供过渡客体,这能让他们把学到的东西保持下去并延伸到其他环境中。感觉清单、优缺点清单、自制培乐多、橡皮泥和画作常常会陪伴这个孩子回到他的生活中。在治疗结束的时候,我通常会给孩子一个贴了邮票的信封,上面写着我的地址,这样他就能和我以及他自己的治疗环境保持联系。在结束阶段家长会谈、法庭跟进和学校检验对维持过程都是非常重要的。

案例说明

肢体语言是很有典型性的。13 岁的非裔美国男孩迈克尔拖着一只脚,抬起脚尖,慢悠悠地晃进我的办公室。他一头扎进了那张带着软垫的摇椅,展开双臂,两腿分开,好像会视情况随时准备发起攻击或者迅速离开。他没有面露不悦,半闭着眼睛,很安静。他正在接受法院指定的治疗,最近他住进了我办公室附近的一个收容中心。为了让他的缓刑官考虑允许他回家,迈克尔被要求接受咨询。事实上,他知道没有我的允许,他不能离开。虽然这样对品行障碍或对立违抗的孩子并不是最理想,但这可能是一种常态。

迈克尔的背景也许和他的走路姿势一样独特。他最近刚从青少年拘留所释放出来,罪名是汽车盗窃和侵犯他人。他还被控共谋强奸,但那项指控被驳回了。他有很多次被转介到社会服务部的经历,与警察频繁接触,多次被停学,然后被学校开除,以及被证明基本无效的咨询经历。在少年拘留所待了 4 个月之后,他的表现很好,所以可以被安置在儿童之家[①]了。

在第一节咨询中,我唯一的目标是建立和谐的关系,并在孩子可以接受的情况下尽可能多地收集孩子的个人经历。与他的身体姿式传递的信息不同,他的声音是紧张的,他的手指开始在软椅的扶手上敲打。

① 一种为特殊儿童群体提供住宿和监护的机构。——译者注

因为他没有主动跟我碰拳或握手，只是半闭着眼睛偷偷地瞥了我一眼，所以我小心翼翼地不去触碰他。我随意地把一团橡皮泥递给他，让他试着把它拉长，提醒他橡皮泥会反弹回来。第一次，他差点笑出来，第一次，他直视着我的眼睛。只有 1 秒钟，好像这是不允许的。当他用那双小手摆弄橡皮泥时，他开始回答我提出的那些尽可能没有指向性的问题。

他从父亲那里学会了如何"翻车"，而现在父亲已经入狱很长一段时间了。孩子不知道这是为什么。当我问他什么是"翻车"时，他显然很乐意解释：重新喷漆、更换内饰、更改车辆识别码，以及倒卖偷来的车辆。他详细地解释了如何在不拉出引擎的情况下更改左前保险杠下面的 VIN(车辆识别码)，并为父亲教他怎么做这些而感到自豪。迈克尔在 11 岁的时候就能为别人弄到他们想要的豪车，而且每天可以赚到 200 美元。

迈克尔的哥哥因抢劫入狱，另一个兄弟在出生时就夭折，还有一个在前几年他 17 岁时背部中弹身亡。我们第一次见面时，迈克尔 13 岁。据他自己统计，他至少被警察找过 14 次麻烦。他母亲家里还有两个孩子，家里总共有 9 个孩子。他不知道他们所有人的名字。他很生气，很担心自己的前途，他觉得自己好像应该待在家里照顾母亲和小妹妹，觉得自己好像在家庭中扮演着父亲的角色。当我向迈克尔指出 13 岁的年龄做丈夫和父亲未免太年轻时，他表现得很惊讶。

初始临床访谈基本平平无奇。这孩子虽然有些多疑、小心翼翼，但还是很开朗、很友好的，没有什么特别的举止。他的情感宽泛且反映适切，不时还能看到他真诚的微笑。他没有妄想的行为，三方定向清晰①，他有一点注意缺陷，短时记忆很好，但有一些近事记忆损伤。可预见的是，他的远事记忆不佳。没有自杀的念头。迈克尔有点过于警惕，这在大城市的年轻人中很常见。他的惊吓反应有些夸张，据说他的睡眠很轻，但他声称自己从未做过噩梦。他没有朋友。

---

① 指来访者清楚地知道他是谁，身处何地及现在是何时。——译者注

在对迈克尔使用了儿童抑郁量表(Kovacs, 1992)后,未发现他有病理性抑郁,但人际关系存在中度至重度的困难。他的情感被深深地掩藏起来了,迈克尔觉得他无法改变自己的生活状况。他疑惑地问:“你能帮帮我吗?”“我们会努力的,”我说。修订版儿童外显焦虑量表(Reynolds and Richmond, 1985)测量结果显示,这个男孩在所有分量表上都处于或低于平均值。他说自己从未吸过毒,而且只喝醉过一次。事后,他又向我补充说他刚刚从一场导致眼睛感染的性传播疾病中恢复过来。他不知道他是怎么感染的性病。在使用青少年性关注问卷(Hussey and Singer, 1994)和**《伍迪和威利说这可以说出来》**(*Woody and Willy Say It's O.K. to Tell*, Cabe, 1990)中的非正式的性虐待问询报告中只显示有一起虐待事件。迈克尔的阅读能力相当低,所以我选择了我写的一本绘本**《伍迪和威利说这可以说出来》**,它用一系列不具威胁性、不具指向性的图画来使一些信息得以披露。迈克尔提到一个邻居的父亲曾经把手伸进他的裤子里,他告诉他的母亲,母亲报了警,犯罪者被监禁了 90 天。他没有提及其他虐待事件,这次的性传播疾病仍然是一个谜。

制定治疗计划

在品行障碍的标准(DSM - IV)中,迈克尔在分类号 312.8(儿童期发病类型,重度)中的 15 条主要标准中至少表现出或曾经表现出 10 条。迈克尔案例的诱发因素似乎和他走路的方式一样具有典型性:父母的拒绝、父亲的反社会行为和物质滥用、母亲的物质滥用、庞大的家庭、严苛和不一致的纪律,以及结交犯罪群体——在这起案件中有一群其他青少年和两个成年男性接头,他们会给这些男孩偷汽车的钱。迈克尔经历了多次停学、法律问题、一次不明原因的性传播疾病、打斗,因为不守规矩的行为而被赶出家门。他已经在收容所里住了近两年了。

对于迈克尔年幼时人际关系的匮乏我感到很震惊。他承认自己只有轻微的解离行为,每次只持续几分钟,他很享受其中。这种游离状态介于白日梦和真正的解离之间。迈克尔与家人失去了联系,甚至不知道他所有兄弟姐妹的名字，他的一个哥哥和他的父亲在监狱里。与这个群体其他人不同的是，他没有祖父母可以依靠，也没有叫得出名字的表亲、阿姨或叔叔可以联系。由于只在学校里待过很短的时间，所以他没有朋友。此外，迈克尔告诉我，他很高兴他的咨询师是一个“白人”。在某种程度上，我认为他只是在把自己和我区分开来，由于他的生活中缺乏人与人之间的联系，他也失去了种族和文化上的连接。

迈克尔与自己、家庭、社会关系和自己的种族身份都是脱节的。我觉得游戏的力量会帮助这个孩子重建这些联系。这个孩子和其他 7 个非裔美国男孩一起被安置在一个儿童之家。该机构由一位意志坚强且非常能干的“家庭主妇”负责，并且配备了合适的男性榜样。我希望在这种背景下，他的社会关系和文化认同能够得到发展。这个儿童之家已经联系了学校，签署了释放协议，如果出现问题，学校咨询师会与我和儿童之家的负责人联系。我会和迈克尔的母亲保持联系。

对迈克尔来说，目标不仅是减少他的反社会行为，也是为他回家做好准备。最理想的目标是让他能够识别出自己的反社会行为倾向，并在这些行为发生之前学会如何找到解决方法。最后，我们希望他能学会与自己连接，与一些重要的人连接，并在某种意义上找到存在感。

治疗的过程

第 1 节咨询

迈克尔带着一些好奇，毫不犹豫地走进了游戏室。我极少评论，只是看着他，我看到他产生了不太情愿的好奇心。由于这个孩子生活中的问题从很早就开始了，我注意到了他的一些退行的倾向。我和他始终保持超过一臂以上的距离，然后我温柔地说：“迈克尔，如果你愿意的话，你可以在这里表现得比你的实际年龄要小一些。”

他同样也说得很少。“我们可以画画吗？”“是的，”我向他保证，“可以。”不管他想画什么，我们都可以画，用铅笔、马克笔、广告颜料，甚至是手指画。他咕哝了一声，点了点头。“你有黏土吗？”“是的，”我说，“我们有黏土和培乐多，如果你喜欢，我们甚至可以做一些橡皮泥让你带回家。”“嗯。”他说。“那是什么?”他指着“弹弓”问。这是一根自制的12英尺(1英尺约0.3米)长的外科用管子,上面覆盖着柔软的丝绒。它可以被拉长到大约自身长度的2倍,而且非常结实。我告诉迈克尔,如果他愿意,我们可以一起玩。他好奇地用手指摸着它,把它扔回了玩具箱里,继续在游戏室里探索,他留意到卡车和积木,巨大的跳棋和地板拼图,用一支有香味的记号笔触碰着自己的鼻子。

在咨询结束时,他怯生生地让我向他展示如何使用“弹弓”。在走廊里,他拿着一头,我拿着另一头,我们把它拉到最长。“如果你松开它,我就会受伤。”我告诉他。“你怎么知道我不会?”他问。我回答说:“因为我信任你。”听了这话他笑了,拿着弹弓犹豫地走回我身边。他在咨询结束离开时转身对我说:“你很直接。”他走的时候微微笑了笑。

第2到第6节咨询

第二节咨询一开始,迈克尔就立刻走到玩具箱前,拿起弹弓说:“我们一起玩。”我同意了,我们又在走廊上把弹弓拉到最长。我决定朝着我们之间联结的目标推进一点。我们都投入地玩起了弹弓,迈克尔朝后退到弹弓的极限,然后我让他把自己“弹射”到我身上。他犹豫了一下,然后笑着跑到我面前,双手贴在我胸前。然后他又要求玩了4次。

对于许多来访者来说,玩弹弓的下一个过程是有难度的,尤其是像迈克尔这样的男孩。我又一次把弹弓拉到最长,让他跑到我面前,然后在他跳到我的怀里的时候让我抓住他。他做到了!事实上,在接下来的4次咨询中,他每次都要求做同样的练习,纵身一跃,然后扑向我。有一次,他干脆把头枕在我的肩膀上笑了起来,胳膊搂着我的脖子。从那一刻起,我们的咨询变得更轻松、更温和,孩子开始更深入的投入游戏过程中。

第7节咨询

这又是一次与迈克尔愉快的咨询。他在学校的行为有了显著的改善,在他居住的收容所也没有关于行为问题的报告了。在此期间,他问我是不是他的朋友。我告诉他我是,但作为他的咨询师,对我们来说最重要的是和他一起讨论他生命中最艰难的事情,所以这是一种特殊的友谊。我们不能在办公室外见面，但他在这里的时候我们可以开心地在一起。

在这次咨询中，我们完成了一个艺术设计，这个设计最初是由维奥莱·奥克兰德（Violet Oaklander）提出的。让孩子画一个玫瑰花丛，周围有他喜欢的任何东西，他想怎么画就怎么画。然后，让他“变成”玫瑰花，并告诉我有关于他自己的事情。迈克尔的画很复杂而且内容很丰富。他画了一个洞，几乎就像在房、树、人中经常看到的创伤疤痕。迈克尔说，“他父亲入狱时，他就有了这个洞。”他还告诉我，当玫瑰还小的时候，有人扯它的茎，把它弄伤了，我们可以谈谈这件事。我在心里提醒自己，要用绘本《伍迪和威利》（Cabe，1990）去引导他继续探讨这个话题，让孩子借此揭露一些信息，绘本里有一页画着一个泰迪熊“威利”，我让孩子在熊的身体上标记出他曾经被伤害或不舒服的地方。在这幅画上，迈克尔只在腹股沟处做了记号，表示他受伤的地方，并描述了他被一位成年邻居抚摸的场景，这个邻居最终进了监狱。

在咨询中，迈克尔能够说出来，他从来没有像孩子一样玩过。他甚至没有意识到13岁的他还是个孩子。他还说，我们在一起的时光对他来说真的感觉很美好。玫瑰的图画里有一个站在围栏内的孩子，另一边是一个小女孩——他的妹妹，她也被围了起来。在那朵花的上方有一朵云，那朵云飘来飘去，这很像他的父亲，在他入狱之前，他在迈克尔的生活中像个过客。他说玫瑰花需要由围栏来保护。在玫瑰的旁边，迈克尔画了一棵树，树干又粗又壮，树干上也有一个洞。洞里有一只松鼠。他说，这就像一个父亲，或者一个他可以依赖的人，既有趣又有力量。在这里，这个孩子不仅清楚表达了他与他的世界的关系，也让我明白了他最深切的一些需求。他投入地参与了这个过程，并且笑着对我说：“我真的告诉了你很多关于我的事情，不是吗？”“是的。”我说：“我想是的。”

第8节咨询

经过2个月每周一次的咨询，迈克尔已经准备好沿着这个谱系向更流畅的方向再进一步了。他调动自己的嗅觉、触觉和想象力，用有香味的记号笔来完成绘画。他继续用弹弓和我连接,甚至在咨询开始和结束时直接过来和我握手。他在学校和收容所里的行为都有了明显的改善。有时,在我们只是谈话的时候,他会要橡皮泥玩,这使他与自己有了连接,当我们聊到困难的话题时,也能让他的紧张情绪得以释放。

我继续强调迈克尔自己的身份和自我意识。在这节咨询中,我们完整地列出了他的优点和缺点。他能看到自己的英俊、健壮、忠诚、偶尔会乐于助人、对人友善、善待动物、常常是开朗而且勇敢的。我注意到他的每个积极品质都有点模棱两可,他的回应说一直保持那样是很困难的。此外,他还说,其中很多品质对他来说都是全新的。在这次咨询中,他高兴地宣布,他在收容所和一个比他大 2 岁的男孩成为朋友。那个男孩情况很稳定,很快就可以回家了。这位大朋友也在迈克尔的家庭作业上给了他帮助,因此他的成绩在不断提高。

在他清单的缺点栏里,迈克尔首先列出了一些导致他被拘留的事情。我告诉他,他做的事情并不代表他"是"谁;迈克尔似乎明白了,他伤心地对我说,他仍然很难相信别人。"他们总是让你失望,"他说,"这很伤人。"在这个孩子身上不断增长的情绪敏感度,甚至是开始产生的同理心,都是了不起的进步。这份优缺点清单作为一个过渡客体,同样也代表坚持不懈的努力,都会在咨询结束时跟随他回到家中。

第 9 节咨询

在这段时间里,在他的社工和他母亲的允许下,我让一位同事把我和迈克尔的弹弓练习过程拍了下来,他在镜头面前耍宝,当他把我们介绍给看不见的观众时,他用手搭在了我的肩膀上。当我们回放磁带时,我向他强调他有多强壮,他表演得有多好,并指他现在的举止所表现出的优雅。在某种意义上,我的目标是继续帮助孩子在自己的环境中建立自我意识。迈克尔告诉我,他以前从来没有"**看见过我自己**"(强调"我自己")。据迈克尔的社工说,这个孩子在学校和收容所都已经没有任何问题了。他有生以来第一次通过了所有的课程。

第 10 节咨询

我们在周末对迈克尔进行了第一次家访,一切都很顺利。即使他有充足的机会，但他没再和旧日的那群不良少年有任何瓜葛。当我问及此事时，他说他厌倦了惹麻烦。

在这节中，我们第一次玩了培乐多，把它铺在游戏室的地板上的一张亮丽的桌布上，上面画着色彩鲜艳的恐龙图案。在某种程度上，迈克尔所做的就是把这些东西揉在一起，然后用手把它们捏成各种形状，再揉成一团再塑形，搓圆捏扁，用橱柜里的厨房工具来做成饼干的形状和人物。这些后来都变成了不定形的球状物。我们把拇指塞进一个球里，用两条蛇做胳膊和腿，再把"头发"塞进大蒜压制机里，就做成了"会说话的脑袋"。脑袋们互相谈论家里的情况，以及现在的情况，根据孩子故事的需要，我们会转换角色。在咨询结束时，出现了一场意料之中的战争，两个人的头最后都被对方吃掉了。迈克尔很讨人喜欢，不需要任何鼓励就收拾好了残局。

看着迈克尔意识到他的现在是他过去的一部分，这两者可以成为一体，而未来则取决于他如何利用这两者，这是一件令人惊讶的事情。只要他愿意去做现在需要他做的工作，那么现在就真的可以吞噬过去。我不认为这是孩子的认知功能；相反，它发生在内心深处，从游戏体验的简单力量演变而来。疗愈的发生似乎不需要语言的认可。

第 11 到第 16 节咨询

在接下来的几节咨询里，我和这个正在成长的男孩聚焦于玩规则游戏。在治疗过程的这一阶段，我强调了规则的必要性，如果想要游戏给我们双方都能带来乐趣，我们每个人就都需要在规则的范围内工作。他的跳棋下得很好，赢得很有风度，输了也只会抱怨一下就接受了。迈克尔似乎更享受比赛的过程，而不是一心想着输赢，对他来说，规则游戏引入的边界既是健康的也是有疗愈性的。

"说、感觉、做"的游戏和讲故事的卡牌游戏都揭示了关于迈克尔有趣和启发性的信息。而且，迈克尔似乎真的很享受这些游戏所要求的自我暴露。

迈克尔喜欢看我单脚在房间里跳舞，他认为如果他要变成一个动物的话，那最好是一只老虎。当游戏里问到他在生活中他爱谁的时候，迈克尔能够说出他的母亲、妹妹，以及收容所的负责人，他确信自己爱她，因为是她使他能够遵守规则。迈克尔接着说："我不了解你，也不了解你对我的爱。你关心我。你希望我变好，做好的事情。我想那是一种爱，是吗？它不像我妈妈的爱，但它也是一种爱。""是的，"我说，"这是一种爱。"但我告诉他不久他就会离开我和中心回到家里。我会记住他。但是他的母亲会永远爱他。

对于一个如此渴望被爱的孩子来说，这是一个微妙的问题。我不敢让孩子误解我们的关系，但同时他也应该意识到，我确实关心他。他似乎对我的回答很满意。

第 17 节咨询

我们再一次把恐龙桌布铺在地板上，迈克尔高兴地让我选择我们当天的活动。我毫不客气地从橱柜里拿出两套完整的手指画，还有三大罐颜料。在这节咨询中，我们用手指作画，这是迈克尔以前从未做过的。

许多来自受虐待或贫困家庭的儿童会有触觉活动方面的失调。他们从来没有机会做饼干，在后院的游泳池里玩耍，用脚在泥坑里乱踩，或者拿着几管肥皂或几瓶泡泡液在浴缸里消磨时间。治疗过程的一部分和游戏活动的力量在于，在一个安全的和支持的环境中，给孩子一个机会参与流体活动。在早期的治疗过程中尝试让迈克尔画手指画不仅不合适，还可能会有破坏性。对治疗师来说，时间安排在很大程度上是一项直觉性的工作，它在与所有儿童打交道时都至关重要，尤其是像迈克尔这样的青少年。

迈克尔小心翼翼地用一根指尖蘸进颜料里，开始画一幢有许多房间的房子，云是明亮的蓝色，耀眼的橘黄色太阳在天空中微笑，这幅画的地基上画满了绿色的草地。当我让他根据他的画给我讲一个故事时，他说了一个充满笑声的故事，一个幸福的家庭，爸爸妈妈和他还有妹妹住在一起。他补充说，没有人吸毒。迈克尔描述了一个完全不同于他成长环境的理想化的样子。

在某种程度上，他正在重建自己的生活，无论是在认知上还是情感上，尽管当时他并不清楚自己在做什么。随着咨询的进行，迈克尔和我又转向了另一张纸。他问如果我们把所有的颜色混合起来会发生什么。我建议他直接试试。他惊叹于蓝色和黄色是如何变成绿色的，红色和蓝色是如何变成紫色的，然后他又混合了所有剩下的颜色。迈克尔用大量的黑色和橙色，再与其他颜色混合，变成了一种可爱的有点巧克力棕的颜色。他好奇地看了看他指尖上的颜色，又看了看我，接着涂了一些在自己的胳膊上，又涂在了我的胳膊上。

"这所有的颜色混合在一起看起来就像我，"他说，"你看，我就是所有人。不是在你身上的，不是。但是在我身上，所有的颜色都是我！我就是所有人。尼尔。看！"这个孩子脸上的笑容让我热泪盈眶。这是他平生第一次为自己感到骄傲，社工们收拾行装准备离开时，他急切地向他们宣布了这个消息。

我承认这对我来说是机缘巧合。我不知道这个孩子会像那样把颜色混合，我也不知道"所有人"对他来说意味着什么。但我知道他很喜欢这样的认识：深巧克力棕色的颜料和他自己天鹅绒般的肤色都是值得欣赏和体验的美好事物。

最后，我们每个人的手掌都沾上了一大团深棕色的混合物，然后用力把它们拍在纸上。接着他抓住我的手，让我们的手指交叉在一起，把我们的双手放在同一张纸上。他要求我把这幅画挂在我们一起玩的游戏室里。他离开咨询时还带走了另一张。和优缺点清单一样，迈克尔再次为自己提供了一个具有个人意义的过渡客体，这是维持过程的一部分。

我总共见了迈克尔 23 次。在那段时间里，他的轻度抑郁情绪得到了很好的缓解，他在学校的行为有了巨大的改善，在收容所也没有再出现任何行为问题。有一次，当一个大男孩在学校威胁他时，迈克尔直接去了校长办公室。另一个男孩被停学了，校长对他处理此事的成熟表示祝贺。还有一次，收容所的另一个男孩在迈克尔试图做作业的时候纠缠着他。迈克尔去找主任，让人把他的房间换了，以避免这个问题。对于品行障碍的来访者来说，事实上，对于任何一个 13 岁的孩子来说，这都是负责任的行为。他与母亲和妹妹的探访继续顺利进行，迈克尔也被批准离开了收容所。他被推荐与他家附近的一位咨询师保持联系，他的母亲参加并完成了一个育儿技能培训班。这孩子在学校表现良好，我拿到的最近一份关于迈克尔的报告显示他一直表现不错。

结 论

从影响他生活的生态系统来看，迈克尔是一个典型的品行障碍的来访者。家庭系统符合——父母的疏离，父亲的反社会性和物质滥用，严苛和不一致的纪律，离婚，大家庭，和常规的家庭混乱。他在学校有很多问题，包括多次停学，最终被开除。他是那群和他一样的孩子中的一员，参与了明显背离社会规范的活动，包括侵犯他人，用武器袭击他人、偷车、小偷小摸、攻击行为和打架。在社交方面，他是孤立的、充满敌意的，而且常常无效社交。这已经成为一致、频繁、长期且严重的行为模式。

他曾多次被送入社会服务机构，部分原因是家庭混乱，另一部分原因是他自己的反社会行为。而且，他已经达到了这样一个地步——他唯一真正能胜任的事情就是做坏事。他去过少年法庭，参与过各种咨询服务、家庭服务，见过假释官、学校工作人员，以及他最近居住的儿童之家。

在治疗这些品行障碍的来访时，必须非常清楚的是，游戏治疗技术，虽然看起来是有效和成功的，但只是整个儿童治疗计划的一部分。学校咨询师、教师、儿童之家的工作人员、假释官员、咨询师和母亲都参与了这个过程。如果没有各方的合作，这个孩子显然不可能最终成功地被批准离开儿童之家，获得假释，在家上学，并与母亲和妹妹团聚。

治疗过程的目标包括减少反社会行为，帮助孩子意识到自己的行为并学会在行动前思考，确认种族和个人身份，促进孩子与自我、与他人和存在感的联结。为了实现这一大胆而又乐观的目标，我们采用了基础游戏治疗的方法。如上所述，在这种情况下来访者的大量症状不仅导致了反社会行为的模式，还导致了他与自己和他人完全失去了连接。

在内稳态阶段，结合儿童抑郁量表、修订版儿童外显焦虑量表、青少年性关注问卷的测量结果，对孩子完整的临床初始评估，并与相关的各方联系，以了解孩子的各方面情况活动。

在活力阶段，孩子接触到各种各样的材料，能够激励简单觉醒以及动觉互动的活动，发展出了信任。弹弓在这方面对这个来访者来说是最有效的，这帮助他获得安全感和庇护感。权属感的获得最明显是在手指画练习中完成的，它不仅强调了孩子与自己的联结，还有与自己身份的联结。在效能阶段孩子与自己周围的环境进行了有效的互动，并通过使用治疗性游戏得到了最好的说明和促进。尽管维持工作似乎仍在进行，但只有时间能告诉我们答案。

特别是基于这个孩子过去糟糕的治疗策略记录，基础游戏治疗似乎是一种有效的方法。显然，这种疗法为品行障碍的来访者带来了希望，通常他们在周围的世界里遭遇什么，就会被塑造成什么样子，它的疗效将会一直持续下去，直至未来的许多年。

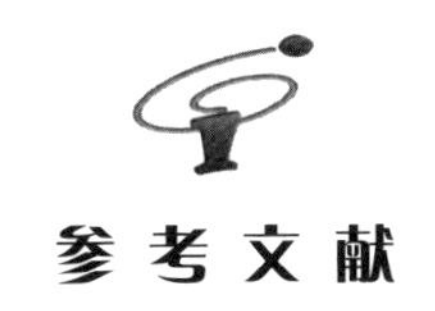

参考文献

American Psychiatric Association (1994). *Diagnostic and Statistical Manual of Mental Disorders*, 4th ed. Washington, DC: American Psychiatric Association.

Cabe, N. (1990). *A Book for Boys: Woody and Willy Say It's O.K. to Tell*. Privately printed. Mantua, OH: Racin-Leslie Graphics.

——— (1994). *The Behavioral True/False Inventory*. Privately printed. Mantua, OH: Racin-Leslie Graphics.

Campbell, M., Snell, A. M., Green, W. H., et al. (1984). Behavioral efficacy of haloperidol and lithium carbonate: a comparison in hospitalized aggressive children with conduct disorder. *Archives of General Psychiatry* 41(7): 650 - 656.

Gardner, R. (1973). *The Talking, Feeling, and Doing Game*. Cresskill, NJ: Creative Therapeutics.

——— (1988). *The Story Telling Card Game*. Cresskill, NJ: Creative Therapeutics.

Gil, E. (1991). *The Healing Power of Play: Working with Abused Children*. New York: Guilford.

Gilbert, G. M. (1957). A survey of "referral problems" in metropolitan child guidance centers. *Journal of Clinical Psychology* 13(1): 37 - 42.

Graham, P. (1979). Epidemiological studies. In *Psychopathological Disorders of Childhood*, ed. H. C. Quay and J. S. Wentz, 2nd ed., pp. 185 - 109. New York: Wiley.

Hussey, D. and Singer, M. (1994). The adolescent sexual concerns questionnaire. In *Handbook for Screening Adolescents at Psychosocial Risk*, ed. M. I. Singer, L. T. Singer, and T. M. Anglin, pp. 131 - 163. New York: Lexington.

Kazdin, A. E. (1989). *Behavior Modification in Applied Settings*, 4th ed. Pacific Grove, CA: Brooks/Cole.

———(1991). Aggressive behavior and conduct disorder. In *The Practice of Child Therapy*, ed. T. R. Kratochwill and R. J. Morris, pp. 174 - 271. New York: Pergamon.

Kovacs, M. (1992). *The Childhood Depression Inventory*. North Tonawanda, NY: Multi-Health Systems.

Loerber, R., and Dishion, T. J. (1983). Early predictors of male delinquency: a review. *Psychological Bulletin* 94(1): 68 - 99.

Lusebrink, V. B. (1990). *Imagery and Visual Expression in Therapy*. New York: Plenum.

Maxmen, J. (1986). *Essential Psychopathology*. New York: Norton.

Moustakas, C. E. (1992). *Psychotherapy with Children: The Living Relationship*. Greeley, CO: Carron.

Oaklander, V. (1988). *Windows to Our Children*. Highland, NJ: Center for Gestalt Development.

Reid, W. H. (1989). *The Treatment of Psychiatric Disorders*. New York: Brunner/Mazel.

Reynolds, C., and Richmond, B. (1985). *The Revised Childhood Manifest Anxiety Scale*. Los Angeles: Western Psychological Services.

Schaefer, C., and Kaduson, H., eds. (1994). *The Quotable Play Therapist*. Northvale, NJ: Jason Aronson.

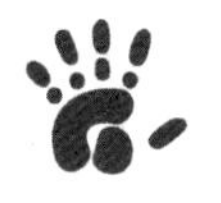

第十章
处理同胞竞争的释放性游戏治疗

海蒂·G. 卡杜森
(Heidi G. Kaduson)

同胞竞争指的是兄弟姐妹之间为了得到父母一方或双方的爱、感情和关注,或为了得到其他的认可或利益而进行的竞争。如《圣经》中有该隐(Cain)和亚伯(Abel),雅各布(Jacob)和以扫(Esau),以及约瑟夫(Joseph)和他的兄弟,这种现象是普遍存在的。如果处理得当,同胞之间的良性竞争能让儿童获得对其发展至关重要的社交、人际和认知技能。处理失当则可能会导致心理问题,例如缺陷感或严重的同胞虐待(Bakwin and Bakwin, 1972)。尽管同胞间的竞争经常发生,而且可能会有潜在的相关共病,但在儿科文献中却很少有人关注它。

在美国,超过80%的家庭有一个以上的孩子。同胞的功能受到数量、性别和年龄间隔的影响。我们要考虑到的不仅是这些因素对亲子互动的影响,而且还有同胞之间对彼此的影响。

同胞关系也会受到出生顺序的影响。年长的孩子经常会被期望对取代他家庭地位的弟弟妹妹承担一些责任并进行自我控制。当较大的孩子表现出嫉妒或敌意,受到父母的约束或惩罚时,较小的孩子可能会受到保护和捍卫。另一方面,大一点的孩子更占支配地位,更有能力,也更有能力支配,或者换种说法,更能帮助和教育年幼的孩子。因此,年长的孩子会表现出更多的对抗性行为,如打人、踢人、咬人(Abramovitch et al., 1982),以及更多养育性的亲社会行为,就不足为奇了。此外,与年幼的同性同胞关系往往会加剧互动的负面影响。与异性相比,同性同胞之间更容易出现攻击性、支配性和欺骗行为(Minnett et al., 1983)。在小学期间与同胞的不良关系可能会导致在学校里与同伴和老师相处的困难(Richman et al., 1982)。

病　因

嫉妒是儿童所经历的一种正常反应,几乎在所有家庭中都存在,而且这被认为是家庭生活的基础(Dunn, 1983)。长子可能会因为弟弟妹妹的出生反应出睡眠紊乱、频繁哭泣、如厕训练失败、无法集中精力玩耍的迹象,最重要的是表现出执拗和苛求的行为(Dunn, 1983)。这些问题反映了同胞的到来给幼儿带来的沉重的情感冲击。

当受到失去父母的爱和关注的威胁时,孩子们的反应可能是拒绝或"憎恨"新出生的同胞,视他们为入侵者。如果孩子因为父母的过分保护、控制、不耐烦或过度管教而感到不安全,这种情况则会更常见。

同胞竞争在第一个孩子身上更为常见,他在独生子女时期没有必要与同胞分享父母(Dunn and Kendrick, 1982)。随着新生儿的诞生,年长的孩子通常会感觉到自己被取代,因为相对于对新生儿的关注来说,父母对他们的关注会变少。为了给新生儿腾出空间去挪动他们的地方,会使同胞之间的竞争加剧。当亲戚朋友来访时,他们往往更关注新生儿,而让年长的孩子感到被忽视。莱格(Legg et al., 1974)和他的同事采访了21个孩子的父母(在他们的第二个孩子出生前后)发现大多数长子都存在同胞间的敌对行为。同样,特劳斯(Trause et al., 1978)和他的同事发现,在31个长子中,有92%的行为问题都有所增加。

虽然大家庭中也存在同胞竞争,但其程度没有小家庭中那么激烈(Bakwin and Bakwin, 1972)。随着家庭的壮大,竞争的激烈程度往往会减弱。这是因为大家庭中的孩子有更多的机会去理解父母对每个新生儿的爱和关注的分配。父母对任何一个孩子专一的投入都是不太可能的,孩子们变得更加依赖彼此的友谊,感情和共情。

同胞竞争在同性同胞中更为常见，因为他们的共同愿望和属性为他们的竞争创造了更多的空间(Bakwin and Bakwin, 1972)。这在女孩中也更为常见。

同胞竞争问题在 2—4 岁的儿童中表现得更为严重(Dunn and Kendrick, 1982)。孩子之间的年龄差距越小，就越有可能产生敌对情绪(Illingworth, 1987)。这种情绪在 8 岁以上的儿童中不太常见，因为他们往往更了解自己在家庭中的地位。此外，随着他们年龄的增长，家庭变得相对不如朋友、学校和对外界的兴趣重要了。

利维(Levy, 1938)发现，现有的孩子与父母的关系越密切，对新生儿的干扰和敌意表现就越强烈。同胞竞争在离异家庭的孩子中更为普遍，因为"父母的投资已经减少"(Shapiro and Wallace, 1987, p.101)。在一个离异的家庭里，每次只有一个父母给予孩子爱和关注。因此，更多的关注会放在孩子们之间的差异上。

大一点的孩子可能会嫉妒年幼的同胞，因为弟弟妹妹似乎得到了更多的保护和更好的爱，并且篡夺了以前赋予她/他的特权。相反，年龄较小的孩子也可能会嫉妒年长的孩子，因为他们似乎拥有更多的特权，比如第一个上学，熬夜，以及拥有新书。

同胞竞争在被拒绝的儿童中更为常见。如果父母表现出偏袒，不受欢迎的孩子会感觉受到伤害，并可能与他的同胞产生敌对情绪。即使没有明显的偏爱，比较也是导致不良情绪的一个常见原因。如果一个孩子比另一个孩子更有天赋，同胞竞争可能就会发生。一般来说，为了荣誉和成就的竞争通常比为了父母的爱和感情的竞争来得晚。在大一点的孩子中，学校和社区经常成为社交攀比和同胞竞争的场所。普弗特(Pfouts, 1976)发现，被这样比较的孩子会对成功的同胞产生怨恨和敌意。能力较强的孩子，虽然不会对能力较弱的孩子感到不满，但可能会在同胞关系中存在不适和矛盾情绪。

社会经济地位较低的孩子比社会经济地位较高的孩子更容易在拥有物品方面发生冲突。这些嫉妒和怨恨情绪会形成和爆发成为同胞竞争的临床表现。

临床表现

随着弟弟妹妹的出生，年长的孩子可能会表现出敌意，甚至否认新生儿的出生。攻击性情绪有时会通过直接对婴儿进行语言或身体攻击而公开地表现出来。一位母亲告诉我，每当她抱着刚出生的婴儿时，她的儿子就会不停地推搡着这个新生儿。一些孩子会让父母把婴儿带回医院、送人、冲进厕所，或者要求它回到妈妈肚子里去。还有一些孩子会在新生儿被父母抱起来，或是父母被其他事情占据时，有沮丧或是求关注的表现。较大的孩子可能会撞击、拳击、推、踢或是咬那个小孩子(Bakwin and Bakwin，1972)。格林(Green，1984)描述了5个孩子因嫉妒而对他们的弟弟妹妹造成严重伤害的事。

故意把安抚奶嘴扔到房间另一边，或者猛敲婴儿床，直到婴儿醒来哭闹，这都是其他负面反应的例子。

孩子会通过外在的表达来表现对新生儿的矛盾心理。例如：

珍妮佛(对宝宝)：好了，宝贝(温柔地拥抱他)。(对母亲)：打他！

马克：我的宝贝。我的宝贝。(拥抱)。怪物。怪物。

母亲：她不是怪物。

马克：他有个怪物似的头。

有时孩子们会清楚地表达他们对婴儿的厌恶，然后发现他们这样做是不被允许的：

玛丽(快速推着婴儿车)：是时候送你到很远很远很远的地方去了。

母亲：你不能那样说。那样说话很刻薄。

退行现象在同胞竞争中很常见，可能会表现为尿床、大便失禁、要求喂食、婴儿式语言、要抱、吮拇指、敲头、发脾气、拒绝睡觉、不停地哭泣或保持极度安静(Leung, 1986; Leung and Robson, 1990)。

游戏行为

同胞竞争在假扮游戏中会发生什么呢？他们游戏的频率会因家庭而异，有时几乎占据了孩子所有的时间。在2岁孩子和年长同胞的假扮游戏中，大约60%的2岁孩子会有涉及母亲、同胞，或两者兼而有之的游戏情节(Dunn and Dale, 1984)。如果我们比较一下这些年幼孩子和他们的同胞及母亲玩的假扮游戏，一些显著差异变得更加显而易见。尽管孩子们会参与所有不同类型由简至难的假扮游戏，但他们与同胞合作的方式和他们与母亲玩耍的方式大相径庭。母亲们往往倾向于在游戏中充当观众，提供建议或意见，但不作为正式参与者加入游戏中。她们的建议往往是把剧情尽可能渲染得贴近现实生活，那才是游戏的重点。

相比之下，在没有母亲参与的假扮游戏中，孩子们通常会在幻想中成为伙伴合作。同胞之间的合作在某种程度上是非常惊人的：在研究中，大约1/4的2岁儿童会和他们的哥哥姐姐一起玩游戏，包括假装身份或在一个想象中的地方玩(Dunn and Dale, 1984)。孩子们之间的凝聚力是更胜于同胞竞争的。

传统的治疗策略

家庭治疗

与涉及幼儿的家庭治疗相比，关于同胞治疗的研究并不多(Kahn

and Lewis, 1988)。米纽庆(Minuchin)和惠特克(Whitaker)可能是最著名的特别关注幼儿的家庭治疗师,尽管他们都不是专门治疗儿童的。米纽庆主要聚焦于同胞,目的是为了改变三角关系和重构家庭(Minuchin, 1974; Minuchin and Fishman, 1981),尽管同胞关系本身似乎并不是最主要的。当他想要和同胞子系统一起工作时,他可能会让父母转移到房间的另一边,或者坐在单向镜的后面。

惠特克是通过孩子们加入这个家庭的,他以坐在地板上和婴儿玩耍或与年幼的孩子打闹而闻名。在与孩子互动时,他可能会忽略父母,因为他认为孩子是家庭中真正问题的代言人,也是家庭能量和情感的晴雨表(Whitaker, 1967; Whitaker and Keith, 1981)。他直接与每个孩子接触,而不是鼓励同胞之间的互动。

在整个核心群体都无法运作,或者在同胞关系出现问题的时候,家庭治疗师们开始将同胞子系统作为家庭破裂时的干预目标。

治疗师可以从很多途径关注同胞冲突的问题。有时,一位母亲会因为孩子之间的竞争而专门打来电话要求治疗。更常见的是,同胞之间愤恨的关系会在治疗师接待整个家庭时被提及或在治疗过程中变得明显。如果治疗师只见一个孩子,他也可能会提到与其他同胞之间的问题。

孩子并非生来就恨他们的兄弟或是姐妹。有些事情会把正常的同胞争吵变成了一个破坏性的过程。偏爱和侵入式的教养方式是造成同胞间摩擦的两个常见因素。另一种是将僵化的代际角色强加在同胞身上,使他们处于公开的冲突之中。父母童年时期未解决的同胞问题会重现出来。当一个被三角化或父母化的孩子过度卷入父母中的一方或双方时,兄弟姐妹们可能会对跨入成人等级的这个同胞感到不满。他们可能就会把那个孩子当成替罪羊,或者抛弃他。同胞冲突的另一个原因可能与天生能力的不等有关,例如,一个孩子在很多方面都表现得很优秀(Pfouts, 1976)。

家庭治疗包括治疗师对同胞们在一起进行的一次性评估,在家庭治疗过程中的定期会谈,有时限的或持续性的同胞治疗。也可能会用一次访谈来评估同胞关系的类型或品质，或者给孩子们一些私人空间来处理某个特定的话题。

有时他们会反复陷入一个特定的问题，比如普遍存在的二元或三元关系紧张时，或者当父母关系的动荡在同胞之间引起干扰时，与同胞的定期会谈可能会是有益的。在这些会谈中，孩子们可以学会把对彼此的感情和对父母的忠诚分开。

有时，我们会选择持续性的或者有时限的同胞治疗。对于没有稳定家庭结构的儿童，以及生活在寄养家庭或父母系统不健全、兄弟姐妹需要团结起来照顾自己的儿童家庭，这是最常被推荐的（Kahn and Lewis, 1988）。在这种情况下，同胞治疗可以直接关注家庭问题对每个孩子个体和同胞关系的影响。

一旦决定让家庭治疗师去和这些兄弟姐妹们见面，玩具就会被用来让孩子们“说话”。这些玩具不需要精心制作，通常是基本的办公设备，比如纸、铅笔或魔术记号笔。还有木偶、黏土、用于击打或投掷的柔软物件、一个轻便的沙袋、剪刀和糨糊这些不是很昂贵的玩具。治疗师的目标之一是让孩子们谈论引起同胞竞争的问题。另一个目标是允许冲突在治疗过程中发生，帮助他们表达自己（各种各样）的感受，并找到破坏性较小的方法来解决紧张的情绪。如果孩子们学会理解潜在的问题，他们就能更好地将对一种冲突的理解泛化到其他冲突上。

行为疗法

源于同胞竞争的语言及身体攻击会导致最负性的行为。争抢玩具或竞争家长的注意、缺少轮序意识，以及使用嘲讽的语言都是这些挑衅者的典型行为（Sloane, 1976）。当同胞之间的竞争变得太过激烈，以至于父母无法通过使用行为矫正技术来解决时，他们可能就会联系一位治疗师。

对于儿童常见的行为问题，包括同胞间的攻击，暂停法是被证明有效的一种治疗选择（Allison and Allison, 1971; O'Leary et al., 1967; Olson and Robert, 1987）。暂停，并积极关注适当的游戏相结合，也被证明是有效的(Allison and Allison, 1971; O'Leary et al., 1967)。奥尔森和罗伯茨(Olson and Roberts, 1987)比较了三种针对同胞攻击行为的治疗方法:暂停法、社交技能训练,以及两者的结合。暂停是最有效的修复手段,只要不过度使用导致破坏其价值即可。

另一个有效的策略是过度矫正。文献描述过两种类型:补偿和积极实践(Matson et al., 1967)。补偿是要求个人对不当行为造成的环境干扰进行过度矫正。积极实践是重复使用与不当行为不相容的积极行为。亚当斯和凯利(Adams and Kelley, 1992)总结说,过度矫正是一种实际有效且可行的方法,可以用来替代暂停法来管理同胞间的攻击行为。

此外,可以训练父母关注孩子的积极行为,尤其强调孩子与他的同胞的良好互动。这样的关注会增加与孩子相处的积极时间。贴纸制度也可以用来奖励他在指定时间与同胞的积极行为。例如,可以把一天分成几个时间段:上学前、放学后到晚餐前、晚餐后到睡觉前。每一个时间段,如果孩子没有攻击,取笑或挑唆等其他负面行为,他就会收到一张贴纸。累计到 15 张之后,这个孩子就可以得到奖励了。这能有助于父母和孩子关注积极行为,同时鼓励同胞之间建立更好的关系。

认知和社交治疗

理解,能带来认知的改变,让人产生控制自己行为的社会力量,是与儿童有效工作的核心(Barth et al., 1986)。因此,对儿童的干预技术不应该局限于与孩子一对一的访谈。照料者们可以通过指导和持续性咨询来传授他们社交和认知方法。

与社交干预一样,对攻击性和同胞竞争的认知干预在长期持续并包括间歇性复习课程的情况下最为有效(Camp and Ray, 1984)。认知干预对于社交偶发性的愤怒行为有效。认知训练在社交干预中的主要作用是提高儿童控制自己冲动的能力,帮助孩子获得对非攻击性行为的奖励,以及帮助照料者始终如一地应用行为治疗。

对那些体验过同胞竞争的孩子来说,认知疗法可以有效地帮助他们调节自己的表现。治疗师建议使用先促进积极行为，再减少消极行为的技术。要优先使用能力培养技术来帮助孩子。

坎普和巴赫(Camp and Bash, 1981)采用了一种行之有效的方法来教授具有攻击性的儿童进行自我管理。他们的“有声思维”项目旨在教授有攻击性的男孩解决人际交往问题的技巧和自我管理。他们的手册提供了40节的课程材料，每节课程为时半小时，这些课程会引导孩子们使用自我对话来解决社交问题。该项目包括提高应对技巧、引发替代反应、理解因果关系、评估可能的行为，并理解他人的感受(即社交换位思考)的活动。

虽然自我指导和自我对话可能很有帮助，但仅仅了解什么是能力以及如何使用这些能力并不能确保他们的表现。同样，也不能保证这些知识会被及时或恰当地使用。因此，使用认知疗法是有局限性的。

治疗师在治疗过程中必须注意每个人的认知水平，在治疗幼儿时需要特别注意这个最关键的问题。对于很小的孩子来说，制定合适的治疗模式需考虑其认知领域的优势和局限。同时，强烈的情感和随之而来的强大防御，使得这种情绪在治疗过程中有些难以触及。因此，最好是通过孩子自己的语言，即游戏的语言来工作。

游戏治疗的基本原理

来自不同理论背景的心理健康从业人员已经开发出了用于儿童诊断和治疗的创新性结构化策略(Halpern and Kissel, 1976; Nickerson, 1973; Prout, 1977)。临床儿童干预技术的范例包括加德纳(Gardner, 1971)使用的讲故事，棋盘游戏；吉特尔曼(Gittelman, 1965)的行为预演，马库斯(Marcus, 1979)在游戏疗法中对戏服的使用，梅肯鲍姆和古德曼(Meichenbaum and Goodman, 1971)针对冲动儿童的自我教育训练技巧，以及温尼科特(Winnicott, 1971)的涂鸦技巧。

随着时间的推移，在游戏治疗中结构化干预的使用越来越多。许多儿童治疗师发现，选择一两个关键问题对他们很有帮助。继而，他们可以确定特定的任务、游戏、书籍，或是对展现和回应孩子内心有帮助的玩具。治疗工作因此有了更远大的方向，并且得以推进(Brooks, 1993)。

当我们关注到同胞竞争的问题时，可以用游戏的疗愈力来帮助孩子解决他的问题。在游戏治疗中，孩子可以自由地面对、体验和掌控那些无法用语言表达的感受，而它们确实可能是同胞竞争行为背后的原因。具体的机制包括沟通、情感宣泄、发泄、角色扮演和行为演练。

沟通

当孩子们用游戏来表达自己的时候，他们用玩具作为自己的语言，他们的努力因此得以促进(Landreth, 1993)。游戏提供了一个可以公开讨论的场域，在那里他们可以不受限制地演绎关于爱与恨的幻想。在同胞竞争的案例中，假装去杀死自己的同胞、表现出学步儿的退行状态，以及与另一个孩子分享他们内心世界的困扰问题都是可以被允许的。游戏能让孩子们完全地、毫无隐瞒地表露自己的情感。游戏可以自然而然地让孩子的自我得以安全的展现。不需要从一种语言翻译到另一种语言。也不需要从一种思想转化成另一种思想，只需要自我表达就可以(Landreth, 1993)。

有意识和无意识的东西都在发挥作用。在幻想和游戏的安全环境中，孩子想再次成为独生子的愿望和对竞争的感受都会表现出来。一位有经验的治疗师会引导并帮助孩子通过这些幻想解决这些问题。

发泄

西格蒙德·弗洛伊德(Freud, 1924)首次使用发泄的概念来解释受创伤者如何处理他们遭受的经历。这是一个心理过程，在这个过程中，被压抑的记忆被带到意识中，并通过适当的情感释放来重新体验。当弗洛伊德将这一概念应用到儿童身上时，他指出游戏为儿童提供了一个独特的机会来处理创伤事件。通过重复那些在现实生活中给他们留下重大影响的事件，他们发泄了这些影响的力量，并赋予自己掌控局面的能力。

通过重复，孩子们可以重新创造与原始事件相关的游戏情境（例如，同胞的出生）。游戏中每一次新的重复似乎都会削弱与该事件相关的负面影响，并加强孩子对该事件的掌控感。此外，埃里克森（Erikson，1950）报告说，儿童会在游戏中重构、再体验和再造这些应激体验，从而理解和消化这些事实，并获得掌控感。通过游戏，孩子们可以扮演他们不曾体验的角色，将被动转化为主动，从而掌控生活中的困难情境（Schaefer，1994）。

情感宣泄

情绪表达和释放在心理治疗中的重要性是大多数心理治疗师公认的。从弗洛伊德时代到现在，人们对情感宣泄的理论和观点因方法而异。根据尼科尔斯和扎克斯（Nichols and Zax，1977）的观点，情感宣泄通常被理解为一种通过释放未表达的、无意识的，或是隐藏的情绪来缓解紧张和焦虑的过程。当前的情感宣泄和情绪释放的概念受到了布洛伊尔和弗洛伊德（Breuer and Freud，1893—1895）的影响。其基本前提是，情感表达失败导致了不良的态度和行为。释放与事件相关的压抑情绪能将孩子从这些情绪中解放出来。孩子的行为就会得以改善。一个家庭中的新生儿会让大多数孩子产生矛盾情绪。孩子会因为父母的兴奋而兴奋。当实际事件发生时，孩子的感觉可能会“隐匿”起来。开始感觉到被忽略，不再是“特殊的一个”，难以忍受必须与人共享父母的关注。因此，孩子不能表现出他想要回到弟弟、妹妹出生前生活状态的愿望。通过游戏的使用，孩子可以释放隐藏在他内心的情感。

角色扮演和行为预演

大多数经历过同胞竞争的孩子会否认自己有任何行为问题的事实，或者将责任归咎于婴儿、父母或其他人。所以他们很难向治疗师解释自己在这个问题上的想法和感受。对于许多孩子来说，通过象征性的游戏活动开始对话是一种可以接受的方式。这种表达方式对大多数人是自然和舒适的，在提供游戏乐趣的同时也提供了安全的伪装。

在这种情况下，孩子们形成了角色扮演的模式。他们可以扮演母亲、孩子或婴儿的角色。当在游戏环节中使用角色扮演时，它可以是一种教学工具，或者是一种提高技能、解决问题、尝试新行为或接受他人观点的方法。

当行为模式在无意识中形成或从意识中移除时，角色往往是隐晦的。这些角色表达的人格特点源于早期的内化和认同，并成为持久的心理模式。它们是儿童成长中与其照料者之间无数次互动的结果(Irwin and Curry，1993)。通过他们所描绘的场景和他们所扮演的角色，孩子们可以告诉我们很多关于他们的感受和潜在的问题。

研究会经常强调利用角色扮演来培养利他主义和促进与他人观点的共鸣。通过游戏的使用，治疗师在孩子的带领下进入孩子的世界，通过模拟的游戏来鼓励沟通和解决问题。加德纳(Gardner，1971)在他的共同讲故事技巧中用到了这一点。治疗师可以改变故事情节，帮助孩子看到，还可以有其他的方式来看待事情。在这样做的过程中，治疗师逐步聚焦于孩子所压抑的，投射到其他人身上的情感。

释放性游戏治疗

用孩子自己的方法来解决孩子的问题是有坚实基础的。这是在释放疗法中完成的。孩子们把富有想象力的游戏作为一种重要的方式来摆脱由焦虑引起的紧张。为了让这个过程得以展开，治疗师要提供必要的材料并指导游戏，使问题成为游戏情境的中心。它之所以不具威胁性，是因为游戏包括以下几个方面：

1. 它是象征性的；
2. 假装这种情况是真实的；
3. 事情是被微缩的；
4. 它本质上是有趣的。

释放性游戏疗法目前已被用于创伤后的病例，在这个过程中，孩子们会用微缩的形式呈现出真实的情况，并且可以自由地与之游戏。为了达到效果，这种疗法需要孩子直接应对游戏目标，孩子十分专注以至于他对周围的环境浑然不觉，通过对创伤的复演来完全地展现恐惧。这种重复的游戏让孩子逐步消化创伤，随后掌控这一情境。同样的方法也可以被修改用来处理同胞间的竞争。

大卫·利维(Levy, 1933)描述了3个系列实验，在标准情境下研究儿童的同胞竞争。在第一个实验中，妈妈、宝宝和哥哥或是姐姐的玩偶都被展示了出来，没有关于活动方向的建议。在第二个系列中，孩子的敌意在暴露于第一个实验情境的条件下被激活。即通过给孩子展示母亲给婴儿的哺乳场景，并告诉孩子，这个哥哥/姐姐是第一次看到婴儿。施测者问："他会怎么做?"在一次或多次，通常是3次考验后，这样的话语就会激活孩子的情绪："当姐姐(或哥哥)看到宝宝时，会想，'脸皮真厚！竟敢趴在我妈妈的乳房上。'"在第三个实验中，一个被截肢的玩偶会被单独用来作为竞争同胞的直接替代品。随着时间的推移，他们淘汰了第三个实验，重复使用第一和第二个实验。在实验之后，游戏活动可以采用自由的形式进行。

在治疗开始时应用这种实验性的程序是很重要的，因为让孩子从受控制的状态切换到自由玩耍的状态更为简单，而不是反过来。然而，在自由游戏治疗中，可以在任何适当的时候回到受控的情境来激活孩子的状态。

告知孩子你将要和他玩一个游戏，这个游戏需要有一个妈妈、一个婴儿和一个姐姐(哥哥)。治疗师使用了一个被截肢了的玩偶(没有乳房)代表妈妈，一个塑料玩偶，和一个大一点的玩偶代表姐姐(哥哥)。

治疗师：妈妈必须要给宝宝喂奶。(指着玩偶的胸部)但是她没有乳房。让我们来做一些吧。

治疗师做一个乳房，孩子做另一个。这一步是为了促进干预，因为有些孩子会在做乳房时犹豫不决，但如果治疗师先做的话，他们会感觉到很自在。把乳房放置在妈妈玩偶的身上之后，宝宝玩偶被放在哺乳的位置，妈妈的手臂环绕着它。让孩子给宝宝和姐姐（哥哥）起名字。

> 治疗师：现在这是游戏。姐姐（哥哥）来了，看到妈妈怀里有个刚出生的宝宝。他第一次看到他。现在他会做什么？你怎么想就怎么做。

治疗师会用“去吧，”“别害怕。”这样的话鼓励孩子们。

在增强了受控的情境后，治疗师可能会用不同的方式来激活孩子的状态。最早的一些案例（Levy，1933）详细描述了竞争释放的过程。治疗师大体会用这样的话鼓励孩子：“当姐姐（哥哥）看到宝宝时，她想，‘脸皮真厚，竟敢趴在我妈妈的乳房上！’”

在整个实验过程中，鼓励的话语是用来克服焦虑和促进行为的。所有的技巧都是为了让孩子能更顺利地展露他们的原始情绪。重要的是，不要让孩子认为治疗师是因为他的退缩而去推动他，这有可能会适得其反，那么治疗目标就无法达成了。

在治疗中，治疗师对发言的时机评估和压力可能更容易被感受到。简单话语“去吧，”“别害怕，”“让哥哥（哥哥玩偶）想做什么就做什么。”应该不会太令人不安。如果孩子想要治疗师加入这个活动，他就去做。

利维（Levy，1933）举了一个 3 岁男孩的例子。孩子在第 6 次咨询中说：“现在我们必须吃饭了，”并列出了这顿饭的要吃的东西，包括宝宝的。孩子递过来一个盛有这些东西的玻璃杯。治疗师拿了一些，然后他们一起把这些东西放到了玩偶的嘴里。当一些孩子在对攻击对象犹豫不决时，可能需要一些推动，但另一些孩子则很快进入状态后又退缩回来，这表明他们对活动的抑制在增强。

利维表示，治疗师干预的需要越少越好。宁可错过，也不要做错。当涉及要向孩子提出问题以澄清某个行为的意义时，这一点尤为必要，因为这一意义不是从行为表面或自发的表达来体现的。一个问题可能会转移孩子的注意力，可能会被孩子认为是一种指责，可能会增加孩子的对立，也可能会改变一个看似自然的活动过程。另一方面，孩子的回答可能会给他或她的行为的意义提供一个非常重要的线索，如果不在某个特定的时刻提出这个问题，可能就会错失这个机会。例如一个4岁的女孩第一次攻击妹妹玩偶，她说："她以前很坏，现在她乖了。"治疗师问："为什么她以前很坏？"她回答："她想把宝宝弄走。"这清楚地表明，行为的意义是由于敌对冲动而进行的自我惩罚。这个提问澄清了它，并且，用这个方法有助于更直接的理解，而不是去推论。然而，提问也可能无法达到他们的目的。提问的规则应该是，如果不确定这个提问对活动流程的影响，那么最好是放弃它。利维的实验对象是有弟弟妹妹的儿童，他们的年龄从5岁至13岁不等。主要的转介问题为叛逆行为：消极、违抗、情绪失控等。

汉布里奇（Hambridge，1955）紧随其后，创造了一些结构化的游戏情境，如："母亲怀中的婴儿（同胞竞争游戏）。"这是利维在他的同胞竞争和敌对行为实验中使用的标准刺激情境。治疗师提供一个妈妈玩偶，一个婴儿玩偶，最好是易于破坏和更换的，和一个代表自己的玩偶，我们称之为哥哥或姐姐（取决于来访者的性别）。治疗师问孩子是否知道乳房的用途，同时制作一个黏土乳房模型，并把它放在妈妈玩偶身上。必要时，向孩子简要介绍乳房的泌乳功能。然后，要求他制作一个，并放在妈妈玩偶另一个乳房的位置上。然后，把妈妈的玩偶放在椅子上，把婴儿放在她膝盖上，吮吸着乳房，治疗师说："这是妈妈，这是宝宝。哥哥（或姐姐）进来第一次看到宝宝。他看到宝宝在吃他妈妈的奶。发生了什么？"进一步刺激敌意的表达可以加上这样的话："他看到那个坏孩子在吃他妈妈的奶。"这种游戏情景不仅有助于发泄和处理同胞竞争和依赖冲突，而且也有助于检验来访者在治疗过程中的进展。因此，出于比较的目的，以标准形式使用它是有利的，这样人们可以不时地比较来访者对这种情况的处理。

所罗门（Solomon，1938）提倡治疗师采用更有指导性、更积极的方法。他开发了主动游戏疗法，因为他得出结论，儿童治疗师往往太被动，等待受创伤儿童呈现问题的时间太长。为了推动治疗的进展，他提出了以下建议：

1. 治疗师应该积极主动，用第三人称进行对话可以提供匿名性，减少防御。

2. 治疗师应该主动地和孩子一起表演这个场景。有一个伙伴可以帮助他掌控压力，使它不那么可怕。

3. 治疗师应该积极引导孩子的游戏，从而帮助发现孩子内心的幻想世界。

可以引入一个治疗师玩偶来减少由这种方法产生的焦虑。然后孩子可以用这个玩偶来释放他的感觉。

案例说明

亚伦（Aaron），4 岁，因为在家里的脏乱和对立行为，以及攻击、绊倒和掐痛弟弟而被转介给我。一个主要的动力是，亚伦 2 岁的弟弟举止温和，深受父母宠爱。虽然对弟弟的愤怒会时有爆发，但亚伦不愿谈论这些感受，也不愿谈论与弟弟有关的被剥夺和被忽视的经历。脏乱和对立的行为本可以通过行为的方法来解决，但我觉得同胞竞争是导致亚伦不舒服和行为表现的主要原因。

在治疗开始的时候，我让亚伦画了一幅他自己和他家人的照片，他画的是没有弟弟的家庭。当我问他这是不是他的全家时，他说："是的。"然后我给了他 4 个玩偶：一个妈妈、一个爸爸、一个宝宝和一个哥哥。还有用来制作乳房的黏土。他说他知道乳房是用来喂养婴儿的。（如果了解到一个孩子是用奶瓶而不是母乳喂养的，这个游戏就会修改成制作一个小奶瓶。）我做了一个乳房，放在妈妈身上，让他做另一个。他做了一个更大的，然后把它们连在一起。接着，我把宝宝放在妈妈的怀里，把宝宝的头放在乳房上哺乳。当我让他把父亲和男孩玩偶放进游戏场景里时，他把父亲放在床上睡觉，让小男孩在外面玩。

治疗师：好，这个游戏从一个小男孩第一次走进屋子看到宝宝开始。然后发生了什么？

亚伦：我不知道。

治疗师：没事，说吧。

亚伦（把手移近宝宝玩偶，几乎要碰到它）：我猜……（开始在游戏室玩别的东西）。

治疗师：艾伦，你觉得会发生什么？来，让我看看。

亚伦（拿起哥哥玩偶，不停地敲着它的头）：坏蛋，坏男孩想要把娃娃弄走，现在他乖了。

然后，亚伦把宝宝从妈妈怀里拿出来，扔到地上。他捡起宝宝玩偶，然后更用力地把它扔到地板上。他再次拿起玩偶，然后踩在上面。

亚伦：他死了。现在怎么办呢？

那时，他去挤压乳房，然后抑制自己的动作，停下来。接着他给妈妈玩偶截肢，取下她的双乳做成汉堡。

亚伦：宝宝喜欢汉堡（当他把汉堡压到宝宝脸上时）。把它全部吃光！

然后亚伦拿着男孩玩偶在房间的另一个角落里玩耍。他已经从和我一起的活动中分心了，但在剩下的时间里，他一直在和男孩玩偶玩。

在接下来的两次治疗中，也看到了类似的情况。在很大程度上，他的敌意得到了自由释放，自我惩罚的行为也减少了。亚伦从一开始就攻击这个婴儿，甚至在我发出指令之前。

在第四次治疗，他立即将婴儿从乳房这里拿开。然后一遍又一遍地踩它，直到玩偶的一部分掉了下来。他捡起被压碎的部分，把它们撕成碎片。然后亚伦开始抓妈妈玩偶，拉扯她的胳膊。

亚伦：我只是想看看这是怎么做的(把腿和胳膊拉到一起)。

亚伦把母亲的一只胳膊拿下来，丢在地上。他继续攻击宝宝玩偶，把所有的组件都堆在一起。

亚伦：这只需要多来几次(再次踩这些组件)。宝宝说要把头装上，但是不行，我做不到。(他试着固定头部，然后又把婴儿的组件堆积起来，再踩在它们上面)

在这一点上，他被阻碍和抑制的动作被消除了。他的攻击次数和强度都有所增加。更多地释放原始的敌意。这充分证明了亚伦有能力完全摆脱焦虑，直接释放对目标的敌意。

在接下来的两次治疗中也上演了类似的一幕。与此同时，他的妈妈评论说，兄弟之间的竞争关系出现了很好的变化。他竟然会去拥抱他的弟弟，而不是去压他，他停止了掐人的行为，看起来更放松了。

复原，即恢复或试图恢复物体原始状态的活动，也是这种治疗过程的一部分。艾伦在第四次治疗时试图复原，但还是踩到了婴儿。在另一次治疗中，他说："宝宝又好了。"然后把婴儿放在了母亲的乳房上。

恢复行为比自我报复行为发生得更频繁，并且可能在自我惩罚的过程中出现。虽然给人一种比自我惩罚更令人满意的印象，但在某些情况下，复原性行为会引发更多的敌意。

有充分的证据表明，儿童在游戏治疗中的行为，特别是在用玩偶代表母亲和婴儿的活动中，会影响与真实的母亲和婴儿的关系(Levy, 1938)。在亚伦的案例中，常常观察到的是，当原始的敌意出现时，同胞之间的关系发生了功能上的变化，并且通常不会因为阻止、自我惩罚、复原或防御行为而受到阻碍。在一个安全的环境中释放敌对情绪，给了亚伦自由的感觉。然后，他能够与他的弟弟有了一个更温和的关系，对父母也表现得不再那么对立了。这反过来又有助于平衡弟弟所得到的关注。事实上，当亚伦不再那么难照料，与他的弟弟相处得也更好时，他的父母也都对他表现出了更多的关注。他的母亲评论说，亚伦和他的弟弟现在会相互找对方玩，并且也喜欢让对方参与到他们的游戏中。

结　论

通过游戏治疗释放敌意和强烈的攻击性欲望，有助于将大孩子和小孩子之间破坏性的现实关系转变为一种有建设性的关系。虽然不能保证它的持久效果，但鼓励孩子在没有限制或负面反馈的情况下公开表达他们的原始情感，会带来行为上的改变。当竞争持续且激烈时，孩子对入侵者的狭隘看法就会取代从这段关系中可能获得的所有快乐。孩子可能就只有攻击性和占有欲的反应了。探索各种表达和重组技术的治疗方法可能是有益的。在孩子没有意识到自己敌意的情况下，游戏既能给孩子带来快乐，也能给他们提供伪装的安全性。扮演不属于现实生活体验的角色往往能化被动为主动，这对解决和掌控问题来说是很有必要的。

很明显，孩子们的感受可以通过围绕实际事件建构的游戏过程来表达。在那些旨在释放同胞竞争情绪的游戏过程中，孩子的敌对反应是通过母婴的结合来激发的。同胞竞争主要是一种想要通过挤压或撕裂等行为来摧毁对方的冲动，也包括孩子通过阻止或只允许部分释放来抑制的冲动。然而，一旦敌对行为开始启动，它就会按自己的方式发展。在游戏中，每一次新的重复似乎都会削弱负面影响，增强孩子的掌控感。在游戏治疗过程中，随着敌对情绪的释放，孩子对敌对对象的行为会以一种有益的方式发生改变。想必，当对同胞的愤怒减少时，它将不再主导这段关系。这将使积极的部分得以成长。

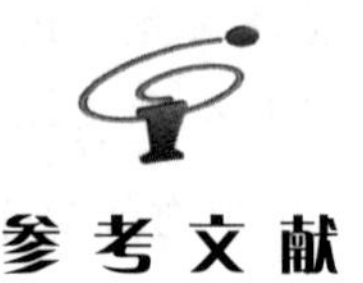

参考文献

Abramovitch, R., Pepler, D., and Corter, C. (1982). Patterns of sibling interactions among preschool-age children. In *Sibling Relationships*, ed. M. E. Lamb, and B. Sutton-Smith, pp. 76 - 92. Hillsdale, NJ: Lawrence Erlbaum.

Adams, C. D., and Kelley, M. L. (1992). Managing sibling aggression: overcorrection as an alternative to time-out. *Behavior Therapy* 23: 707 - 717.

Allison, T. S., and Allison, S. L. (1971). Time-out from reinforcement. Effect on sibling aggression. *Psychological Record* 21: 81 - 86.

Bakwin, H., and Bakwin, R. M. (1972). *Behavior Disorders in Children*, 4th ed. Philadelphia: W. B. Saunders.

Barth, R. P., Blythe, B. J., Schinke, S. P., et al. (1983). Self-control training with maltreated parents. *Child Welfare* 62: 313 - 324.

Breuer, J., and Freud, S. (1893 - 1895). *Studies on Hysteria*. New York: Basic Books, 1957.

Brooks, R. (1993). Creative characters. In *Play Therapy Techniques*, ed. C. E. Schaefer and D. M. Cangelosi, pp. 211 - 224. Northvale, NJ: Jason Aronson.

Camp, B. W., and Bash, M. A. S. (1981). *Think Aloud: Increasing Social and Cognitive Skills — A Problem-Solving Program for Children (Primary Level)*. Champaign, IL: Research Press.

Camp, B. W., and Ray, R. S. (1984). Aggression. In *Cognitive Behavior Therapy with Children*, ed. A. W. Meyers, and W. E. Craighead, pp. 126 - 138. New York: Plenum.

Dunn, J. (1983). Sibling rivalry in early childhood. *Child Development* 54: 787 - 811.

Dunn, J., and Dale, N. (1984). I a daddy: two-year-olds' collaboration in their pretend play with sibling and mother. In *Symbolic Play: The Development of Social Understanding*, ed. I. Bretherton, pp. 43 - 66. New York: Academic Press.

Dunn, J., and Kendrick, C. (1982). *Siblings: Love, Envy and Understanding*. London: Grant McIntyre.

Erikson, E. H. (1950). *Childhood and Society*. New York: Norton.

Freud, S. (1924). *Beyond the Pleasure Principle*. New York: Boni and Liveright.

Gardner, R. A. (1971). *Therapeutic Communication with Children: The Mutual Storytelling Technique*. New York: Science House.

Gittelman, R. (1965). *Anxiety Disorders in Childhood*. New York: Guilford.

Green, A. H. (1984). Child abuse by siblings. *Child Abuse and Neglect* 8: 31 - 37.

Halpern, W., and Kissel, S. (1976). *Human Resources for Troubled Children*. New York: Wiley.

Hambridge, G., Jr. (1955). Structured play therapy. *American Journal of*

Orthopsychiatry 25：601 - 617.

Illingworth, R. S. (1987). *The Normal Child*, 9th ed. Edinburgh: Churchill-Livingstone.

Irwin, E. C., and Curry, N. E. (1993). Role play. In *The Therapeutic Powers of Play*, ed. C. E. Schaefer, pp. 167 - 187. Northvale, NJ: Jason Aronson.

Kahn, M. D., and Lewis, K. G. (1988). *Siblings in Therapy*. New York: Norton.

Landreth, G. (1993). Self-expressive communication. In *The Therapeutic Powers of Play*, ed. C. E. Schaefer, pp. 41 - 63. Northvale, NJ: Jason Aronson.

Legg, C., Sherich, Z., and Wadland, W. (1974). Reaction of pre-school children to the birth of a sibling. *Child Psychiatry and Human Development* 5: 3 - 39.

Leung, A. K. (1986). Encopresis. *Contemporary Pediatrics* 2: 20 - 25.

Leung, A. K., and Robson, W. L. (1990). Head banging. *Journal of Singapore Paediatric Society* 32: 14 - 17.

Levy, D. M. (1933). The use of play technique as experimental procedure. *American Journal of Orthopsychiatry* 3: 266 - 275.

———(1934). Rivalry between children of the same family. *Child Study* 11: 233 - 261.

———(1938). Release therapy in young children. *Psychiatry* 1: 387 - 390.

Marcus, I. M. (1979). Costume play therapy. In *The Therapeutic Use of Child's Play*, ed. C. Schaefer, pp. 373 - 382. Northvale, NJ: Jason Aronson.

Matson, J. L., Horne, A. M., Ollendick, D. G., and Ollendick, T. H. (1979). Overcorrection: a further evaluation of restitution and positive practice. *Journal of Behavior Therapy and Experimental Psychiatry* 10: 295 - 298.

Meichenbaum, D. H., and Goodman, J. (1971). Training impulsive children to talk to themselves: a means of developing self-control. *Journal of Abnormal Psychology* 77: 115 - 126.

Minnett, A. M., Vandell, D. L., and Santrock, J. W. (1983). The effects of sibling status on sibling interaction: influences of birth order, age spacing, sex of child and sex of sibling. *Child Development* 54: 1064 - 1072.

Minuchin, S. (1974). *Families and Family Therapy*. Cambridge: Harvard University Press.

Minuchin, S., and Fishman, C. (1981). *Techniques in Family Therapy*. Cambridge: Harvard University Press.

Nichols, M. P., and Zax, M. (1977). *Catharsis in Psychotherapy*. New York: Gardner.

Nickerson, E. T. (1973). Recent trends and innovations in play therapy. *International Journal of Child Psychotherapy* 2: 53 - 70.

O'Leary, K. D., O'Leary, S., and Becker, W. C. (1967). Modification of a deviant sibling interaction pattern in the home. *Behavior Research and Therapy* 5: 113 - 120.

Olson, R. L., and Roberts, M. W. (1987). Alternative treatments for sibling aggression. *Behavior Therapy* 18: 243 - 250.

Pfouts, J. H. (1976). The sibling relationship: a forgotten dimension. *Social Work* 21: 200 - 204.

Prout, H. (1977). Behavioral intervention with hyperactive children: a review. *Journal of Learning Disabilities* 10: 141 - 146.

Richman, N., Graham, P., and Stevenson, J. (1982). *Preschool to School: A Behavioral Study*. London: Academic Press.

Schaefer, C. E. (1994). Play therapy for psychic trauma in children. In *Handbook of Play Therapy*, vol. 2, ed. K. O'Connor, and C. E. Schaefer, pp. 297 - 318. New York: Wiley.

Shapiro, E. K., and Wallace, D. B. (1987). Siblings and parents in one-parent families. In *Practical Concerns About Siblings: Bridging the Research-Practice Gap*, ed. F. F. Schachter, and R. F. Stone, pp. 91 - 114. New York: Haworth.

Sloane, H. N., Jr. (1976). *The Good Kid Book*. Champaign, IL: Research Press.

Solomon, J. C. (1938). Active play therapy. *American Journal of Orthopsychiatry* 8: 479 - 498.

Trause, M. A., Boslett, M., and Voos, D. (1978). A birth in the hospital: the effect on the sibling. *Birth Family Journal* 5: 207 - 210.

Whitaker, C. (1967). The growing edge — an interview with Carl Whitaker. In *Techniques in Family Therapy*, ed. J. Haley, and L. Hoffman, pp. 16 - 42. New York: Basic Books.

Whitaker, C., and Keith, D. (1981). Symbolic-experiential family therapy. In *Handbook of Family Therapy*, ed. A. Gurman, and D. Kniskern, pp. 48 - 60. New York: Brunner/Mazel.

Winnicott, D. W. (1971). *Therapeutic Consultation in Child Psychiatry*. New York: Grune & Stratton.

第四部分

其　他

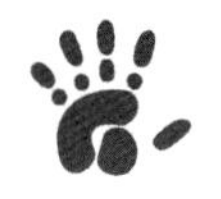

第十一章

主题游戏治疗：一种针对幼儿依恋障碍的治疗方法

海伦·E.贝内迪克、莉萨·宾兹·蒙戈文
(Helen E. Benedict and Lisa Binz Mongoven)

近年来，对于那些经历了各种虐待、创伤和照料不周的儿童来说，游戏治疗已经成为一种治疗选择(James, 1989; Terr, 1990)。有依恋障碍的儿童是一个需要有效干预的重要临床群体。本章描述了为这个群体而设计的游戏治疗模型。主题游戏治疗，基于依恋理论，特别是约翰·鲍尔比(John Bowlby)的工作以及客体关系理论，它兼具了围绕儿童游戏主题的集中干预和对儿童与治疗师关系的强调。该模型结合了隐喻、角色扮演、沟通、幻想、情感宣泄、发泄等治疗因素，加上与治疗师的治疗同盟和依恋，使儿童能够改变其内部的关系模式，更容易进入健康的依恋关系(Schaefer, 1993)。我们发现主题游戏治疗，尤其是结合对照料者的临床干预时，对患有依恋障碍的儿童是很有效的。

疾病背景

依恋障碍的描述

依恋(Attachment)是婴儿和“特殊且重要的，通常被(婴儿)想成是更强壮和更聪明的那个人”之间的联结或情感纽带(Bowlby, 1979, p.129)。依恋是以强烈的情感成分为表征的,诸如喜悦、安全、爱、焦虑、愤怒和悲伤。已确定的表明依恋的行为包括但不限于依附、哭泣、微笑、爬行、行走、伸手和发声(Ainsworth, 1982)。婴儿在不同程度上表现出这些不同的依恋行为,研究人员利用这种差异来识别不同的依恋类型(Ainsworth et al., 1978; Main and Solomon, 1986)。能够与他们的照顾者建立牢固的情感联结的婴幼儿,被认为是安全型依恋。当照料者是温暖的、可触及的,并且能够满足孩子安全和养育需要的时候,会发展出一种安全型依恋(Cicchetti et al., 1995)。另一方面,焦虑型依恋会对行为产生影响。苏劳菲(Sroufe, 1986)认为,与有安全依恋史的儿童相比,有焦虑依恋史的儿童往往缺乏毅力、自信、合作、积极情感、热情、同理心、好奇心和自我恢复能力。不安全依恋儿童的特点是低自立能力、低适应能力,以及难以融入结构化的环境(Kraemer 1992)。

依恋的过程出了问题,就会发展出病理性的状况。利伯曼和波尔(Lieberman and Pawl, 1988)认为,依恋障碍的定义是"亲子关系扭曲,导致孩子无法体验到父母在情感上是可及的,无法把他们当做可靠的保护者去抵挡外部的危险和内在的痛苦"(p.328 - 329)。同样,麦克米伦(McMillen, 1992)认为,"当儿童的主要照顾者对儿童的需要没有反应时",就容易发展出病理性问题(p.207)。虽然研究人员和临床工作者都同意依恋障碍的存在,并认为依恋障碍通常都伴有某种程度的照顾不当或缺失,但这些障碍在具体症状和亚型上是有显著差异的。

大部分的研究都集中在安斯沃思(Ainsworth)的完整母子组和大部分非临床样本的依恋关系亚型上。A 型和 C 型,以及之后研究的 D 型,都与后期的社会发展(Sroufe, 1983; 1989),儿童虐待(例如,Crittenden, 1988),母亲抑郁(例如,Cummings and Cicchetti, 1990)母亲药物滥用(Rodning et al., 1991),以及儿童的品行问题和对立行为(参见 Cicchetti 等人 1995 年的综述)有关。临床工作者更多地关注那些见于儿童身上的,符合婴幼儿反应性依恋障碍标准的临床病例和症状模式,尽管大部分临床工作者的研究早先于最近修订的《精神疾病诊断和统计手册》(*Diagnostic and Statistical Manual of Mental*

Disorders）第4版（DSM－IV，美国精神病学协会），这其中将依恋障碍作为一种婴儿和童年期的反应性依恋障碍，分为抑制性或脱抑制性的亚型。这一定义关注的“明显紊乱和与发育不符的社会关系”与极度不充足的照顾有关，且始于5岁之前（APA，1994，p.116）。在抑制型中，儿童过度警惕、过度抑制，并表现出矛盾的反应，如对舒适的抗拒和僵化的警觉性。相反，在脱抑制型中，儿童在选择依恋对象时缺乏选择性，不加选择的社交是其主要特征。

利伯曼和波尔（Lieberman and Pawl，1988）提出依恋障碍的3种主要类型：无依恋、焦虑型依恋和中断依恋。詹姆斯（James，1994）更关注那些依恋障碍伴有额外创伤的情况，他提出了5种类型：伴有依恋创伤的足够好的依恋关系，伴有不可修复性依恋创伤的非适应性依恋关系，伴有可修复性依恋创伤的非适应性依恋关系，伴有依恋创伤的新的重要依恋关系，伴有依恋创伤的非重要补充性依恋关系。

泽纳和他的同事们（Zeanah et al.，1933）最近提出了一个依恋障碍的5个分类，该方法关注儿童症状的模式，而不是致病因素。根据这些作者的观点，所有的依恋障碍都表现为“儿童的安全感和安心感受到严重和广泛的干扰”（p.337），但是这些障碍的提法会根据儿童表现出的行为而异。这5种类型分别是无依附型依恋障碍、无差别型依恋障碍、抑制型依恋障碍、攻击型依恋障碍和角色反转型依恋障碍。这个系统似乎最符合我们在临床实践中看到的各种依恋障碍，在临床实践中，我们发现了各种不同的儿童依恋障碍模式的致病因素。在本章的讨论中，它将被用作对该障碍的基本定义。

泽纳和他同事们说的前两个依恋障碍类别，无依附型和无差别型依恋障碍，似乎与中断的依恋有关，而非不安全的依恋，这是很多文献关注的焦点。中断的依恋通常是由于分离或永久的丧失引起的。分离被定义为过早地、长时间地让一个孩子与他的依恋对象分离，而丧失则是永久性的分离（Lieberman and Pawl，1988）。在日常生活中，孩子可能会经历各种各样的分离，这些分离对孩子的心理影响各不相同。根据所涉及的具体因素，与照顾者的分离可能会促进心理成长。分离，特别是超过 2～3 周的长期分离，也可能引发非常强烈的焦虑，以至于对儿童的个性发展和形成持久信任关系的能力产生长期的负面影响(Lieberman and Pawl，1988)。分离和母性剥夺与急性忧伤综合征、不适宜的焦虑状态、攻击性、品行障碍、病理性哀悼、抑郁、冷漠型精神病和智力迟滞有关(Bowlby，1969；Kraemer，1992；Rutter，1979)。据鲍尔比说，丧失的经历也可能会使孩子更脆弱，更有可能在以后的生活中遇到不利的经历。

无依附型依恋障碍

当婴儿在成长的过程中，很少有机会与他人建立情感联系时，就会出现这种类型的障碍。无依附型障碍可能会出现在由多个不稳定的照料者抚养的孩子身上，或者出现在被父母严重忽视的青少年身上。这些儿童会在人际关系、认知功能和冲动控制方面表现出缺陷(Lieberman and Pawl，1988)。一个幼儿的需要经常得不到满足，他可能会认为自己不值得被关注，也没有能力影响他人。而且，这个孩子可能会认为人际关系是没有意义的，并将他人视为压抑的或者不可得的。这些感知被认为是导致孩子出现病理性功能的原因(Paterson and Morgan，1988)。因此，这些儿童即使在压力条件下也不能发展出一个可选的依恋对象，不能表现出明确的对分离的抗议(即不表现出抗议，或是与所有人分离时都表现出抗议)，而且要么缺乏社交，要么就是无差别社交(Zeanah et al.，1993)。

无差别型依恋障碍

这种类型与 DSM－IV 的标准中婴儿期和儿童期的反应性依恋障碍非常相似：脱抑制型。该类型的临床表现与机构护理或多个早期照料者有关。泽纳和他的同事们提出了这种障碍的两种亚型：社交混乱，以及社交鲁莽/易发事故/冒险。这些孩子既不能在陌生环境中和照料者去建立联系，也不会在压力大的时候退回到照料者身边，所以他们无法将照料者视作一个“安全基地”。此外，他们似乎会“为了舒适和被养育而无差别地利用他人”(p.340)。

其余 3 种依恋障碍涉及依恋关系的扭曲，而不是依恋关系本身的丧失。这些孩子已经形成了一种依恋关系，但这种依恋关系是不安全的，其特征是对安全依恋的偏离，如过度抑制、过度的攻击性或是高度警惕，以及一种照顾其照料者的需要。

抑制型依恋障碍

当一个婴儿能够与他的照料者建立关系，但这种依恋关系的特征是异常的焦虑时，我们就称之为焦虑型依恋。这种关系的失调通常是围绕着照料者的可感知性（身体或情绪）而发生的。苏劳菲（Sroufe, 1986）认为，总是焦虑于照料者可及性的婴儿可能经历了不一致的照顾。因此，焦虑的依恋可以被看作是一种适应性防御，它可以保护孩子免受因照料者的可及性而带来的焦虑（Lieberman and Pawl, 1988）。泽纳和他的同事们认为，当这种焦虑的依恋严重到被认为是精神病理性的程度时，它就会以抑制的形式出现。这种形式包括两种亚型：过度依赖和强迫性顺从。表现出过度依赖的孩子似乎不愿意冒险离开照料者，去探索他们周围的环境，而这种不愿意不止是因为最初的害羞或慢热。强迫性顺从的儿童似乎已经“学会立即无条件地服从，以避免受到身体虐待”（p.342），并表现出高度警惕、情感抑制、小心翼翼和缺乏自发性的行为特征。这种亚型与 DSM－IV 中婴儿期和儿童期反应性依恋障碍的抑制型最为接近。

攻击型依恋障碍

有一些依恋关系与以上讨论的是大有不同的，因为它们的特征是愤怒和攻击。与有安全依恋关系的儿童相比，有着这种依恋障碍的儿童往往认为这个世界是不可及的，是更具有威胁性或敌意的（Suess et al., 1992）。在经历过他人的敌意或拒绝之后，一些孩子开始期待敌意，即使是偶然的不幸也会被他们视为是具有攻击性的。这些孩子表现得好像其他人都是恶意的，是他们导致了自己被排斥。克里滕登（Crittenden, 1992a）描述了学龄前儿童的一种类似的模式，称为“强迫”策略。孩子“强迫”的策略包括通过威胁、贿赂和不合作的方式强迫照料者照顾他。这些孩子表现出对照料者的依恋，但同时也伴随着对照料者和自己的愤怒爆发，有时也会指向他人（Zeanah et al., 1993）。

虽然他们可能会焦虑，但焦虑是导致攻击问题的次要原因。同样，斯佩尔茨(Speltz, 1990)认为，学龄前儿童的行为问题通常是孩子试图去调节照料者的亲近度和敏感性，而这些照顾者曾对他们有过无回应的养育史。德莱尼(Delaney, 1991)重点研究了童年中期和后期有依恋障碍的寄养儿童，他描述了后者的症状，如施虐和暴力、饮食紊乱、伪情绪化、强迫性说谎或偷窃、性强迫(当同时发生性虐待时)、消极抵抗行为和道德缺陷。虽然没有数据证明这些症状和童年早期表现为攻击性依恋障碍之间的关系，但这些孩子似乎是来自同一群体的。

角色颠倒型依恋障碍

这种障碍涉及角色的颠倒，孩子会去承担本属于父母的角色和责任。这些孩子往往对照料者十分专横和控制，通常会对照料者的健康表现出极大的关注。这些孩子在扮演成年人角色的过程中，往往呈现出父母化。有时，这些孩子实际上是为成人提供照顾，在成人感到痛苦时安慰他们(Zeanah et al., 1993)。虽然这种关系模式在临床上早就已经被观察到，但直到最近，依恋关系在这种动力中的核心作用才得到了重视(Lieberman and Pawl, 1988)。

这5种类型虽然在儿童身上的表现上有明显差异，但从干预意义上来说，它们有几个共同的关键特征。首先，这些孩子都有不安全的或未发展的依恋，因此他们很难信任成年人。他们都关心安全问题，也关心成人是否能提供必要的环境和情感支持来维持这种安全感。此外，在学龄前期，依恋关系问题与在一般社会关系中的困难是平行的(Cicchetti et al., 1995)。最后一点，这些困难将会反映在自我与他人的内部工作模式中(Bowlby, 1988)，这些模式通常会在生命的第三个年头发展起来，并指引与他人之间的关系。

虽然DSM-IV声称依恋障碍是罕见的，但与幼儿的临床工作经验表明，上述这些依恋障碍出现的频度是令人痛心的。当今的社会条件似乎助长了不良的依恋。大量学龄前儿童似乎没有发展出依恋；这些儿童住在寄养中心，或者是受到严重的虐待或忽视。其他许多学龄前儿童也都有焦虑型依恋。例如，克里滕登(Crittenden, 1988)发现，她使用陌生情境范式来评估的受虐待儿童中，约有 90%是不安全依恋。他们来自那些照料者不一致的家庭，因此没有一个安全的心理基础去探索世界。还有一些人的依恋被中断了。这些孩子们因父母离婚、寄养、父母死亡或父母精神疾病而遭受到丧失。他们迫切需要有效的治疗策略，而游戏治疗是有望为他们提供有效干预的。

依恋障碍的传统治疗策略

文献中提出了几种治疗依恋障碍的方法。其中一种主要的方法是亲子心理治疗，最早由塞尔玛・弗雷伯格和她的同事（Fraiberg et al.，1974）提出。通常在婴儿出生后的前 2—3 年开始，这些方法主要聚焦于照料者，通常是母亲（Erikson，1992；Lieberman，1992；Lieberman and Powl，1988）。这些方法提出，这个年龄的依恋障碍很大程度上源于母亲在作为一个有效的照料者时遇到的问题，因此干预应主要针对母亲及其与婴儿的互动。此外，母亲的困难源于她早期与自己的照料者之间的关系。虽然婴儿通常与母亲一起参与干预，但干预不是针对孩子的；相反，孩子充当了移情对象的角色。利伯曼和她的同事开发了一个基于精神分析理论的模型，特别强调母亲的投射性认同和婴儿对这些投射的反应。埃里克森和他的同事们（Erikson et al.，1992）使用了一个他们开发的名为“STEEP”（渐进见效，愉快育儿；Steps Toward Effective，Enjoyable Parenting）的项目来调整母亲内在人际关系的工作模式。

斯佩尔茨（Speltz，1990）提出了一种完全不同的方法，他将依恋概念纳入了父母培训的行为计划中。他首先描述了学龄前儿童中出现的许多行为问题，这些问题可以理解为孩子试图控制照料者接近的表现，尤其是在过渡时期，斯佩尔茨详细阐述了针对学龄前儿童依恋障碍的治疗方法。在这种治疗中，斯佩尔茨增加了一项行为方面的父母管理计划，其中有几个元素是聚焦于依恋的。具体来说，这个项目是从教育部分开始，解决依恋关系的发展和重要性。在介绍了行为管理步骤之后，斯佩尔茨增加了一个关于亲子沟通培训的单元，包括问题解决和沟通技巧，使父母和孩子能够建立起一个“目标正确的伙伴关系”（p.415）。

詹姆斯(James, 1994)提出了一种治疗模型,专门针对经历过其他创伤相关的依恋问题。虽然该模型过于复杂,无法在这里完整地呈现,但她这种方法的核心结构是在治疗师与孩子处理创伤问题的同时,让这些照料者使用"治疗性养育"(无论是否是原始依恋对象还是养父母,或者是新的照料者)来解决依恋问题。詹姆斯的儿童治疗模式中治疗师必须首先在治疗过程中建立一个安全且具有保护性的环境,在这样的环境中工作,儿童的依恋问题也得到了解决。詹姆斯提出受到依恋创伤的儿童所具有的四个核心问题:自我认同、关系建立、情感耐受与调节,以及行为控制。当孩子在受保护的环境中处理这些问题,探索创伤和哀悼丧失时,他们才能得以整合。

另外还有两种解决依恋障碍的模型,它们有着显著的相似之处:杰恩伯格(Jernberg, 1979, 1993)的治疗性游戏(theraplay)和布罗迪(Brody, 1993)的发展游戏治疗。杰恩伯格提出,要在孩子和治疗师之间的关系中复制早期的亲子关系。她着重于关系的4个维度——结构、挑战、侵入和养育——治疗师通过有结构的活动来解决这些问题。这些活动包括以有趣的方式触摸、唱歌、说话和移动。有时这种活动是侵入性的,有时它会构建空间和时间,有时它会提供滋养和抚慰,有时它会挑战使孩子成为一个伙伴。通过这些治疗师指导和发起的活动,孩子的内在结构得到了发展,对照料者有了信任感。布罗迪(Brody, 1993)还利用治疗师发起的触摸作为她治疗方法的中心特征。她相信治疗师对孩子的触摸给提供了一个环境,在这个环境中,治疗师可以体验到孩子的需求。她认为这有助于培养孩子的自我意识和对治疗师的依赖。这两种模式在很多方面都很相似。它们都强调触摸,都通过治疗师而不是照料者来培养依恋,都依赖治疗师和孩子之间的活动而不是玩玩具,都期望由治疗师发起和控制这些活动。此外,他们认为这两种治疗模式对儿童的各种问题都有效,而不是主要关注于依恋问题上。

德莱尼(Delaney, 1991)使用基于鲍尔比理论的方法与寄养儿童一起工作。具体来说,德莱尼认为,那些经历过忽视或虐待,而且往往有多个照料者的寄养儿童,他们已经形成了对自我、照料者和他们之间关系的消极工作模式。这是一个循环，消极的工作模式导致了品行问题的出现，而品行问题又导致了重现（与新的人之间再次重复旧的关系）从养父母那里产生的消极反应，继而再强化这种消极的工作模式。治疗的目的是通过与孩子和养父母一起工作来改变这种消极的工作模式。当与孩子和父母一起工作时，德莱尼提出了治疗的4个组成部分。他从控制行为问题开始。然后，他致力于增加消极工作模式的言语化，培养对需求沟通和分歧的协商，并促进积极互动。治疗包括行为训练，与治疗师和/或养父母进行语言对峙，并指导谈判技巧。

克里滕登(Crittenden, 1992b)提出了一种针对焦虑型依恋的治疗模型，该模型基于"斯特恩(Stern)对情感调节的研究，安斯沃思对依恋质量的研究，皮亚杰对认知发展的研究，塔尔文(Tulving)对记忆系统的研究，以及鲍尔比对内部工作模式的研究"(p.575)。学龄前儿童的主要治疗目标包括改变每个孩子内在心理过程的模型，以此来帮助他有效的处理复杂的人际关系状况。她笼统地描述了这个相当复杂的模型，既考虑了对照料者的干预，也考虑了对孩子的干预。对于照料者，干预的重点是通过改变照料者提供给孩子的语义表征和情景表征来增强照料者与孩子的协调和情感共鸣。对孩子的干预也是类似的。治疗师要做到对孩子敏感，接受他的痛苦经历，识别孩子经历中的细微差别，为孩子创造建准确和支持的语义模型。虽然这种方法的理论基础很清楚，但是治疗师很难将这种模型转化为实际的行为。

本章提出一种不同于上述治疗策略的治疗模式。这一模式在可能的情况下，将照料者纳入在治疗中，但侧重于儿童。基于鲍尔比和塔尔文的理论，这种方法将游戏治疗作为治疗改变的主要动因。与上面的许多方法(例如，亲子心理疗法，斯佩尔茨的方法和詹姆斯的研究)形成对比，这些方法认为改善依恋障碍的主要干预应该通过一个依恋对象来实现。其他侧重于儿童的治疗方法(例如，治疗性游戏，发展游戏治疗和寄养儿童的治疗)会以一种非常有指导性的方式使用游戏。他们要么不将游戏作为主要的治疗媒介(Delaney, 1991)，只是出于触摸的趣味性意义在使用游戏(Brody, 1993)，要么将游戏限制在由治疗师选择的结构化活动中(Jernberg, 1979)。克里滕登的理论模型与这里介绍的模型类似,他强调的是目标而不是实现目标的技术。

游戏疗法的基本原理

涉及的游戏疗愈力

许多作者认为,在治疗环境中使用游戏有很多作用。例如,奥康纳(O'Connor, 1991)认为游戏是儿童学习的主要媒介。它有助于孩子消耗能量,同时也有助于他们获得身体和心理上的掌控感。有时,游戏有助于放松。有时,它为孩子提供了动觉刺激或"有事可做"的感觉。游戏也是一种主要的交流方式。虽然孩子的游戏可能是交流性的,但孩子传达的信息可能并不总是明确的。兰德雷思(Landreth, 1993)主张,儿童经常会通过使用象征来沟通。根据兰德雷思的说法,象征性游戏"为孩子们提供了一种安全的或可控的情感表达方式,因为情感本身或情感指向的对象通过象征的使用被隐藏起来了"(p.49)。

谢弗(Schaefer, 1993)阐述了游戏的几种"疗愈力",每一种疗愈力都对改变产生了影响,从而促进了治疗进程。治疗因素以各种形式结合起来,使游戏治疗成为针对儿童所遇到的一系列问题的有效干预。谢弗的工作代表了系统检验中的一个重要步骤,去检验哪一部分对游戏治疗中可见的治疗变化是有帮助的。明确游戏治疗中起作用的治疗因素范围,这为努力使其与儿童特定的问题相匹配提供了一个必要的基础。

在过去的几年里,人们阐述了许多游戏治疗的理论方法,从基于我们熟知理论的常见模型,如以来访者为中心(Landreth, 1993)、精神分析(Cangelosi, 1993)和格式塔(Oaklander, 1988),到最近的发展,如荣格(Allen, 1988; Allen and Bertoia, 1992);隐喻游戏治疗(Mills and Crowley, 1986)和生态系统游戏治疗(O'Connor, 1994),再到各种技术性、创新性和特定疾病的方法(例如,O'Connor and Schaefer,

1994；Schaefer，1988；Schaefer and O'Connor，1983)。每一种不同的治疗方法都只包含了谢弗所列出的几个治疗因子。每一种游戏治疗的方法都有它们自己的治疗因子组合，至于哪些孩子对这些方法反应最好，这个匹配的过程还有很多工作有待完成。

针对依恋障碍儿童的主题游戏治疗采用了谢弗(Schaefer，1993)提出的几种游戏治疗因子。主题游戏治疗试图将鲍尔比(Bowlby，1988)的5个治疗任务转化为治疗性游戏的媒介。鲍尔比的任务始于为孩子建立一个安全基地，使他能够去探索现在和过去的关系中痛苦的方面。鲍尔比提出的另一项任务也特别关注儿童和治疗师之间的关系，包括治疗师要帮助儿童利用儿童和治疗师之间的关系来测试内部的工作模式以及儿童带到这种关系里的期望。鲍尔比概述的其余任务聚焦于孩子对自我和他人关系的内部工作模式上。这些任务包括帮助孩子探索和理解他在当前关系中的期望、感受和行为。他还建议治疗师必须帮助孩子考虑当前的关系和行为是如何受到过去事件的影响。最后，他指出治疗师必须帮助孩子认识到旧的管理图式或内部工作模式是不正确的，并帮助孩子调整这些模式，使其与他人关系的工作模式变得更为健康。

主题游戏治疗通过游戏的几种疗愈力，在游戏治疗中解决这些任务。这种疗法最初侧重的是与治疗师的关系。在主题游戏治疗中，这种关系在两个方面是至关重要的。首先，这种关系能够使治疗师为孩子提供一个安全基地，这是鲍尔比的第一个治疗任务。其次，当这种关系对孩子变得重要时，孩子会把他们与他人关系中所有的期望、感受和内部模式特征带到这种关系中来检验，以此来解决鲍尔比所说的另一项任务。要成为一个有效的游戏治疗，必要的疗愈力包括依恋形成(Jernberg，1993)、关系促进(Guerney，1993)和克服阻抗来建立治疗联盟(Bow，1993)。

通过游戏来建立一个安全基地，最初取决于杰恩伯格(Jernberg，1993)所说的协调(attunement)，或者说是治疗师与孩子建立联结的努力。当治疗师谨慎地使用杰恩伯格所列举的游戏的4个维度——结构、挑战、侵入和养育时，可以培养儿童在治疗中所必需的安全基地。对于年龄较大的依恋障碍儿童，在治疗的早期阶段，对建立关系的阻抗可能非常明显。此时，治疗师需要有意识地努力运用游戏来克服阻抗(Bow, 1993)。鲍(Bow)认为，有趣和幽默的态度有助于克服阻抗。他还建议使用木偶、绘画和其他游戏活动来帮助有阻抗的孩子。克服阻抗的游戏力对于帮助年纪较大的孩子建立安全基地是至关重要的。

儿童与照料者的关系被认为是依恋障碍发展的关键。同样，与治疗师的关系在为孩子提供信息以改变他的消极工作模式方面发挥着核心作用。治疗关系的这一方面清楚地显示了游戏对关系促进的作用(Guerney, 1993)。和孩子一起玩似乎能促进孩子和治疗师之间特别牢固的关系。格尔尼(Guerney, 1993)认为，这种关系可能是由几个因素构成的，包括玩耍的共同乐趣，治疗师对幻想的接纳和鼓励，这在游戏环境中为情感创建了一个安全的避风港，治疗师在游戏里扮演着截然不同的角色，带着一种理解参与到与孩子的游戏中，在大多数孩子与成年人的关系中这样的理解是很难得的。在我们看来，治疗关系的力量能够使儿童改变对世界的内在认识和治疗环境之外与他人的关系，这种力量是值得被重视的。

一旦关系形成，主题游戏治疗就会以孩子的游戏主题和治疗师对这些游戏主题的反应为中心。通过这方面的主题游戏治疗，鲍尔比所说的剩下的任务(Bowlby, 1988)就得以完成了。角色扮演是尝试完成这些任务的核心，它有助于儿童理解当前的工作模式，进而调整其适应不良的内部工作模式(Irwin and Curry, 1993)。治疗师可以通过孩子分配给自己和治疗师的角色来帮助孩子理解当前的角色和关系。治疗师通过能激发儿童响应的回应以及邀请性的回应，替代了孩子与照料者之间早期的关系。孩子可以体验到与他过去的经历完全不同的新的互动。因此，角色扮演是游戏治疗中促进改变的一个非常有效的工具。

如上所述，治疗师对儿童角色扮演或主题扮演的反应对我们的模型至关重要。虽然我们提出的儿童响应性模式将在后面进行更详细地描述，但主题游戏治疗对改变的效果还取决于另外两种游戏力。首先，游戏对于孩子来说是一种自我表达的交流方式(Landreth，1993)。治疗师必须敏感而准确地理解孩子的这种交流，既要维持关系，又要确定孩子目前的理解(内部工作模式)哪里不完整或不准确，哪里需要修改。儿童响应性游戏治疗往往以儿童引入治疗的主题开始，因为儿童会使用游戏来传达他的需求和担忧。主题游戏治疗也部分依赖于治疗师有意识地使用隐喻的能力(Frey，1993)，特别是在回应孩子的游戏主题时对孩子的隐喻进行阐述和修改。

许多有依恋障碍的孩子都经历过养育不足或依恋中断，这对孩子来说是创伤和痛苦的。鲍尔比(Bowlby，1988)在他的治疗任务中认识到这一点，他呼吁治疗师帮助孩子克服这个痛苦的过程，在这一过程中了解他们当下的期望、感受以及可能在过去的经历中形成的关系模式。对于那些有创伤或痛苦经历的依恋障碍儿童来说，游戏的最后两种力量变得十分重要。情感宣泄，或称情绪释放，及与其密切相关的力量——发泄——“儿童通过在微观游戏世界中积极地重复，来解决在现实世界中被动经历的创伤事件的过程”(Oremland，1993，p.143)，在这两者的共同作用下，使儿童治愈过去的创伤(Ginsberg，1993)。在主题游戏治疗中，治疗师为孩子提供了一个安全的基地和信任的关系，在这种关系中，孩子可以安全地使用这些游戏的疗愈力来表达强烈的情感(情感宣泄)和通过游戏重现先前的创伤事件(发泄)。这样，孩子就开始了疗愈创伤的过程。治疗师的反应，包括情感的接纳，能激发儿童响应的角色扮演和使用隐喻来呈现创伤给孩子带来的其他结果，帮助孩子开始考虑对创伤的不同理解，最终使孩子能够在将来的关系中形成新的工作模式。

方　法

说明

针对幼儿依恋障碍的治疗模式有两个组成部分。第一个组成部分是主题游戏治疗，涉及与依恋紊乱的孩子进行的个体游戏治疗。主题游戏治疗是以孩子与治疗师的关系以及治疗师对孩子游戏主题的反应为中心的，它是游戏治疗模式中的一种，要求治疗师必须个性化地处理特定儿童或特定类型的障碍所呈现的特定问题，这里我们谈论的就是依恋障碍。在治疗依恋障碍儿童时，治疗师需要有两个常规目标。首先，治疗师需要为孩子提供一个安全基地，让孩子可以从中探索世界。第二，治疗师需要给孩子一个体验积极关系的机会，并帮助孩子看到这种积极的关系和早期的大部分消极关系之间的对比。治疗之所以有效，是因为它给孩子提供了一种不同于他消极预期的体验。孩子学习到关系可以是有益的，并使用这些信息来改变他的内部模式。一旦内部模型发生改变，行为也会随之改变。

第二部分涉及孩子的照料者。这种依恋障碍的治疗方法包含照料者在内，因为当相关的成年人参与进来时，对幼儿的干预是最为有效的。对照料者的干预措施包括增加支持、提供教育以及帮助他们处理自己的依恋问题（Mongoven，1995）。由于本章关注的是游戏治疗的疗愈方面，所以这里对照料者的部分就不做详细描述了。

游戏治疗构成

主题游戏治疗是以客体关系理论为基础，尤其是马勒（Mahler）和温尼科特的客体关系理论，以及鲍尔比的依恋理论，也结合了当前对儿童的社交、情感和认知发展的研究知识。该模型着重强调治疗师与儿童之间的关系，以及治疗师使用能激发儿童响应的技巧来回应和解释儿童的游戏主题（Benedict and Grigoryev，1995）。如上文所示，在应用于有依恋障碍的儿童时，主题游戏治疗一定是对以依恋障碍发展为核心的问题和主题特别敏感的。

根据卡伦（Karen，1990）的说法，现在所谓的依恋理论诞生于20世纪50年代初的3个不太相关的领域：动物行为学、发展心理学和精神分析。鲍尔比将这些不同的心理学研究方法整合成一个理论模型，他在过去30年里出版了好几本书，概述了他对依恋的看法以及依恋在心理障碍中所起的主要作用（Bowlby，1969；1979；1988）。鲍尔比理论的核心是，他相信人类婴儿和其他动物的新生儿一样，都会倾向于发展对其主要照料者的依恋。鲍尔比认为，依恋行为根植于生物性，它有助于保护婴儿(McMillen，1992)。从这个角度来看，所有的婴儿无论被如何对待，都会对现有的照料者产生依恋。

在依恋障碍儿童的治疗中，鲍尔比的两个概念对主题游戏疗法的应用尤为重要。第一个概念围绕着鲍尔比所说的**安全基地**(secure base)展开。第二个概念与鲍尔比所说的**内部工作模式**(internal working model)有关。安全基地的概念是指婴儿会把照料者当作一个安全的避风港，从中探索和了解世界。一个有积极反应的照料者通常会给婴儿提供一个安全基地。当婴儿靠近照料者时，他会感觉受到保护。这种关系可以培养孩子的安全感、自信和勇气。当孩子变得更有经验时，他会越来越自在地离开照料者。当幼儿生病、疲惫、害怕或受伤时，他会回到照料者那里寻求安慰。当孩子感到威胁时(因为距离增加、时间流逝或明显的危险)，他会试图通过发出依恋行为与照料者重新建立联系。一旦孩子确信安全基地的存在和可用性，他就能够恢复向外的探索。

鲍尔比说，一旦婴儿产生了依恋，他就会把照料者当作一个安全基地。虽然这个观点并不完全是新的[以前的理论家已经有过假设，孩子们通过待在父母身边来获得“安全感”；见 Karen(1990)]，而鲍尔比的贡献来自他将安全基地的概念整合到他对依恋的理解中。鲍尔比假设，通过建立和使用安全基地，儿童发展了应对他的世界所必需的技能。

鲍尔比认为，内部工作模式是一种对自我和他人，以及两者之间关系的认知模型。人们认为，婴儿的内部工作模式是在0—3岁发展起来的。这种模型一般从儿童与照料者之间的体验发展而来。当“最初的一段关系中，其各个方面被孩子内化，成为自我或个性出现时”(Suess et al.，1992，p.44)，这种模式就开始形成了。一旦内化发生，该模式不仅会指引儿童与主要照料者的互动，也会指引其与他人的互动。鲍尔比(Bowlby，1988)认为内部工作模式在决定未来关系的质量方面至关重要，因为它包含了关于他人倾向何种行为的信念。从理论上讲，一旦模式建立，它会随着时间的推移变得越来越难以改变(Bretherton, 1991)。

鲍尔比(Bowlby, 1988)认为，“孩子会在生命的最初几年建立一个有关母亲及其与自己沟通和对待自己的行为方式的工作模式，以及类似的关于父亲的工作模式，还有他与父母的交互模式，这些模式很快就会建立起**有影响力的认知结构**(influential cognitive structure)”(p.129)。我们可以通过看恩德尔·塔尔文(Endel Tulving)的作品来更好地理解这是如何发生的。

塔尔文(Tulving, 1985)假定有3种不同的记忆系统(即情景记忆、语义记忆和程序记忆)。据塔尔文所述，每种记忆系统都有特殊的功能。程序记忆能使人保持学习到的刺激-反应联系，并帮助他用合适的方式对环境作出反应。语义记忆的特点是个体对于一些抽象状态的内部表征能力。情景记忆赋予个体获取和保存个人各种知识的能力。

除了具有不同的功能外，这三种记忆系统中的每一种都在其习得方法和知识表征方面有所不同(Tulving, 1985)。例如，进入程序系统需要明显的行为反应。这与语义系统和情景系统的习得方法形成了对比，语义系统和情景系统可以通过更隐蔽的方式获取信息(例如，通过认知活动和观察)。塔尔文(Tulving, 1985)认为，在程序系统中，信息是以“规定性”而不是“描述性”的形式来表示的。从本质上说，信息被存储为未来行动的蓝图。相反，语义系统中的表征是严格的描述性的，而情景系统中的表征只是关于个人历史的详细信息。语义记忆和情景记忆都无法指导未来的行为。

将鲍尔比的依恋概念与塔尔文的记忆系统理论相结合，尤其有助于建立依恋障碍儿童的治疗模型。由鲍尔比提出并被其他依恋理论的学者采用的内部工作模式的概念(例如，Mills and Allan, 1991)与塔尔文的程序记忆系统很相似。正如鲍尔比(Bowlby, 1988)和克里滕登(Crittenden, 1992a)的阐述，儿童发展了“几个独立的记忆系统，每个系统都有其内部的工作模式”(p.212)，并在这些模式的基础上与世界互动。在塔尔文看来，当一个孩子与世界互动时，他就会建立记忆。尤其有趣的是那些具有规定功能的记忆(如鲍尔比所假设的那样,它们指引着未来的互动)。这些记忆被认为是程序记忆系统的一部分。

这两种理论的结合对治疗有着一定的影响。根据鲍尔比的模型,克里滕登(Crittenden, 1992a)提出,儿童对世界的看法常常是有偏差的,这源于他们内部工作模式的差异。根据克里滕登的观点,一个孩子的内化的模式限制了他的感知范围,同时也影响了对所见事物的理解。最终,孩子会基于他的内部工作模式发展出对互动的期望,这些期望会导向未来的互动,而这些互动又会以循环的方式实现这些期望。为了让孩子对世界做出新的预测,他需要学习关于人们互动的新知识(即获得新的程序记忆)。心理治疗被视为帮助孩子创造一些新的程序记忆的一种方法。游戏疗法则被认为是一种对儿童特别有效的干预手段,因为它涉及外显的反应,而这种反应可以直接进入程序记忆系统。

尽管我们同意克里滕登的观点,即孩子的内化模式会造成一种狭隘的视野,但我们认为它不太可能导致一个人完全的盲目。如果在互动中孩子的期望没有得到满足,那么他的内部模式会换一种方式以使其适应新的信息。这一立场与米尔斯和艾伦(Mills and Allan, 1991)的工作是一致的。当孩子经历一个新的情况时,他会创建一个经过调整的模型,研究者认为该模式是由旧的内部工作模式和额外的适应性替代模式组成的。由于儿童的生活经历相对较少,因此他们认为儿童的内部工作模式不如成年人建立得牢固。幼儿对世界的理解是有限的,很容易受到短暂接触的影响。因此,幼儿是特别适合接受治疗的。

主题游戏治疗以两种方式建立在这些概念之上。首先,治疗始于在治疗师和孩子之间建立信任关系。这种关系一旦形成,就会成为孩子探索世界的安全基地。这种探索是通过治疗师对孩子游戏主题的回应,提供了与孩子期望不一样的互动。这些互动有助于改变孩子的内部工作模式。治疗之所以有效,是因为它给孩子提供了一种新的体验。一旦依恋障碍儿童有了积极的治疗关系,他就会开始形成与旧有模式不相符的记忆。孩子必须将这些新信息融入到他对世界的理解中。当新的信息被整合时,孩子就会面临着新的可能性。未来的遭遇可能会带来伤害(就像孩子最早的一些关系一样),也可能是有益的。当孩子改变他的内部工作模式时,在未来有益互动的可能性就会增加。

麦克米伦(McMillen, 1992)认为,“自我和他人的内部工作模式不变的人,他们的继发行为会使其工作模式更加固化”(p.208)。从我们的角度来看,这些人并不知道可以有不同的方式来看待这个世界。对于那些儿童来说,他们的认知能力有限,无法理解尚未发生的事情,这种情况尤其可能发生。要减少这些孩子的继发行为导致他们对世界的负面印象固化的机会,早期干预是特别有效的。

在详细讨论这个模型之前,需要注意的是,能否恰当应用该模型是基于治疗师是否具备有效评估并确认孩子患有依恋障碍的能力。为了准确地了解孩子的问题,治疗师必须有能力整合他获取的信息,例如孩子的过去、团体观察、个体游戏评估和可能的特定评估技术(见Cicchetti et al., 1995)。虽然对依恋障碍的评估超出了本章的范围,但如果要在儿童的问题和治疗方法之间进行有效的匹配,细致的评估显然是至关重要的。

初始治疗

治疗的第一个也是最重要的因素是治疗关系的发展。只有在治疗师与孩子建立信任关系后,治疗才会开始有进展。遗憾的是,建立这样的关系是非常困难的。依恋障碍的儿童曾经依赖过他人,但结果是失望、被侵犯或是伤害。在这些孩子的预期中,未来的关系也是会伤害到他们的。为了保护自己,他们不愿意信任别人。由于对他人严重的信任困难,他们可能会表现出回避或退缩,他们(或他们的游戏角色)也可能在社交互动中表现得有些猜疑、勉强或抗拒。

依恋障碍的儿童形成了一种内部工作模式,认为别人是不可靠的。即使在几次治疗之后,孩子可能依然会对未来与治疗师的互动感到不确定。治疗目标是要帮助孩子开始信任他人。治疗为孩子(和他的游戏角色)提供一种积极、可靠、值得信赖的关系。当孩子体验这种关系时,他的内部工作模式就会受到挑战。孩子遇到新的观念后会认识到,所有的关系都是不一样的。

一旦孩子的内部工作模式转变，有了“某些人是可以信任”的观念，治疗师的治疗目标就会发生改变，以此适应孩子的学习。在治疗的后期，治疗目标是帮助孩子学会区分那些可以信任的人和不值得信任的人。治疗师也会支持孩子在治疗环境之外发展积极的关系。

治疗师有几种方法可以促进信任关系的发展。根据彼得里克(Petrick, 1994)的观点，“治疗师的一致性将促进儿童与治疗师之间关系的发展，从而让孩子感到安全”(p.49)。治疗的一致性有多种形式。定期安排治疗会是最有效的。对于学龄前儿童来说，约定每周或每2周一次的工作是最好的，因为他们无法理解更长的时间跨度。如果能在同一天的同一时间，在同一个工作室里进行治疗也是最好的。这样持续的常规治疗可以帮助孩子对治疗的约定产生期待。

治疗师对孩子的态度也会影响信任关系的发展。一个对孩子热情并且态度积极的治疗师比一个不太坚定的治疗师更容易得到信任。有依恋障碍的孩子在开始去信任别人之前，需要感受到治疗师对他的接纳。

为了建立信任，治疗师必须对孩子的需求很敏感。他必须努力了解孩子目前的情况，并预测未来的担忧。在尝试去弄清孩子当前的需求时，关注他们在不同情况下的情绪和情感是十分有帮助的。治疗师还必须尽可能帮助孩子满足他的需求。

儿童响应性疗法是一种在很大程度上依赖于儿童的疗法，它可以显现出治疗师对儿童的敏感性(Benedict, 1994)。在每节治疗中，由幼儿来设定主题和活动层级。治疗师的工作就是始终如一地跟随孩子的引领，努力创造一个安全的基地。通过使用儿童响应性疗法，治疗师传达出他对孩子的交流是开放的。治疗师能够对所有的交流方式都很敏感，包括语言的、非语言的和隐喻的。治疗师也能够在孩子传递特定信息时倾听孩子的声音。

儿童响应性疗法既不是传统意义上的**指导性的**(directive)也不是**非指导性的**(nondirective)(Axline, 1947)。然而，它的确包含了这两种方法的元素。用一个隐喻来帮助我们说明这种方法。儿童响应性疗法让孩子选择他进入森林的路线，然而，一旦进入森林，治疗师会知道孩子的最终目的地，并能够有效地引领这场旅行。

如果孩子无法感到安全，那么即使治疗师再努力对他的来访保持一致性、接纳性和敏感性，孩子也不会去信任治疗师。治疗环境对儿童来说必须是身心皆能安放的地方。依恋障碍的学龄前儿童经常会玩些很危险的游戏。正如前面提到的，他们喜欢冒险，并且容易发生意外，因为他们缺乏自我保护的内在意识。因此，治疗师必须采取明确的措施来确保孩子的人身安全。我们会采用3条基本规则：(1) 不允许孩子伤害自己；(2) 不允许孩子伤害治疗师；(3) 不允许孩子破坏游戏室或玩具。治疗师可以选择扩展这些规则，或者根据需要建立额外的规则。为了增加孩子的安全感，所有的规则都始终需要被清楚地传达和遵守。

心理安全是一致性、确定性、敏感性和人身安全性的附加结果。如果治疗师成功地创造了所有这些条件，他们就能在治疗中安全地探索他的想法和感受。一旦孩子在心理上感到安全，他就会开始信任治疗师。在这种情况下，治疗才会进入下一阶段。

下面的例子说明了一个孩子是如何表达他的不信任的。

> 一个叫珍妮的3岁小女孩来到她的第2次游戏治疗。虽然她被母亲带来做治疗，但她不愿意进入游戏治疗室。珍妮慢慢地走进房间，一直看着治疗师，好像要和她保持距离。她相当安静，很少说话。当治疗师递给珍妮一个玩具，并提出要和她一起玩时，珍妮显得毫无兴趣。珍妮一个人玩的时候似乎是最舒服的。
>
> 珍妮已经形成了自己的处世之道。她认为别人是不可靠的，因此她会用退缩来保护自己不受失望之苦。遗憾的是，珍妮的退缩让她永远没有机会去验证她的假设。她总是表现得好像别人是不值得信赖似的。

珍妮的治疗师可以选择多种方式进行干预：(1) 治疗师可能会选

择少说话，只进行最少的互动，并且不会以任何突兀的方式进行“干预”。通过这种方法，治疗师允许珍妮以自己的节奏适应治疗师的存在。(2) 治疗师会认可珍妮很难信任别人，并允许她表达自己的感受。(3) 治疗师会用一个珍妮想要的特定玩具(例如，一个特定的玩偶)来作为一种鼓励互动的方式。如果治疗师经常使用这个有趣的玩具，那么很有可能孩子会变得不那么回避，更愿意以玩玩具的方式进行互动。(4) 治疗师必须是值得信赖的。当他对孩子做出承诺时，他需要尽其所能来履行承诺。孩子需要知道治疗师是可靠的。

我们认为这些干预措施是有效的，因为治疗师可以通过它们来处理孩子的回避和退缩。孩子拥有了一个安全基地，在那里他可以体验到一种信任的关系。这种体验将为未来的关系开启新的可能。

治疗的体验阶段

一旦信任牢固地建立起来，治疗就进入了“体验”阶段。在这段时间里，孩子与治疗师开始了一种新的互动。孩子学到了人际关系是各不相同的。他们也会开始质疑自己内部的关系模式。

治疗师可以通过观察孩子的游戏来观察他对人际关系的困惑。当孩子努力理解人际关系时，特定的游戏主题就变得明显起来。这些主题代表了儿童内心挣扎的问题(Petrick, 1994)。治疗师对这些主题的认识是有效干预的核心。一旦治疗师对游戏主题的认识变得清晰，他就可以从中工作，为孩子提供新的选择或解决方案。在某种程度上，治疗师的回应会扩展孩子的主题，从而帮助孩子建立起一个更具适应性且更灵活的社交模式。

主题干预尤其适合幼儿。如前所述，由于认知发展有限，幼儿往往很难区分自己和他人的观点。基于这个原因，我们可以有把握地认为，幼儿的游戏主题是与他们自身的问题有关的。例如，如果一个孩子讲了一个小狮子的故事，他说小狮子很害怕，那么这个孩子很可能也正苦于类似的感受。因为小孩子很难采择别人的观点，所以他们自然会在游戏中分享自己的观点。有经验的游戏治疗师就能够识别出这些游戏主题，并利用它们进行适宜的干预。

每个依恋障碍儿童都有其独特的过去和同样独特的问题。因此，任何治疗模式都不可能给出一个准确的操作指南来解决所有可能的情况。这里提出的模式并不会为治疗师提供调整儿童内部工作模式的具体步骤。事实上，为依恋障碍的儿童提供一种“数字绘画”的治疗方法，似乎与提供安全基地的目标背道而驰。要真正提供一个安全基地，治疗师需要敏锐地意识到并回应孩子的个人需求。“数字绘画①”的方法会迫使治疗师忽略个体差异，以固化的方式对待孩子。这种方法对孩子并无益处。

技术的使用

这里呈现的模型为理解儿童的依恋障碍提供了一种独特的方式。该模型阐述了(1) 依恋障碍儿童可能正挣扎于其中的问题；(2) 这些问题可能与儿童的依恋史有关；(3) 可能适用于处理已呈现问题的目标。

有依恋障碍儿童在游戏中通常表现为 5 个主题：安全、愤怒、养育、恒常性和丧失。这些主题反映了这些孩子的主要问题。根据我们的经验，这些主题并非对所有儿童都同样突出。有些孩子最关注安全和愤怒问题，而另一些孩子则最关注养育和恒常性的问题。此外，在治疗过程中，孩子可能会同时或依次展现几个主题。这些个体差异取决于许多因素，如儿童表现出的主要依恋障碍类型，儿童早期依恋关系的性质(例如，该儿童是否没有依恋关系，或者该儿童是否在一段足够好的依恋关系后失去了依恋对象)，以及虐待或其他创伤的同时发生。然而，在我们治疗的依恋障碍儿童中，这些主题会一再地出现。这些主题的重要性在于它们在游戏治疗中的作用。每一个主题都代表着一个尚未解决的问题，这个问题要么阻碍了孩子将成年人当作一个安全基地；要么阻碍了一种内部工作模式的发展，即认为自己是好的、有价值的，

① 一种用数字连线成画的绘画游戏，此处指一成不变的固定的模式。——译者注

而把他人视为潜在的积极关系。因此，每一个主题都可以成为有效干预的基础。

许多依恋障碍的儿童在与安全相关的问题上挣扎。竭力解决安全问题的孩子会通过他的游戏表现出这种挣扎。他可能会以一种攻击性的、破坏性的或危险的方式来试探治疗室的底线。他也可能表现得很不小心。在隐喻游戏中，核心人物受伤或处于危险中，可能暗示着孩子感到不安全。孩子也可能报告说，他扮演的角色感到脆弱或害怕某物（例如，怪兽、野生动物或“坏人”）。

孩子对安全的担忧与他无法找到一个探索世界的安全基地是并行的。对于没有安全感的孩子来说，这个世界是极具威胁性的。在这种情况下，治疗的目标是增加孩子内在的安全感。治疗师通过为孩子（以及孩子的游戏角色）创造一个安全的环境来做到这一点。这样，孩子就能体验到安全，并学习到他是可以为自己带来安全的。

下面的游戏场景举例说明了关于安全的游戏主题。

> 一个名叫拉里的3岁男孩走进了游戏室，这是他的第3次治疗。他非常沉默寡言。他很少摆弄玩具，直到他对几辆色彩鲜艳的汽车产生了兴趣。治疗师鼓励拉里玩他感兴趣的东西，因此，他把车拿出来。当拉里把车倒在桌子上时，其中一辆车从桌子上掉了下来，摔到了治疗师旁边的地板上。拉里看起来明显很沮丧。

虽然对于上述的互动有几种可能的理解，但有一种解释是，拉里有强烈的情感反应，因为他的治疗师（即唯一可及的成年人）没能保证他（即汽车）的安全。这对拉里来说是特别困难的，因为在过去大人们没能保护他免受虐待。

基于以上对互动的理解，治疗师可以选择多种方式来解决拉里的安全问题。(1) 治疗师认可拉里表现出的强烈感受，并让他将这些感受表达出来。(2) 治疗师可以向拉里道歉，因为他没有保护好孩子。(3) 治疗师可以决定采取额外的，甚至是极端的预防措施，以确保拉里未来的人身安全。例如，治疗师可以制定新的规则来特别约定玩具怎么取出。治疗师还可以在桌子边上建一堵墙，以“防止其他汽车坠落和受伤”。(4) 治疗师可能会引入一个“协助者”，在拉里需要的时候帮助他(例如，治疗师可以在拉里的游戏中引入一个汽车修理工，帮助他在车祸后“修理”汽车)。

这些干预被认为是有益的，原因有很多。它们认可孩子的间接交流，并帮助孩子建立一个安全基地。它们之所以有用，还因为它们与孩子的内部工作模式相反。替代方案的呈现传达了一个信息，即他人可以敏感地了解孩子的需求，并为孩子提供安全保障。

依恋障碍儿童呈现第二种常见游戏主题是愤怒。经历过忽视、虐待、无回应、冷漠的照料者，或失去照料者的孩子会从心底感到愤怒，甚至会对照料者和其他成人感到愤怒。当婴儿的需求没有得到满足，感到不安全时，愤怒是一种自然、健康的反应。愤怒情绪的表达提醒了照料者，让孩子获得他们需要的养育或安全。在一段健康的关系中，婴儿知道有需求和表达这些需求是可以被接纳的。婴儿学习到愤怒不会摧毁自己或照料者。随着时间的推移，婴儿学会了表达愤怒的适当的方式、获得照顾的方式、自我安抚的方式，并且知道了即使他会愤怒，也依然可以被爱和照顾。

相反，依恋障碍的儿童通常很难发怒。有些孩子已经知道表达愤怒是危险的。他们担心如果对照料者表达愤怒的话就会被抛弃。或者，孩子可能已经了解到父母会用愤怒，甚至可能是虐待来回应孩子的愤怒。还有些情况下，愤怒无法得到照料者的回应(通过忽视或关注照料者自己的事)，让孩子担心自己已经被抛弃。此外，有部分孩子，尤其是那些表现出抑制性依恋障碍的孩子，可能会变得过度顺从，不表达丝毫的愤怒。最后，还有些依恋障碍的孩子不是压抑愤怒，而是似乎总在生气，他们对照料者表现出攻击性和对立，把这当作一种吸引照料者注意的方式(Speltz, 1990)。

治疗师经常在愤怒的问题上出现很极端的态度。有些依恋障碍儿童常常带着强烈而又失控的情绪，表现出攻击性和愤怒，这会引发照料者和其他成年人的负面反应。有些依恋障碍儿童则很少表现出愤怒的情绪，即使有，他们也会以伪装或非常间接的方式表现出来。有一部分孩子身上兼有这两种行为，且常常交替出现。对于不同的儿童群体来说，虽然表现形式大不相同，但是一些潜在的担忧可能是非常相似的。在围绕愤怒情绪进行有效干预时，必须考虑的一些关键问题包括：对被抛弃的潜在恐惧；认为愤怒是“不好的”，因此有愤怒情绪的孩子也是“不好的”；认为有需求是“不好的”的，通常表达为如果宝宝哭了或大便了他们就是不好的，所以他们会无法得到照料；对愤怒本身的恐惧；认为这种表达会在某种程度上摧毁孩子或照料者。

在依恋障碍儿童的游戏治疗中，围绕愤怒的干预会在许多层面进行。治疗师在孩子表达愤怒时的反应是至关重要的。治疗师必须既接纳愤怒并且不会离开孩子（从而加剧孩子对被抛弃的恐惧），也不被愤怒所激怒或害怕愤怒（从而助长孩子对于依恋对象会被愤怒摧毁的恐惧）。与此同时，治疗师必须为孩子提供安全，这样孩子才不会吓到他自己、让自己受伤、伤害治疗师或破坏游戏室。治疗师在保持安全的基础上，冷静而又热情地接纳孩子的愤怒，为孩子提供了一种健康的愤怒体验。

下面的游戏场景说明了愤怒的游戏主题。

科尔顿是一个 5 岁的男孩，他和母亲的关系是不安全型依恋。父母在他 3 岁时离婚，之后他很少和爸爸有联系，并且在一起时也十分不愉快。经过几个月的治疗，科尔顿开始把他自己扮成是个婴儿，治疗师用一个男性玩偶扮演他爸爸的角色。有好几次，科尔顿会让爸爸来看望孩子，孩子见到父亲时很兴奋，父亲会在这时给孩子喂奶喝。当父亲玩偶在看望他后要“回家”时，科尔顿会爬到桌子底下假装哭泣，直到爸爸再一次来看他。在这次治疗中，当爸爸来看他时，科尔顿不愿和他一起玩，然后开始向爸爸玩偶射击。爸爸玩偶（治疗师）说：他很抱歉让宝宝生气了。科尔顿说他没有生气，并告诉治疗师让他爸爸再来看看他。后面一次会面中，科尔顿躲了起来，然后突然出人意料地跑出来大喊大叫，吓唬爸爸，他反反复复地这样做。最后，他从躲藏处出来，从治疗师的手上抓过爸爸玩偶，掐住它的脖子，把它踩在脚下，大喊“我恨他”，最后把玩偶扔到房间另一面的墙上。

对上述游戏有几种可能的解释。科尔顿在整个治疗中的表现显示了他对父亲的很多情感，从喜爱和对联结的渴望，到上次治疗中所描述的暴怒。这种明显的矛盾心理可以追溯到科尔顿父母离婚后第一次和爸爸过夜的探视。3 岁的科尔顿非常活跃和吵闹，当他回家的时候，爸爸对着妈妈大吼，说她没有管教好科尔顿，整个周末他都在胡闹。接下来他有 8 个月没有再去看望科尔顿。有一种解释是，科尔顿认为是他的不当行为导致了爸爸对他的拒绝。科尔顿非常渴望看到爸爸，同时又因为爸爸的拒绝而感到愤怒。

基于以上对互动的解释，治疗师可能会选择多种方式来解决科尔顿的愤怒问题。(1) 治疗师认可科尔顿表现出的强烈感觉，并允许他将这些感受表达出来。(2) 治疗师(当做爸爸玩偶)可以安慰科尔顿说他是个好孩子。(3) 治疗师可以更直接地向科尔顿解释过去的一些令人困惑的事。例如，爸爸(治疗师)可以告诉宝宝(科尔顿)，他必须回自己的家，因为他和妈妈无法和睦相处，所以他住在另一个房子里。通过几次重现，爸爸(治疗师)可以用一个 5 岁孩子可以理解的方式向科尔顿解释过去的种种，消除科尔顿对爸爸为何不来看望他的歪曲认知。

这些干预措施在几个方面都能起到作用。治疗师通过让孩子体验健康的愤怒来调整他的内部工作模式，包括理解尽管有愤怒，关系也可以继续。此外，治疗师在角色扮演中的解释可能会纠正孩子对愤怒的一些不良认知。例如，当一个孩子惩罚一个哭着要食物的婴儿时，治疗师可以说，“宝宝哭并不是坏。宝宝需要用哭来让妈妈知道他们想要什么。宝宝需要被喂养和照顾。”因此，治疗师可以利用角色扮演为孩子提供一些替代的方法来理解关系。

养育在依恋障碍儿童游戏中的另一个常见的主题。这个主题似乎与孩子未被满足的需求有关。这些需求可能是生理上的，也可能是心理上的。在养育问题中挣扎的孩子可能会显得非常苛刻。他们的行为方式可能会让他们得到自己所需要的关注。他们可能会很黏人、哭哭啼啼或爱发牢骚。他们也可能有体重问题或进食紊乱。

身体和情感需求无法得到照料者满足的儿童会根据他们的经验发展出内部工作模式。他们会持续有需求，但却不相信别人会满足这些需求。因此，治疗的基础是帮助这些孩子体验他人的给予、养育和满足。

儿童可能会在许多方面表现出未被满足的养育需求。他们似乎特别热衷于给渴求情感的游戏角色（即婴儿）进行喂食的行为。这些孩子也通过扮演婴儿的角色来显示了他们的需要（例如，用力地吮吸奶瓶）。

治疗师可能会选择以下方式来进行干预：(1) 治疗师会用语言表达他们对所有婴儿（或其他人物）需求的认可，以此来支持孩子，让他们可以尽力去养育这些充满渴求的游戏角色。(2) 治疗师可以示范怎样很好的照顾宝宝。(3) 治疗师可以扮演照料者的角色，把孩子当作婴儿一样给予他所需要的养育。治疗师可以给他喂奶、抱着他、摇晃他或是读故事给他听。

诸如此类的干预被认为对依恋障碍儿童是有益的，原因有很多。它们满足了一些孩子未被满足的需求。它们促进了安全基地的发展。它们也让孩子体验到他人的帮助和养育。这种体验挑战了孩子的内部工作模式，也因此为未来带来了新的可能。

依恋障碍的儿童经常在与恒常性和一致性相关的问题上挣扎。在他们看来，世界似乎是难以预测、令人困惑，而且不可控的，这并不足为奇，因为这些孩子是在最近才发展出对不在身边的重要依恋对象的认知表征能力（即客体恒常性）。除了因自身发展受限而难以理解一致性之外，许多依恋障碍儿童确实有一些不可预测的照料者。这些孩子经常生活在难以理解和混乱不堪的环境中。毫无疑问，这是让他们对一致性深感担忧的原因。

孩子们会通过像捉迷藏这样的游戏来表现一致性的游戏主题。他们可能会通过反复提问来看看别人的期望是否有所改变。他们可能会执意掌控人际互动，这样他们就能为自己建立起一致性。他们也可能会不断地试探底线来努力了解环境的稳定性。他们可能会把玩具藏起来，或者重新布置游戏室的某些地方，看看它是否会在下次来时保持不变。在这种情况下，治疗师要么就保持这一改变，要么从一开始就告诉孩子他们必须把它放回去，可以给出一个理由，比如其他人会使用这个房间。

下面的场景将有助于说明一个孩子是如何表现一致性的游戏主题的。

> 一个名叫乔斯的 4 岁男孩开始了他的第 4 次游戏治疗。他研究这些玩具，并询问具体物品所在的地方。他检查了枪支、拼图、望远镜和餐具。最异乎寻常的是，乔斯更感兴趣的似乎是清点玩具，而不是玩玩具。他最终确认玩具"都在那儿"之后开始玩了起来。在治疗快结束时，乔斯询问治疗师是否可以把望远镜带回家。治疗师解释说，这些玩具必须留在治疗室里，他下次来的时候就可以看到它们了。

对上述互动的一种解释是乔斯正在努力解决一致性问题。他不仅关心治疗关系的稳定，也关心他周围环境的稳定。尽管对治疗师来说，让他带走玩具是不合适的，但鉴于乔斯的问题来看，他的请求是很有意义的。过渡客体会增加乔斯的稳定感，因为它会让乔斯在非治疗期间也能想起治疗关系的存在。

治疗师可以选择多种方式来解决一致性问题：(1) 治疗师认可并谈论乔斯对一致性的需求。(2) 治疗师可以用蜡笔和纸画一幅乔斯能随身携带的画。(3) 治疗师可以准备一部相机（最好是拍立得或傻瓜相机），然后让乔斯给玩具、游戏室和治疗师拍照。乔斯可以保留这些照片并将它们带回家。

这些干预措施会有效果的原因诸多。处理孩子的发展性需求可以帮助孩子建立治疗关系，将其作为一个安全基地。还有些干预措施为孩子提供了过渡客体（例如，蜡笔画或照片），以促进客体恒常性的发展。这些干预也为儿童提供了治疗关系的象征。孩子越多地接触这种关系（或这种关系的象征），他就越能将这种关系融入他的内部工作模式中。

依恋障碍儿童游戏的最后一个主题是丧失。这个主题被认为与孩子的生活经历有关。许多依恋障碍儿童经历过丧失，有的发生了生活的变故，但很少有人有机会公开处理他们的痛苦。造成这种情况的常见原因有两个：(1) 通常情况下，影响幼儿的丧失也会影响其家庭。照料者可能会尽其所能来处理他们自己的感受，可能无法顾及孩子的情绪。(2) 无论是照料者死亡、离婚还是换新工作，年幼的孩子往往被认为"太小"而不能参与其中。照料者可能认为，如果他们不和孩子谈论失去亲人的事，那么孩子就会受到某种程度的保护。这种信念使得照料者对孩子的帮助比其他方式来得更少。

在依恋障碍儿童的游戏中，丧失的主题往往很明显。这些孩子在回忆他们的痛苦时可能会表现出悲伤甚至愤怒。在人际环境中，他们是退缩或回避型的。他们可能对自己的能力抱有幻想，认为自己应该为自己的丧失负责。这些孩子可能沉迷于对重聚的幻想。他们也可能会进行象征性的游戏，在游戏中主角会死亡或被毁灭。预测一个孩子会如何传达丧失的问题似乎是很难的。孩子表达这一主题的方式很大程度上取决于丧失的类型、程度和孩子的发展水平。

当孩子表达丧失的游戏主题时，可以使用以下干预措施：(1) 治疗师可以鼓励孩子谈论他的感受和担忧。鉴于很多年幼的孩子很少有机会与中立的成年人交谈，这种方法可能是最有帮助的。(2) 虽然治疗师有能力指出孩子的优势，但只有当治疗师能够清晰地表明，孩子的担忧已经被听到时，才可以这样做。

这些干预措施有助于为儿童建立一个安全基地。治疗师用一种旁人不可及的方式帮助孩子。在安全基地中，孩子能够开始处理他丧失和痛苦的感觉。

在任何一个特定的阶段，一个依恋障碍的孩子都会通过他的游戏来表达一个或多个主题。游戏治疗师的工作是识别这些单一或组合的游戏主题，并给予适当的回应。总之，恰当的回应为孩子提供了安全基地，挑战了他们现有的内部工作模式。

结束

有几种方法可以知道孩子的内部工作模式已经改变，是时候结束治疗了。人们可能会去观察症状的减少，积极情绪的增加，或者游戏主题的转变。这些并不是评估进展的严格标准，而是可以酌情采用的经验法则。

结束治疗可能比任何其他治疗阶段更为重要。治疗如何结束（例如，当孩子停止治疗时的感受）会影响他对整个治疗关系的看法。此外，对许多孩子来说，治疗的结束意味着孩子正在失去一段非常重要的关系。如何处理这种情况会极大地影响治疗的结果。

治疗师必须记住孩子曾经经历过丧失。结束也与丧失有关，为了使治疗有效，治疗的结束需要是与丧失截然不同的。治疗师有几种方法可以确保这种体验对孩子来说是独一无二的。例如，治疗师可以和孩子的照料者一起计划最后一次治疗的日期。然后治疗师可以及时地把这个想法告诉孩子。给孩子一些有形的东西通常是有帮助的，比如用一个特殊的日历来帮助他计算到最后一次治疗的天数。这种方法对学龄前儿童尤其有效，因为他们理解时间的能力是有限的。一旦和孩子分享了这个计划，治疗师和照料者就必须尽可能地切实遵循它，这一点非常重要。

如果孩子们提前几周被告知将要发生的事情，大多数孩子都能在情感上做好准备。计算剩余的时间给孩子一种掌控感和安全感，因为他能够预测未来。孩子也能看到计划中的结束不是对他行为的惩罚。许多治疗师选择用强调孩子治疗成功的方式来重新定义结束。即将到来的结束被视为一种“毕业”和成长的标志。

如果给孩子一些有形的东西让他随身携带，结束可能会不那么困难。这可以通过多种方式完成：(1) 治疗师和孩子可以一起制作一些孩子可以保留的东西。(2) 治疗师可能会给孩子一个特别的玩具带回家。(3) 治疗师可以给孩子一部相机，让他拍摄最后一次治疗的照片。(4) 治疗师可以写一本简短的，关于孩子病史和治疗经历，且与其发育相称的手册送给孩子。无论使用哪种方法，孩子都会得到一个象征治疗关系的有形物品。该物品会让孩子常常回忆起这种正向接触，帮助孩子应对失去治疗师的痛苦。

在结束治疗时，要允许孩子谈论他的感受。这对一些孩子来说可能特别困难。不管孩子是否有能力表达他的感受，治疗师承认孩子可能正在处理困难的感受是特别重要的。治疗师可以将这些感觉正常化，并分享他自己的失落感，作为情绪表达的一种恰当示范。治疗师的这种坦率会给孩子留下独特而又有爱的印象。如果治疗师能将结束变成“不同的丧失”，那么他就再次挑战了孩子的内部工作模式，并给了孩子的未来带来了新的选择。

案例说明

背景信息

4 岁 3 个月大的安东尼奥和 3 岁 2 个月大的玛丽亚在他们 5 岁姐姐的陪伴下由生母带到保护和监管服务部(DPRS)。这位母亲是一个十分年轻的墨西哥裔美国女性，她说她需要该机构为她的孩子找一个家。这位母亲和她的孩子们一直露宿街头；他们的父亲下落不明。尽管这位母亲表示，她不愿终止她的监护权，但她承认，她无法妥善照顾她的孩子。DPRS 的工作人员报告称，这位母亲的监护权因“忽视监督”和“保护不力”而被依法终止。

我们对这些孩子的过去知之甚少。当这些孩子在 7 月初来到 DPRS 办事处的时候，他们打扮得很寒碜，衣着也不得体。工作人员怀疑他们三人都遭受了身体虐待、精神虐待和忽视。这些孩子立即被安置到一个有经验的农村寄养家庭。这项安排只是暂时的，因为他们的社工希望在一年内为这些孩子找到一个收养家庭。今年秋天，最大的孩子被当地的公立学校录取接受教育服务。两个小一点的孩子则加入了当地的开端计划(Head Start)①。

问题呈现

在学前课程的前两周，老师报告了对安东尼奥行为的担忧。安东尼奥经常踢打其他孩子、扔玩具、抵制集体活动。他会拒绝听从指挥。他的情绪变化很快，从高兴到生气，再到“魂不守舍”。他还有语言问题，这使他很难被别人理解。最初，安东尼奥的攻击性行为大多出现在学校里。但是慢慢地，安东尼奥在寄养家庭里也变得越来越有攻击性。安东尼奥的行为表明他符合攻击型依恋障碍的诊断标准。

虽然玛丽亚偶尔也会攻击其他孩子，但她在教室里的行为与她哥哥完全不同。玛丽亚在教室里往往非常地安静和孤僻。她不参加集体活动，即使在个人自由活动的时候，她也只是花很多时间看着其他孩子。她对别人的评论过度敏感，而且很容易哭。和他的哥哥一样，她也有严重的语言障碍，这让她几乎无法被人理解。因为玛丽亚在学校里没有表现出攻击性，所以她没有像哥哥那么快就被送去接受心理治疗。当DPRS的工作人员对玛丽亚是否适应寄养表示担忧时，这才引起了心理健康小组的注意。她的行为显示她是抑制型依恋障碍。

治疗计划

DPRS的工作人员赞同开端计划可以为安东尼奥和玛丽亚提供心理治疗服务。每个孩子每周都单独接受游戏治疗；由于多种原因，他们没有进行联合治疗。当孩子们离开生母时，他们处于完全不同的发育

---

① 美国一个帮助社区弱势群体满足学前儿童需求的项目，使他们可以跟上社区整体水平。——译者注

水平。每个人都在用自己的方式应对失去母亲的痛苦。安东尼奥变得越来越难以满足和有攻击性，有时，他会用语言表达对妹妹的“仇恨”。如果让玛丽亚一起加入治疗中，她就需要去和哥哥争夺治疗师的关注，并且可能会被攻击，那将会变成一场对抗性治疗。基于这些原因，我们认为单独治疗对每个孩子来说是最好的。

安东尼奥的个案游戏治疗旨在改善 4 个主要令人担忧的方面：(1) 安东尼奥的对立与攻击性行为；(2) 低自尊感；(3) 被从母亲身边带走并被寄养的感受；(4) 难以恰当地表达自己的感受。玛丽亚的个体游戏治疗则需要解决以下几个方面的问题：(1) 玛丽亚的退缩行为；(2) 难以适应母亲的丧失；(3) 难以恰当地表达自己的感受；(4) 对养育的需求；(5) 将自己父母化的责任感。

对治疗师的依恋

在与治疗师建立关系之前，安东尼奥和玛丽亚需要在不同的方面得到保证。他们不同的需求反映在他们各自对待治疗的方式上。安东尼奥第一次来接受治疗时就展现出巨大的能量。他毫不犹豫地走进游戏室，立刻找到了一个装着大型塑料动物的容器。接着他拿着两只成年动物，夸张地让它们打来打去。他又用两个动物宝宝重复这样的打斗，然后说：“它们在打架。”安东尼奥放下这些动物后，开始研究房间里的其他玩具。他找到了一副双筒望远镜，拿来观察治疗师。然后他找到了一套枪。他戴上了装有枪的腰带和枪套，用枪向房间里的东西射击，包括治疗师。治疗师把安东尼奥的行为理解为他感到不安全。她和安东尼奥分享说他是在试图射击“坏人”，并猜测他之所以会向治疗师射击，是因为他认为治疗师“可能是坏人”。安东尼奥接受了这种解释，继续用枪射击。

在这次治疗中，安东尼奥带着他对这段关系的预期(即冲突)进入游戏室。当所发生的事情和他预期的不一样时，他似乎真的很惊讶。安东尼奥花了几个星期的时间来考验治疗师，就像通过双筒望远镜看她一样，直到他开始对治疗师有了信任。在第四次治疗中，安东尼奥问治疗师是否愿意做他的“新妈妈”。这个请求是安东尼奥开始信任治疗师的第一个征兆。

玛利亚和她的治疗师产生依恋关系比她哥哥快得多。第一次治疗时她午睡刚醒。玛利亚睡眼惺忪地走进治疗室，开始玩治疗师的娃娃。她拥抱它们，亲吻它们，然后用奶瓶喂它们。喂食持续了很长一段时间；看来“婴儿们”都非常饥饿。喂完娃娃后，玛丽亚拿起其中一个奶瓶，假装在喂自己。治疗师发现了玛利亚对奶瓶的兴趣，就给了她一个更大的“属于她自己的”奶瓶。玛丽亚非常兴奋，马上开始使劲吸奶瓶。

玛利亚的极度匮乏以及治疗师对她需求的敏感似乎加速了治疗关系的形成。第一次治疗结束时，玛丽亚似乎对治疗师的关注十分感兴趣。一周后，当治疗师来找玛丽亚进行第二次治疗时，她醒着躺在她的小床上。那天下午她不肯午睡，因为她不想错过她们的约定。很显然，玛丽亚已经开始和她的治疗师建立起信任关系了。

治疗期间出现的依恋主题

依恋障碍儿童通常会在治疗中展现出一个游戏主题的组合。之前描述的安全、愤怒、养育、一致性和丧失的主题似乎在这一人群中出现得特别多。虽然游戏主题的组合很常见（在几次治疗或者甚至是一次治疗中），但对于这些孩子来说，在他们的游戏中表现出一两个主导主题也是很典型的。这些主导的主题在治疗过程中起到了重要的作用，因为它们能告诉治疗师，孩子在哪些地方是最需要帮助的。治疗师必须留意到孩子的主导主题，以便制定适当的治疗策略。

虽然安东尼奥和玛丽亚有着非常相似的经历，但他们在治疗期间的表现却截然不同。每个主导游戏主题都呈现出他们各自关注的问题。安东尼奥的治疗在很大程度上是围绕着愤怒、安全和丧失的主题。而玛丽亚似乎最关注的是养育问题。

安东尼奥总共接受了 25 次治疗。超过 1/3 的治疗都是围绕着安全问题进行的。在治疗早期，安东尼奥会使用塑料动物来表现某人或某物正处于危险中的场景。在这个游戏中，治疗师的角色是保护者；治疗师负责在危险的环境中保证“宝宝们”的安全。随着治疗的进展，安东尼奥的安全游戏逐渐发生了变化。他开始更经常地使用角色扮演。他自己也开始扮演保护者的角色。有几次，宝宝们和治疗师遇到了危险，安东尼奥赶来救了他们。我们认为，这种变化反映了安东尼奥对自己所处环境的看法有所转变。

下面的场景列举说明了安东尼奥在治疗中期是如何处理安全主题的。在第 14 次治疗中，安东尼奥走进治疗室就立即拿起那包塑料动物。他取出两只动物，把它们扔在地上，说：“我不喜欢它们。它们会咬人。”然后安东尼奥拿出了里面的狮子和老虎，让它们自相残杀。一番搏斗之后，这些猫科动物联合起来对付一只十分无助的火鸡。在冲突中，一头幼狮受伤了。治疗师说所有的宝宝都需要安全，安东尼奥把受伤的幼崽交给治疗师。治疗师在一头成年狮子的帮助下照顾着这只幼崽，而打斗仍在边上继续。这只受伤的幼狮和其他几只小狮子一起观看了打斗。安东尼奥说有一只小狮子不想观看打斗。他冲动地抱起狮子幼崽，爬进了放在游戏室中的一个大盒子里。在治疗早期，这个盒子一直被当作一个“安全地”，安东尼奥决定再次使用它来保护自己和孩子们免受打斗的伤害。治疗师告诉安东尼奥说，她知道安全对它们来说有多重要。在安东尼奥的要求下，治疗师用一条大毛巾盖住了盒子的开口，这样“大家就都安全了。”然后她就读书给安东尼奥听，直到他再次感觉到安全。

在上面的场景中，当安东尼奥演绎出周围危险的时候，治疗师保护了“宝宝们”。随着治疗的进行，安东尼奥开始对他的游戏产生强烈的情绪，这种情绪让他感到不安全。幸运的是，安东尼奥从之前的治疗中认识到，他可以通过撤退到一个安全的地方来增加自己的安全感。颇为有趣的是，安东尼奥需要在他的安全地（即治疗室）里有一个安全地（即箱子）。

除了安全问题，安东尼奥还在愤怒和失去母亲的痛苦中挣扎。这在他的第 15 次治疗中得以体现。安东尼奥像在之前的治疗中一样使用了塑料动物。不过，在这次治疗中，他特别指出塑料老虎是“男孩”，大猩猩是“女孩”。安东尼奥从动物的打斗开始。治疗师在干预前观察了几分钟。治疗师认为,打架可能意味着动物们“生气了”,而且,这些动物生气可能是因为它们想见到自己的母亲。治疗师问安东尼奥是否想过或者希望见到他的母亲。安东尼奥承认他确实想到了他的母亲,并继续向治疗师讲述了他的一些回忆。治疗师告诉安东尼奥,有时孩子们见不到母亲会生气,并暗示安东尼奥有时也会有这种感觉。作为对治疗师评论的回应,安东尼奥拿出枪,开始射击大猩猩(房间里唯一的雌性动物)。治疗师建议说,虽然有些枪可能想要射击大猩猩,但其他的可能不想这样做。然后,治疗师帮助枪去争论是否要射击这只大猩猩。安东尼奥似乎特别喜欢这个主意。他让这些枪一直争论到治疗结束。

安东尼奥经常用愤怒表现他对于丧失这个问题的挣扎。在这次治疗中,通过让枪来争论是否要射击大猩猩问题,使得安东尼奥对失去母亲的感受变得清晰起来。虽然安东尼奥对母亲抛弃他很生气,但他对母亲也有积极的情感。他的丧失体验是以矛盾为特征的。

为了帮助安东尼奥处理他的丧失议题,治疗师向安东尼奥介绍了《扎卡里的新家》(*Zachary's New Home*, Blomquist and Blomquist, 1990)这本书。这本书是专门为帮助被寄养儿童理解和处理他们的丧失而写的。从一开始,安东尼奥就对这本书表现出极大的兴趣。有时候,安东尼奥会把所有的动物都聚集在他身边,让治疗师把故事读给所有的动物听。还有一些时候,动物们会变得愤怒,会为了阻止别人读这本书而打斗。安东尼奥会让动物们自相残杀,以此来表达他因为失去母亲而感受到的愤怒。读完这本书后,安东尼奥似乎更清楚地理解了自己的处境。

安东尼奥的妹妹玛丽亚总共接受了23次个体治疗。她的治疗过程和她哥哥的截然不同,因为他们通常围绕的是不同的主题。玛丽亚的游戏中最突出的主题是养育;玛丽亚经常用玩娃娃和奶瓶的方式来解决这些问题。在治疗早期,玛丽亚表示她的孩子们非常需要帮助。他们不仅需要食物,还需要情感上的支持(即拥抱和亲吻)。玛丽亚花了大量的时间和精力照顾“我的孩子们”。她也努力照顾着自己。在此期间，玛丽亚把其中一个奶瓶当作自己“一个人的”。在整个治疗过程中她经常会给她的奶瓶灌满水，并一直带在身边。玛利亚会在照顾娃娃的需要时，也时不时去喝自己瓶子里的水。宝宝们的需要似乎和玛丽亚自己的需要是类似的。

随着治疗的进行，玛丽亚对娃娃的行为发生了变化。有时候，她会照顾和关心孩子，有时候，她会忽视和苛责孩子。有一次，她甚至拒绝喂养她的孩子。我们认为，玛丽亚只是持续在以不同的形式表达养育的主题。她的需求与她被虐待和忽视的经历有着直接的联系。玛丽亚用她的治疗时间直接地或是象征性地处理这些问题。当玛利亚虐待她的孩子时，治疗师强调宝宝们对食物、衣服、积极关注和安全的需求。治疗师也承认，现实是一些婴儿得不到他们所需要的东西。通过这些干预，玛丽亚对她的孩子们越来越关心了。

下面的场景说明了玛丽亚养育的游戏主题。在她第 14 次治疗开始的时候，玛利亚声称治疗师太“淘气”了，作为惩罚，她必须站在角落里。玛利亚用椅子围住治疗师，不让她离开角落。当治疗师按照指示“哭”的时候，玛丽亚一定要她停止哭泣。治疗师没有停下来，玛利亚表现得焦躁不安，开始打她，直到她停下为止。这时，角色扮演发生了戏剧性的变化，玛丽亚拿出了娃娃。她让治疗师扮演“妈妈”，而玛丽亚则扮演“姐姐”。玛丽亚拿出一本书，在治疗师做家务的时候给孩子读。当“妈妈”要给宝宝换尿布时，玛丽亚会帮忙。在治疗师为她的两个孩子准备“点心”时，玛利亚会躺下睡午觉。当玛丽亚假装从她的午睡中醒来，看到准备好的点心时她非常兴奋，她看上去享受其中，直到这次治疗结束。

在上述场景中，养育的游戏主题明显占主导地位。玛利亚从一个严厉的管教者位置和一个有爱心的大姐姐位置皆表现了她对养育的关注。尽管玛利亚在整个治疗过程中一直在与养育问题作斗争，但随着治疗的进展，她在游戏中严厉和虐待的部分越来越少了。这种变化归因于玛丽亚的信念，即相信治疗能够满足她的养育需要。

结　论

依恋障碍儿童会对游戏治疗师提出了许多不同的挑战。我们相信主题游戏治疗为这些儿童提供了一种有效的治疗方法。最初的挑战就是与儿童建立信任的治疗关系，从而为儿童提供一个安全基地。主题游戏治疗通过依恋形成、关系促进、克服阻抗来建立起一种治疗关系。具体来说，治疗师提供一致性、温暖和接纳，对孩子的需求敏感，以及生理和心理上的安全感。随着信任关系的发展，治疗师努力调适儿童与照料者（和他人）之间关系的内部工作模式和儿童自我的内部工作模式。治疗师使用角色扮演、隐喻、情感宣泄、发泄，以及这种关系本身所提供的与孩子原本工作模式相反的体验，从而使孩子能够调整原来的模式。5 个对依恋障碍儿童特别重要的主题是：安全、愤怒、一致性、养育和丧失。孩子与治疗师的关系提供了安全基地，在此基础上，解决儿童围绕着这些主题所产生的问题是治疗过程的核心。因此，主题游戏治疗是在依恋理论和客体关系理论的框架内，运用各种治疗因子，为那些在早年生活中缺乏必需的安全感和健康依恋的儿童带来疗愈。

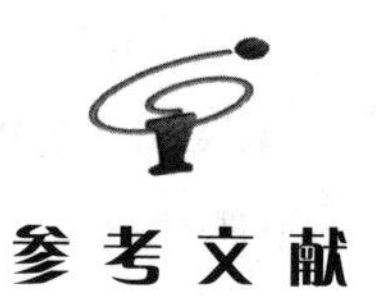

参考文献

Ainsworth, M. D. S. (1982). Attachment: retrospect and prospect. In *The Place of Attachment in Human Behavior*, ed. C. M. Parkes, and J. Stevenson-Hinde, pp. 3 - 30. New York: Basic Books.

Ainsworth, M. D. S., Blehar, M. C., Waters, W., and Wall, S. (1978). *Patterns of Attachment*. Hillsdale, NJ: Lawrence Erlbaum.

Allen, J. (1988). *Inscapes of the Child's World*. Dallas, TX: Spring.

Allen, J., and Bertoia, J. (1992). *Written Paths to Healing: Education and Jungian Child Counseling*. Dallas, TX: Spring.

American Psychiatric Association. (1994). *Diagnostic and Statistical Manual of*

Mental Disorders, 4th ed. Washington, DC: APA.
Axline, V. M. (1947). *Play Therapy*. New York: Ballantine.
Benedict, H. E. (1994). *Play assessment of young children*. Paper presented at the Eleventh Annual International Play Therapy Conference, San Antonio, TX, October.
Benedict, H. E., and Grigoryev, P. B. (1995). *Practical Application of Object Relations Theory to Play Therapy Techniques*. Paper presented at the Twelfth Annual International Play Therapy Conference, San Francisco, October.
Blomquist, G. M., and Blomquist, P. B. (1990). *Zachary's New Home*. New York: Magination.
Bow, J. N. (1993). Overcoming resistance. In *The Therapeutic Powers of Play*, ed. C. E. Schaefer, pp 17 - 40. Northvale, NJ: Jason Aronson.
Bowlby, J. (1969). *Attachment and Loss*, vol. 1. New York: Basic Books.
———— (1979). *The Making and Breaking of Affectional Bonds*. London: Tavistock.
————(1988). *A Secure Base: Parent-Child Attachment and Healthy Human Development*. New York: Basic Books.
Bretherton, I. (1991). Pouring new wine into old bottles: the social self as internal working model. In *Self Processes and Development: vol. 23. The Minnesota Symposia on Child Development*, ed. M. R. Gunnar, and L. A. Sroufe, pp. 1 - 41. Hillsdale, NJ: Lawrence Erlbaum.
Brody, V. A. (1993). *The Dialogue of Touch: The Developmental Play Therapy*. Treasure Island, FL: Developmental Play Training.
Cangelosi, D. M. (1993). Internal and external wars: Psychodynamic play therapy. In *Play Therapy in Action*, ed. T. Kottman, and C. Schaefer, pp.347 - 370. Northvale, NJ: Jason Aronson.
Cicchetti, D., Toth, S. L., and Lynch, M. (1995). Bowlby's dream comes full circle: the application of attachment theory to risk and psychopathology. In *Advances in Clinical Child Psychology*, vol. 17, ed. T. H. Ollendick, and R. J. Prinz, pp. 1 - 75. New York: Plenum.
Crittenden, P. M. (1988). Relationships at risk. In *Clinical Implications of Attachment*, ed. J. Belsky, and T. Nezworski, pp. 136 - 174. Hillsdale, NJ: Lawrence Erlbaum.
————(1992a). Quality of attachment in the preschool years. *Development and Psychopathology* 4: 209 - 241.
————(1992b). Treatment of anxious attachment in infancy and early childhood. *Development and Psychopathology* 4: 575 - 602.
Cummings, E. M., and Cicchetti, D. (1990). Toward a transactional model of relations between attachment and depression. In *Attachment in the Preschool Years*, ed. M. T. Greenberg, D. Cicchetti, and E. M. Cummings, pp. 339 - 372. Chicago: University of Chicago Press.
Delaney, R. J. (1991). *Fostering Changes: Treating Attachment-Disordered Foster Children*. Fort Collins, CO: Corbett.
Egeland, B., Jacobvitz, D., and Sroufe, L. A. (1988). Breaking the cycle of abuse. *Child Development* 59: 1080 - 1088.
Erickson, M. F., Korfmacher, J., and Egeland, B. R. (1992). Attachments past

and present: implications for therapeutic intervention with mother-infant dyads. *Development and Psychopathology* 4: 495 - 507.

Fraiberg, S., Adelson, E., and Shapiro, V. (1974). Ghosts in the nursery: a psychoanalytic approach to the problems of impaired infant-mother relationships. In *Clinical Studies in Infant Mental Health: The First Year of Life*, ed. S. Fraiberg, pp. 164 - 196. New York: Basic Books.

Frey, D. E. (1993). Learning by metaphor. In *The Therapeutic Powers of Play*, ed. C. E. Schaefer, pp. 223 - 240. Northvale: NJ: Jason Aronson.

Ginsberg, B. G. (1993). Catharsis. In *The Therapeutic Powers of Play*, ed. C. E. Schaefer, pp. 107 - 142. Northvale: NJ: Jason Aronson.

Guerney, L. F. (1993). Relationship enhancement. In *The Therapeutic Powers of Play*, ed. C. E. Schaefer, pp. 267 - 290. Northvale: NJ: Jason Aronson.

Irwin, E. C., and Curry, N. E. (1993). Role play. In *The Therapeutic Powers of Play*, ed. C. E. Schaefer, pp. 167 - 188. Northvale: NJ: Jason Aronson.

James, B. (1989). *Treating Traumatized Children: New Insights and Creative Interventions*. Lexington, MA: Lexington.

———(1994). *Handbook for Treatment of Attachment-Trauma Problems in Children*. New York: Lexington.

Jernberg, A. M. (1979). *Theraplay: A New Treatment Using Structured Play for Problem Children and Their Families*. San Francisco: Jossey-Bass.

———(1993). Attachment formation. In *The Therapeutic Powers of Play*, ed. C. E. Schaefer, pp. 241 - 266. Northvale: NJ: Jason Aronson.

Karen, R. (1990). Becoming attached. *The Atlantic Monthly*, February, pp. 35 - 70.

Kraemer, G. W. (1992). A psychobiological theory of attachment. *Behavioral and Brain Sciences* 15: 493 - 541.

Landreth, G. L. (1993). Self-expressive communication. In *The Therapeutic Powers of Play*, ed. C. E. Schaefer. Northvale, New Jersey: Jason Aronson.

Lieberman, A. F. (1992). Infant-parent psychotherapy with toddlers. *Development and Psychopathology* 4: 559 - 574.

Lieberman, A. F., and Pawl, J, H. (1988). Clinical applications of attachment theory. In *Clinical Implications of Attachment*, ed. J. Belsky, and T. Nezworski, pp. 327 - 351. Hillsdale, NJ: Lawrence Erlbaum.

Main, M., and Solomon, J. (1986). Discovery of a disorganized/disoriented attachment pattern. In *Affective Development in Infancy*, ed. T. B. Brazelton, and M. W. Yogman, pp. 95 - 124. Norwood, NJ: Ablex.

McMillen, J. C. (1992). Attachment theory and clinical social work. *Clinical Social Work Journal* 20(2): 205 - 218.

Mills, B., and Allan, J. (1991). *Play therapy with the maltreated child*. Paper presented at the meeting of the Association for Play Therapy, Breckenridge, CO, October.

Mills, J. C., and Crowley, R. J. (1986). *Therapeutic Metaphors for Children and the Child Within*. New York: Brunner/Mazel.

Mongoven, L. B. (1995). *Disorders of attachment: theoretical issues and the treatment of preschoolers*. Unpublished Doctoral Project, Baylor University, Waco, TX.

Nezworski, T., Tolan, W. J., and Belsky, J. (1988). Intervention in insecure infant attachment. In *Clinical Implications of Attachment*, ed. J. Belsky, and T. Nezworski, pp. 352 - 386. Hillsdale, NJ: Lawrence Erlbaum.

Oaklander, V. (1988). *Windows to Our Children: A Gestalt Therapy Approach to Children and Adolescents*. Highland, NY: Center for Gestalt Development.

O'Connor, K. J. (1991). *The Play Therapy Primer*. New York: Wiley.

———(1994). Ecosystemic play therapy. In *Handbook of Play Therapy*, vol. 2, ed. K. J. O'Connor, and C. E. Schaefer, pp. 61 - 84. New York: Wiley.

O'Connor, K. J., and Schaefer, C. E., eds. (1994). *Handbook of Play Therapy*, vol. 2. New York: Wiley.

Oremland, E. K. (1993). Abreaction. In *The Therapeutic Powers of Play*, ed. C. E. Schaefer, pp. 143 - 166. Northvale: NJ: Jason Aronson.

Paterson, R. J., and Morgan, G. (1988). Attachment theory, personality, development, and psychotherapy. *Clinical Psychology Review* 8: 611 - 636.

Petrick, C. (1994). *Implications of the object relations theories of Mahler and Winnicott for play therapy*. Unpublished doctoral clinical project, Baylor University, Waco, TX.

Rodning, C., Beckwith, L., and Howard, J. (1991). Quality of attachment and home environment in children prenatally exposed to PCP and cocaine. *Development and Psychopathology* 3: 351 - 366.

Rutter, M. (1979). Maternal deprivation, 1972 - 1979: new findings, new concepts, new approaches. *Child Development* 55: 305 - 314.

Schaefer, C. E., ed. (1988). *Innovative Interventions in Child and Adolescent Therapy*. New York: Wiley.

Schaefer, C. E. (1993). What is play and why is it therapeutic? In *The Therapeutic Powers of Play*, pp. 1 - 15. Northvale, NJ: Jason Aronson.

Schaefer, C. E., and O'Connor, K. J., eds. (1983). *Handbook of Play Therapy*. New York: Wiley.

Speltz, M. L. (1990). The treatment of preschool conduct problems: an integration of behavioral and attachment concepts. In *Attachment in the Preschool Years*, ed. M. T. Greenberg, D. Cicchetti, and E. M. Cummings, pp. 399 - 426. Chicago: University of Chicago Press.

Sroufe, L. A. (1983). Infant-caregiver attachment and patterns of adaptation in preschool: the roots of maladaptation and competence. In *Minnesota Symposium in Child Psychology*, ed. M. Perlmutter, pp. 41 - 83. Hillsdale, NJ: Lawrence Erlbaum.

———(1986). Appraisal: Bowlby's contribution to psychoanalytic theory and developmental psychology; attachment: separation: loss. *Journal of Child Psychology and Psychiatry and Allied Disciplines* 27(6): 841 - 849.

———(1988). The role of infant-caregiver attachment in development. In *Clinical Implications of Attachment*, ed. J. Belsky, and T. Nezworski, pp.18 - 38. Hillsdale, NJ: Lawrence Erlbaum.

———(1989). Relationships and relationship disturbance. In *Relationship Disturbance in Early Childhood*, ed. A. Sameroff, and R. Emde, pp. 97 - 124. New York: Basic Books.

Suess, G. J., Grossmann, K. E., and Sroufe, L. A. (1992). Effects of infant attachment to mother and father on quality of adaptation in preschool: from dyad to individual organization of self. *International Journal of Behavioral Development* 15(1): 43 - 65.

Terr, L. (1990). *Too Scared to Cry: How Trauma Affects Children and Ultimately Us All*. New York: Basic Books.

Tulving, E. (1985). How many memory systems are there? *American Psychologist* 40: 385 - 398.

Zeanah, C. H. Jr., Mammen, O.K., and Lieberman, A. F. (1993). Disorders of attachment. In *Handbook of Infant Mental Health*, ed. C. H. Zeanah, Jr., pp. 322 - 349. New York: Guilford.

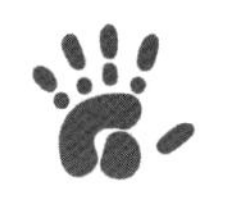

第十二章
针对阻抗儿童的游戏治疗

詹姆斯·N.鲍
(James N. Bow)

发展和维持与儿童的心理治疗关系对治疗师来说是一项重大挑战。治疗师为了取得治疗的进展而试图让孩子参与到治疗中来，但他们常常会因此感到挫败。每个治疗师的记忆中都有一个“安静的玛丽”“孤僻的汤姆”“充满敌意的哈里”“龙卷风般的约翰”和“会偷东西的梅丽莎”，这些曾经挑战过他治疗技能和知识的人。这些案例常常会使治疗师感到困惑和绝望。在这一章中，我们回顾了阻抗的概念，并举例说明了它在不同的治疗阶段是如何出现的。我们还讨论了治疗性游戏对克服阻抗的效力，以及具体的干预技术。在本章最后还提供了案例说明。

背　景

阻抗是指阻碍或干扰治疗同盟发展和维持以及儿童在治疗中的进展的所有行为、想法或感受。阻抗会出现在治疗的任何阶段。它可能表现为显性或隐性，其强度可从轻微到严重不等。在治疗的不同阶段中，阻抗表现会有不同的潜在动力。

游戏治疗通常分为 4 个阶段：初始阶段、付诸行动/退行阶段、成长阶段和结束阶段。每个阶段都是独特的，它反映了治疗过程的不同方面。在初始阶段，儿童被引入游戏治疗。他们探索游戏室和玩具。对治疗师建立起信任可以促进治疗联盟的发展。在治疗的这个阶段，阻抗可能表现为拒绝进入治疗师的工作室、发脾气、躲在家具后面、在工作室里不受控制地跑来跑去、毁坏玩具，以及拒绝说话或倾听。

在初始阶段，孩子的阻抗可能是由许多不同的动力因素造成的。首先，儿童通常不会主动发起治疗（Gardner，1979）。他们通常是由他们的父母、老师或法院转介而来的。因此，儿童来访者往往缺乏动机和投入。其次，在第一次治疗前，父母有时会向孩子提供关于治疗目的和意图的错误信息。这会导致孩子对治疗不信任，因为他们认为父母和治疗师是一条战线的。另一个原因是，孩子们经常把治疗视为惩罚。他们认为自己是因为家庭/学校问题而被选出来做治疗的（Bow，1988）。更深层的原因是他们害怕被贴上与众不同的标签，让别人觉得他们是需要帮助的。孩子们会认为自己的行为是自洽的。他们通常对自己的问题缺乏洞察力。此外，他们担心其他人会发现他们正在接受治疗。第四个因素是儿童会在初始治疗中感到的担心和害怕（Markowitz，1959）。因为这是一个令人困惑和焦虑的陌生环境（Gabel et al.，1988）。当儿童遭受虐待或忽视时，这个困难会进一步复杂化（Mann and McDermott，1983）。这些孩子常常感到脆弱和无力，他们害怕受到更多的伤害。他们可能会拒绝进入治疗，因为这会威胁到他们的安全感。最后，当父母离异，其中的一方不顾另一方的意愿去为孩子寻求治疗时，忠诚问题就会浮出水面。孩子通常会按照父母的意愿行事，拒绝治疗是他们用来对父母表示忠诚的一种方式。这些忠诚问题也会出现在法庭裁定而父母反对治疗的虐待/忽视治疗案件中（Bow，1988）。

在游戏治疗的付诸行动/退行阶段，孩子开始试探底线，未解决的冲突会在游戏中慢慢呈现。当儿童与治疗师建立起信任、安全和保护的关系时，他们会降低自我防御，从而产生退行。阻抗可能表现为试探底线、幼稚行为，以及付诸行动的行为。试探底线可能包括挑战治疗师的权威、违反治疗规则、在游戏中作弊，或者逃避治疗。幼稚行为的特征是哭闹、黏人、苛求、发脾气以及做傻事。也可能会出现儿语或缄默。付诸行动的行为通常表现为对自己或他人的攻击，破坏玩具，以及偷玩具。在游戏方面，对游戏和治疗师的回避可能反映出阻抗。无常、无序或者抑制和刻板的游戏也可能暗示着阻抗。对治疗干预的防御更是表明了他们的阻抗。

从动力学角度来看，儿童通常会重演过去的行为模式并且向攻击者认同(Mordock, 1994)。儿童与治疗师的互动直接反映了他们过去与成年人相处的方式。当互动模式出现功能失调时，它们会在治疗环境中被放大。例如，如果孩子很少被以积极的方式对待，他们将很难接受来自一个成年人的热切关注(Gabel et al., 1988)。另一个导致阻抗的原因是孩子们的自我掌控感受到了威胁，这种强烈的感受会淹没他们(Dodds, 1987)。加德纳(Gardner, 1979)指出，阻抗也会表现为应对无力感的一种保护。在大多数情况下，儿童以一种自洽的方式看待他们的症状，他们对自己的困难几乎没有洞察力。随着治疗的进展，他们了解到他们的症状是异常的。这是具有威胁性的，他们试图保护自己不受到无力感的伤害。依赖/独立的动力也在这个阶段显现出来。孩子们会试图通过对控制和规则的对抗来否认他们对他人的信任和依赖。

在游戏治疗的成长阶段，儿童会整合并处理过去的创伤或消极体验(O'Connor, 1991)。解释是治疗师常用的方法。孩子会获得一种掌控感和能力感。冲突逐渐得以解决。在这一阶段，阻抗可能会表现为难以结束治疗，试探治疗师的关心和信任程度，以及对其他来访者的嫉妒。治疗可能会围绕着依赖/独立问题和对治疗师的占有权而展开。在这个阶段，孩子们会变得非常依恋治疗师。他们经常要求延长时间或者要求把工作室里的玩具带回家。这是孩子想要获得更多接触或联结的方式。此外，他们会对其他来访者表现出嫉妒，可能会问治疗师更喜欢谁，或者要求不让其他孩子玩某些玩具或项目。

孩子会在结束阶段巩固他们的治疗效果，并且处理一些终止治疗的相关感受。症状减轻或消除后治疗目标就完成了。游戏会象征性地表现独立、脱离成人变得自主、离开家和掌控人际关系的主题(Dodds, 1987)。阻抗通常会表现为缺席治疗或突然终止治疗、破坏玩具、功能退化、愤怒爆发、避免使用治疗材料,以及想要把私人物品或玩具带回家。动力可能会围绕着被遗弃和丧失的感觉(Gabel et al., 1988)。结束阶段往往也会重新产生关于丧失的痛苦记忆。当儿童经历新近的重大丧失时,这一情况会加剧。结束阶段也会产生被拒绝的感受。面对失去一段重要关系,他们会反应出愤怒和悲伤(Dodds, 1987)。分离焦虑和难以分离是另一种隐性的阻抗表现。一旦治疗关系终止,儿童可能会经历担心和恐慌。他们与一个接纳他们、支持他们的成年人之间的特殊时间已经不复存在了。现在,他们必须在没有这个重要他人——治疗师的帮助下解决自己的问题和担忧。

在治疗过程中,阻抗虽然可预期地会发生,但其类型、频度和强度却是各不相同的。阻抗可以大致分为外化行为和内化行为。外化行为包括攻击、破坏、不服从或消极对待,而回避、缄默、被动攻击性和恐惧则属于内化行为。阻抗的类型揭示了孩子如何处理和反应心理冲突和痛苦的宝贵信息。然而,更重要的是分析阻抗的频度和强度。正如莫斯提卡斯(Moustakas, 1982)所指出的,心理失调的儿童会表现出消极的态度,如愤怒、焦虑、敌意和恐惧,阻抗的频度和强度是与其成正比的。而且,他们的态度不那么集中和有针对性。通过对这些因素的评估,治疗师可以更好地了解他们的失调程度。

评估儿童阻抗的潜在因素也是至关重要的。通过了解阻抗行为背后的动机、感受和态度,治疗师能够更好地处理阻抗,选择适当的治疗干预。下一节我们将讨论针对阻抗儿童的传统治疗策略,以及游戏使用的基本原理。

传统治疗策略

人们尝试了多种心理治疗方法来解决阻抗。最常见的可能是传统的谈话治疗，即侧重于让孩子说出他的感受和想法的个体疗法。这种方法的主要缺点是，孩子是行动导向的，他们往往缺乏必要的语言技巧来使这种方法发挥较高的效用。家庭治疗也会被用于解决阻抗问题。但它同样非常依赖语言表达。它也更关注家庭动力而不是个人问题。第三种方法是团体治疗，这是建立在团体成员面对彼此阻抗的基础之上的。它在很大程度上依赖于语言表达和适当的社交技能，这限制了它在儿童来访中的使用。另一种是音乐/艺术治疗。虽然它会对一部分有阻抗的儿童有效，但仍不如游戏使用得那么普遍。

游戏的基本原理

目的

游戏对儿童见效的原因有很多。游戏是儿童自然的交流方式(Landreth, 1993)。孩子是行动导向的，游戏是他们表达感情和思想的理想方式。它是一种用来表达无意识和意识冲突的象征性语言，它能让儿童把他们体验到的东西表达出来(Amster, 1982)。

儿童也可以在游戏中利用他们丰富的幻想。他们身上很少有成年人的那种防御结构(Amster, 1982)。因此，他们的自我很容易退行。通过在游戏中重现过去的负面事件或经历，孩子可以找到新的解决方法，并发展一种掌控感(O'Connor, 1991)。

游戏还充当了儿童和治疗师之间的桥梁(Carek, 1972)，也在儿童和治疗师之间建立起了一个令人安心的屏障(Dodds, 1987)。因此，它比其他形式治疗的威胁性要小。

通过分析一个儿童的游戏可以得到关于他的认知、语言、运动和社交发展的重要信息(Schaefer, 1993)。游戏可以帮助我们识别在治疗中需要解决的问题领域或心理冲突。游戏给孩子一种控制感和效能感，这能帮助儿童克服冲突并掌握这个能力。

适用于阻抗儿童的游戏疗愈力

谢弗(Schaefer，1993)概述了游戏的14个治疗因子。第一个因子是克服阻抗，从而建立一个有效的治疗同盟，这是本章的重点。如果没有治疗同盟，治疗就很难取得成功。然而，其他的所有因子也发挥了关键的作用。沟通、创造性思维和幻想可以帮助阻抗的孩子发展自我理解，寻找问题的解决方案，并学习意象技巧。角色扮演、规则游戏和隐喻教学可以鼓励孩子们练习并习得新的行为，发展适当的社交技能，并通过一种不具威胁性且有趣的方式获得洞察力。对于有阻抗的孩子来说，虽然在治疗初始很难发展依恋形成和关系的促进，但它们会在之后的治疗中发挥作用，并促进孩子与他人的亲密关系和联结感。情感宣泄、发泄和积极情绪可以帮助有阻抗的儿童释放消极情绪，处理创伤，表达积极情绪。最后，克服发展性恐惧并获得效能感可以帮助阻抗儿童解决他们的心理冲突。

方　法

描述

能让孩子参与治疗并获得孩子的信任对治疗来说是一个重大的挑战。在这里我们将讨论4个重要的方面：治疗师的人格、关系的建立、玩具的选择和最初的接触。治疗师的人格可能是治疗中最重要和最关键的变量。敏感和关心的态度，以及温暖的内心是治疗师必要的人格特质(Gabel et al.，1988)。这些特质有助于在治疗中营造一种关爱和支持的氛围。治疗师还需要有传达接纳和自我投射的能力。后者指的是治疗师将自己置于孩子的处境，并理解孩子体验到的感受的能力(Gardner，1975)。治疗师也应该是值得信赖的，能为孩子创造一种安全感和被保护的感觉。灵活性也是与孩子打交道的另一个关键因素。

治疗师必须要有能力适应和调整，因为每个孩子都是独特的，并且有不断变化的需求。此外，幽默感也是有帮助的(Salameh, 1986)。

治疗师也需要了解儿童文化，了解他们当前的兴趣和流行趋势。然而，治疗师不应该去模仿孩子的穿着或他们的暗语，因为这会对他们即将到来的分离和个体化进程造成干扰。孩子对文化的表达揭示了其关于自我认同的重要信息。

耐心是治疗师的另一个重要特征。孩子们的进步速度是不同的。在阻抗儿童中，治疗联盟的发展是一个渐进且艰难的过程。此外，在治疗的其他阶段也会出现阻抗。在这些时候，治疗师必须扮演一个示范者和教导者的角色，耐心地处理困难的情况。

治疗师还必须对可能影响治疗的个人问题有洞察力。这可以避免扮演阻碍治疗的角色，如完美的父母、拯救者或教唆者。

建立关系

让孩子参与治疗的第二步是建立一种关系。与治疗师在固定的时间和孩子在一起，会让孩子觉得自己是很重要，很有价值的。一个舒适、安全、没有威胁的环境也能增进这种关系。在认知和社交情感方面的适当期望对关系也很重要。孩子的认知能力，以及优缺点都需要考虑到。儿童的社会情绪功能差异很大，这可能会对治疗有重要的影响。例如，一个患有注意缺陷/多动障碍(ADHD)的孩子很难在 45 分钟内一直坐着并保持注意力。因此，策略和游戏活动的类型取决于孩子的具体问题和功能水平。

让孩子们明白治疗师的角色是帮助他们，而不是控制他们，这是很重要的。治疗中应该避免权力斗争。提供选择是避免权力斗争的一种方式，同时也能增加孩子的控制感。

当父母安排第一次治疗预约时，给他们一些建议，告诉他们如何让孩子了解第一次游戏治疗是很重要的。以下是一些对家长们有用的建议(Bow, 1993)。第一，坦诚相待。第二，在预约咨询的前几天就为孩子做好准备。不要等到当天早上再准备。第三，讨论预约的原因，比如，“我们一直在大喊大叫，争吵不休。也许这个人可以帮助我们更好地相处。”第四，向孩子解释说治疗师会用谈话和游戏的方式帮助孩子和家庭解决他们的忧虑和担心。最后，强调说治疗师不会进行任何医疗程序，例如血液检查或注射等。有一本关于该主题的好书可以推荐给父母和孩子，书名是《儿童的第一本关于游戏治疗的书》(*A Child's First Book About Play Therapy*, Nemiroff and Annunziata, 1990)

在第一次治疗中澄清保密问题是至关重要的。孩子和父母都需要了解保密的界限和限制。有三种情况下，保密需要被打破：指向自己的危险，指向他人的危险，和虐待/忽视的嫌疑。通过这些问题的澄清，可以避免未来的争议和伦理困境。

玩具的选择

游戏治疗中选择的玩具有特定的诊断和治疗目的。玩具的类型决定了儿童的游戏形式和程度(Landreth, 1993)。吉诺特(Ginott, 1982a)推荐用可以进行现实检验的玩具，允许孩子象征性地表达他们的需要，促进情感宣泄和内省。此外，玩具应该有多种用途，并且可以让孩子用其进行探索。玩具可以让孩子深入挖掘困难的感觉，比如攻击性和依赖性(Ginott, 1982a)。他们可以促进孩子和治疗师之间的互动。最后，玩具必须是耐用和安全的，特别是在与有攻击性和破坏性的儿童一起工作时。

吉诺特和卡雷克(Ginott and Carek, 1972)将游戏分为三类。第一类玩具是促进自我表达的，如蜡笔、铅笔、木偶、玩具屋和汽车。第二类玩具是有助于退行的，如黏土、沙子、水和手指画颜料。第三类玩具包括棋盘和纸牌游戏，这会涉及孩子和治疗师之间的竞争。

兰德雷思(Landreth, 1993)定义了三大类玩具。现实生活中的玩具包括玩具屋和家庭、木偶，以及可以代表孩子家庭的无特征人物形象。汽车、卡车、船只和收银机可以象征其他现实生活中的情况。第二种是表达攻击性的释放类玩具。拳击袋，玩具士兵、枪、野生动物，游戏用小钉板，橡皮刀都属于这一类，它们可以让孩子用来表达愤怒和敌意。最后一种是用来做创造性表达和释放情感的玩具。沙子、水和黏土都属于这一类。因此，应该给孩子提供上述类别中的各种玩具，用于解决诊断和治疗的问题。

就诊断问题而言，游戏能让治疗师分析孩子行为表现的内在自我和人际交流特征。孩子对游戏室的反应是评估的第一个重要方面。他是担心和恐惧的，还是兴奋和激动的？这种反应模式揭示了孩子对新环境的适应情况。第二个需要评估的方面是自我控制程度。孩子是被驱使着快速从一个活动转移到另一个活动？还是矜持和抑制的，带着小心翼翼的游戏风格？游戏揭示了孩子自我的状态，是自发的还是僵化的，以及冲动/驱动与自我之间的平衡。玩具/活动的年龄适宜性是由游戏的发展线决定的，这是另一个重要的评估领域。具象游戏能让孩子们通过行动来表达他们的情感和愿望。这种类型的游戏通常会持续到 2 岁。2 岁以后，象征性游戏或假扮游戏开始了。在幻想主导下，木偶和玩具会以各种“假扮”的姿态出现。到 6 岁左右，有规则的带有强烈的竞争和人际关系成分的游戏开始。我们应该评估孩子选择的玩具、活动和幻想类素材的具体类型。它们每一个都有象征意义。此外，评估游戏中出现的主题类型也很重要，这些主题提供了有关儿童幻想和心理冲突本质的信息。每个主题出现的频度和强度提供了关于扰动程度的重要信息(Schaefer，1979)。

最初的接触

各机构的摄入程序各不相同。一些儿童服务机构会在第一次治疗向父母收集摄入性信息，而孩子是不在场的，在第二次治疗时孩子才与治疗师见面。其他机构会在家长和孩子都在场的情况下，在第一次治疗进行摄入性访谈。无论是哪一种摄入程序，重要的是收集或评估以下内容：综合心理社会史；确定主要问题和治疗目标；以及观察亲子互动方式。观察亲子互动方式，包括对语言和非语言互动的观察可以在等候室和治疗工作室进行。

在与孩子最初的接触中，治疗师需要表现得友好、自信、有能力。需要表现出一种控制感。不过，治疗师不应该表现出威胁或专横的态度。向孩子俯身，注意人际空间，这可以为孩子营造一个舒适和关爱的氛围。询问孩子希望别人叫他什么名字是另一种表现你对他需求敏感的方式。通常来说，第一次最好是在父母的陪同下会见孩子，至少是在游戏治疗的部分时间里。这样可以减少孩子的焦虑，也让治疗师有机会观察亲子互动，并有机会向他们阐明游戏治疗的目的和意图。一般约20分钟后，孩子觉得足够自在放松时父母就可以回到等候室了。这时，就可以向孩子介绍玩具和活动了。

评估游戏在治疗中的发展是非常重要的。正常儿童的游戏是平稳有序地展开的，而失调儿童的游戏往往是混乱、不连贯的。另一个需要评估的方面是游戏与特定冲突的紧密关联程度。适度的情感转移是健康的。精神病儿童几乎看不到与人的连接，而品行障碍儿童的游戏是很容易被识别的(Bow, 1993)。分析孩子表现出来的情绪反应也很重要，因为它反映了孩子对世界的感知。孩子是害怕的/焦虑的、冷漠的、极度兴奋的还是快乐的？健康游戏的特点是快乐的。此外，悬置现实的能力是另一个需要探索的领域。正常的游戏需要有在内部现实和外部现实之间切换，同时保持清晰的现实联结的能力。精神病儿童过度沉迷于幻想，失去了与外部的联系，而强迫症儿童则会依赖于外部现实，不去幻想。

在游戏过程中花在交谈上的时间长短揭示了关于孩子互动方式的重要信息。有些孩子玩的时候不说一句话，而另一个极端是，有些孩子只说话不玩。为了达到游戏治疗的目的，最好让孩子们边玩边说。另一个需要评估的方面是孩子对治疗师和干预的反应。孩子是否将治疗师视为一个权威人物、玩伴或是无条件接纳他的人？在干预方面，孩子是否忽略它们，变得过于防御/阻抗，或是停止游戏？

社交游戏的水平也是评估的关键。帕廷(Partin, 1932)概述了游戏的6个阶段：无为、旁观、独处、平行、联结和合作。无为阶段他们会环顾一下房间。可能会有一些简单的活动，但并没有明确的目标。旁观阶段他们会看着别人，但不参与。在独处阶段中，孩子独自游戏，对别人的活动不感兴趣。平行游戏指的是孩子在其他孩子附近玩相似的玩具，但没有直接的互动。联结游戏指的是在游戏环境中会与其他孩子互动，但没有一个共同的目标。这通常出现在学龄前早期。合作游戏是指孩子们为了一个共同的目标而进行社交和游戏。这种情况始于学龄前的后期。

通过对游戏不同方面的分析，治疗师可以更好地了解孩子的阻抗和动力，失调的程度以及精神病理的类型。这将有助于制订治疗计划和适当的干预措施。下一节将重点介绍针对阻抗儿童的具体干预技术。

克服阻抗的技巧

治疗的结构化

阻抗儿童在游戏治疗过程中所需要结构化的类型和程度是不同的。游戏治疗可以是一个从非结构化到结构化的谱系。以下因素决定了结构化的程度：环境的类型、治疗师的角色、儿童所表现出的精神病理类型，以及特定类型的玩具和可用的游戏材料。

游戏治疗可以在不同的环境中进行，比如治疗师的工作室、游戏室或活动室。由于有非游戏材料的存在，所以在治疗师办公室的游戏通常需要更加结构化。游戏室和活动室则可以有更多的自由和更少的结构化。

治疗师的角色可以是非指导性的，也可以是指导性的。在非指导性的方法中，治疗师会观察孩子的游戏，并关注孩子的参考标准，相信孩子能够解决他们自己的冲突。他们会经常给予镜映。指导性取向的治疗师会试图帮助孩子用游戏来解决他们特定的问题或担忧。他们在干预方面也更加坚定。通常，指导性的方法被认为是结构化的，而非指导性方法被视为是非结构化的。

基塞尔(Kissel, 1990)会根据儿童表现出的精神病理类型选择玩具/材料。他把孩子分成两类：过于松散的和过于紧绷的。过于松散的孩子会表现出较差的自控能力和行为相关的问题，而过于紧绷的类型则包括会表现出恐惧、焦虑、抑郁和抑制的孩子。能让人放松的玩具/材料包括黏土/面团、蜡笔、纸、手指画颜料、积木、拳击袋和沙箱。这些玩具/材料营造了一个自由和自发的环境，让孩子可以放松防御。

能起到加强规则作用的玩具/材料包括模型、棋盘游戏、跳棋、录像机和卡牌。这些玩具/材料提供了结构化，并且可以抑制冲动和驱力。游戏活动会有相应的计划，对过于松散的孩子可以用结构化的活动（例如，棋盘游戏、模型和卡牌），对过于紧绷的孩子可以用非结构化的活动（蜡笔、积木、黏土和拳击袋）。因此，游戏材料和活动的计划取决于精神病理的类型和阻抗的类型，以及对结构的需要。

此外，鲍（Bow，1988，1993）还讨论了各种针对阻抗儿童的创新游戏活动，包括藏木偶、讲故事、家庭单词联想游戏和情感着色任务。这些目标导向的技术可以得到孩子们的关注和参与，打破阻抗。

在处理孩子在游戏治疗中的阻抗时，需要考虑所有这些因素。会付诸行动，冲动的孩子需要一个小的游戏室，一种指导性的方法，和可以抑制冲动和驱力的玩具选择。非指导性的方法会让孩子在游戏室里有更大的自由度，那些让人自发表达的玩具，最适合内向和安静的孩子。

治疗中的限制

阻抗儿童经常会试探底线。出现这种情况的原因有很多。对于治疗师来说，探索试探底线的潜在动力并试图理解限制的根本原因是很重要的。吉诺蒂（Ginott，1982b）列举了限制的以下原因：(1) 鼓励通过象征的方式表达情感；(2) 让治疗师保持一种共情和接纳的态度；(3) 确保儿童和治疗师有一个安全的环境；(4) 通过提供结构来增加孩子的自我控制能力。

以下是吉诺蒂推荐的限制设置技术。首先，认识孩子的感受（如愤怒或失望）并帮助他识别它们。第二，明确地说明限制，例如，“禁止打人”。第三，指出孩子可以用来表达感情的其他渠道，比如，“你不能打我，但你可以打拳击袋。”第四，帮助孩子讨论限制带来的情绪，例如沮丧。在整个过程中，治疗师必须保持冷静、专注和实事求是。限制不应该以威胁或惩罚的方式给出。

当设定规则或限制时，按重要性排序是很重要的，尤其是对有阻抗的孩子。大多数规则和限制会聚焦于安全、游戏材料的保护和社会不接受的行为(例如,随地吐痰和习惯性谩骂)。当应对外化或过于松散的阻抗儿童时,最好在治疗开始时就给出基本的期望和规则。

示范

基塞尔(Kissel, 1990)和加德纳(Gardner, 1975)讨论了示范的重要性。治疗师担任了一个人际关系的行为榜样。他用一种积极的方式与人交往和互动的能力对孩子发展这些技能的能力有着直接影响。此外,治疗师在治疗期间处理挫折和其他负面情绪的能力对孩子来说是一种积极的学习体验。通过治疗师示范控制愤怒和解决问题的策略,孩子会看到如何正确使用这些技巧。此外,治疗师处理秘密或保密信息的能力教会了孩子个人界限和正确地进行信息交流的重要性。总的来说,希望孩子能将他们的治疗师视为自我理想,并试着去模仿他们的行为。

参与技术

马歇尔(Marshall, 1982)描述了其归类为"参与"各种干预技术。肯定,指的是接纳和重视孩子的交流。这意味着在孩子感觉准备好之前,其防御阻抗不会受到挑战、反对或消除。第二种技巧是餍足,这是指治疗师会创造一个情境,让孩子看到他的阻抗反应是不恰当的。这能让潜在的情感、冲突和担忧浮出水面。例如,如果一个孩子用铅笔敲桌子而拒绝倾听,治疗师就会要求这个孩子继续这种行为 15 分钟。规定阻抗是另一种技巧,这对于对立或消极暗示的孩子来说是最好的。它包括通过规定孩子去练习阻抗来创造矛盾的情况。一个典型的例子是一个拒绝说话的孩子,治疗师会规定他在剩下的治疗中不要说话。第四种参与技术是镜像。它包括模仿孩子的言语和非言语行为。

其他干预技术

路易斯(Lewis, 1974)概述了 5 种不同层级的干预措施。第一个是关注性陈述,用治疗师的评论来使孩子意识到他的行为。例如,"我看到你在打玩偶妈妈。"还原性陈述将未被注意的和不一样的行为模式联系在一起,形成常见的形式,比如"我注意到,当你在游戏中创造场景时,你喜欢当强壮的英雄。"情境性陈述是试图让孩子意识到某些能引起特定情绪或行为的情境。例如，“每当你和玩偶妈妈玩的时候，你就会变得很生气。”移情解释试图说明孩子的冲突是如何在治疗关系中呈现的，比如“你似乎非常担心我会对你发火，并且离开你，就像你父亲离开你和你母亲一样。”病因学陈述试图将当前的行为与过去成长中的事件联系起来。例如，“回忆起你小时候的无助，似乎会让你现在想要变得非常坚强。”

在解释方面，哈特(Harter, 1983)提出了4个层次。第一个层次是通过一个对孩子有一定意义的玩具/客体来解释，比如“贾斯珀(玩偶)因为他父亲一直工作而非常生气。”下一层次是通过玩具/客体进行解释，但是会将其与孩子建立起一个联系。例如，“你有没有觉得自己像贾斯珀?”第三个层次是间接解释。治疗师讨论一个匿名来访或朋友经历过的类似问题，但不与孩子联系起来。“乔尼(玩偶)开始偷东西，他父亲工作太多，他因此很生气”就是这种解释的一个例子。第四层次是直接的解释，比如“你的偷窃行为似乎与你对父亲的愤怒有关，因为他从来都不在。”

在作出解释之前，有两个先决条件很重要，尤其是对有阻抗的孩子。首先，治疗师必须建立起与孩子之间的关系。治疗师必须非常了解孩子，才能作出有效的解释，而且这需要建立一定程度的信任。第二，孩子必须在心理上做好接受解释的准备。这取决于儿童使用的心理防御类型，以及儿童自我观察和洞察的能力。

当一个孩子因某种解释或干预而痛苦时，可能会用以下方式表现出来：停止游戏；远离治疗师；迅速地改变游戏活动；要求离开房间(例如，去洗手间，和妈妈一起到接待室)；变得焦虑、激动、注意力不集中或不安。

案例说明

下面的案例说明了在处理有不同类型社会情绪问题的阻抗儿童时

涉及的概念和技巧。第一个案例讲述的是一个愤怒的纵火者，他来自一个功能失调的/有虐待的家庭。第二个案例是关于一个安静、悲伤、孤僻的女孩，她很难与母亲分离。最后的案例讨论的是一个极具对立违抗性的品行障碍男孩。

案例 1

大卫，一个 7 岁的孩子，因为纵火而被转诊住院治疗。他在卧室里放了一把火，把房子都烧了。他的社会心理史暴露出一个极其不正常的家庭，他长期遭受继父的身体虐待。大卫欣然走进了游戏室，但似乎对治疗师很疏远。治疗师陈述了一些对治疗的基本期望，以及保密的问题。大卫在游戏室里快速地走来走去，研究着一个又一个的玩具。他会自言自语（“天哪，这太酷了”），但不与治疗师直接交流。最后他把玩具屋从架子上拿下来，问道：“人在哪里？”这是他与治疗师的第一次直接交流。治疗师给他提供了帮助，在玩具屋的后屋里找到了一些人偶。他在玩玩具屋时的表现让人一目了然，与实际生活中发生的事没有什么差别。他说：“你知道我把房子烧了吗？”治疗师承认他知道这个事实，并探讨了大卫对这件事的感受和想法。他对自己的狗在火灾中丧生表示悲伤，但他指出没有其他人受伤。大卫还表示有兴趣看看他的房子过去所在的位置，并称他现在住在一辆拖车里。治疗快结束时，大卫开始玩木偶。他选择了大恶狼，他在房间里走来走去，用一种恐吓和威胁的方式命令其他木偶和治疗师。权力/控制、丧失和信任的主题在这次治疗中呈现出来。在这个阶段，治疗师使用了关注和肯定的表达。

在接下来的几次治疗中，重复的游戏模式依然聚焦在纵火这件事上。大卫更多地谈到了他对家庭成员，尤其是他继父的感受和愤怒。随着治疗联盟的建立。付诸行动的行为有了明显的增加。他的游戏变得更具攻击性和破坏性。他似乎很难接受一个温暖的、有爱心的成年人。此外，他是在重现过去与他继父互动的模式。因此，治疗师复述了规则，以及恰当地引导负面情绪的方法。此外，治疗师还使用了情境性陈述，比如“当你谈论继父时，你会变得非常沮丧和愤怒”，以此帮助大卫增强自我意识。同时治疗师也强调通过识别和标记感受来增加大卫的情感词汇。治疗需要高度的结构化来抑制并控制驱力和冲动，并提供一个安全和保护性的环境。

当他进入游戏治疗的成长阶段时，治疗师直接处理了他的动力问题。治疗师使用了多种干预技术，包括移情解释（例如，“你担心我会像你继父那样对待你”），病因陈述（例如，“当你记起小时候是如何被虐待的，就会让你想要在现在变得强硬和控制”）。治疗师也使用了哈特（Harter，1983）的不同层次解释。（例如，一级——“大恶狼非常生气，他想要攻击那些伤害过他的人”；二级——“你有没有觉得自己就像大恶狼”：三级——“有些孩子会因为受到伤害而非常愤怒，他们想摧毁或伤害别人。你有过这种感觉吗？”）重点是把理解和感受联系起来，减少令人痛苦的感觉，以及找到更能被人接受的方式来表达需要和负面感受。此外，还要通过木偶的游戏来教授控制愤怒的技巧。

在成长阶段，大卫对治疗师表现出更多的依恋。他会嫉妒其他的来访者，经常问一些关于他们的问题。如果治疗师在他的治疗之后安排了另一个来访，他也会不愿意离开。评论和解释的重构会被用来解决这些权属的问题。

当大卫进入结束阶段，临近出院的时候，他的一些付诸行动的行为又再次出现了。不过，他用自我支持和自我诠释积极地做出应对。终止治疗的重点是巩固他已经学会的东西，解决有关结束的问题（例如，丧失），并帮助他接受出院后的安置计划（即住处的安排）。他的游戏表现出更多的独立主题和更具适应性的应对策略。大卫还编写了一本关于他在医院的经历和成就的图画书，帮助他回顾他的进展并提供治疗性的收尾。

这个案例说明了游戏治疗对一个愤怒、阻抗的孩子的效果。它展示了游戏是怎样为治疗联盟的形成、心理冲突的识别带来帮助，如何给治疗干预带来机会，并解决冲突。大卫被送到治疗中心住院是因为他的家庭环境不安全。所以在整个治疗过程中，家庭治疗也被用来解决家庭问题。

案例 2

6 岁的苏由妈妈带来接受门诊治疗。妈妈很担心,因为自从 3 个月前父母离婚后,苏变得越来越安静、悲伤和孤僻。当治疗师走近接待室时,他看到苏坐在她妈妈的腿上。他弯下身来跟苏介绍,然后邀请她们俩一起去他的工作室。妈妈抱着紧紧依偎着她的苏来到工作室。在工作室里,苏还是坐在妈妈的腿上。他们谈论了本次治疗的目标以及她们具体关注的一些问题。在孩子能理解的水平上简单重述了保密问题。25 分钟后,治疗师让妈妈离开治疗室,但苏抱着妈妈哭了起来。治疗师用剩余的时间向苏和妈妈展示了工作室里的玩具/活动,并解释了游戏治疗的作用。治疗结束时,治疗师提到有一个大的游戏室,但只有孩子和治疗师可以进入。在去等候厅的路上,治疗师给苏和妈妈展示了那间大游戏室。这是苏第一次表现出一些积极的情绪,她走进了房间,而母亲和治疗师则留在了门口。

在接下来的一次治疗中,苏与母亲还是很难分离。她和妈妈一起在治疗师的工作室里接受治疗。苏依然坐在妈妈的腿上。她沉默寡言,但似乎被治疗师提到的一些玩具吸引住了。妈妈和治疗师玩了一些手偶游戏,讲述了兔子手偶是如何害怕遇到一个陌生人(例如,治疗师),并讨论了关于担心和忧虑的事。治疗结束时,苏在妈妈耳边小声说她想去那个大游戏室。她母亲适时地告诉她这要去问治疗师。苏轻声地询问了治疗师。治疗师回答说,他们会在离开的时候经过那个房间,但今天的时间不允许他们在房间里玩了。另外他又提醒了孩子关于家长不能进大游戏室的规定。在去等候厅的路上,他们经过了大游戏室,苏似乎又被迷住了。

当治疗师在第三次治疗去等候厅迎接苏时,她的妈妈说苏想去大游戏室。苏不情愿地离开妈妈,和治疗师走进了房间。她安静而又焦虑。一进到大游戏室,她就慢慢地在房间里走来走去,小心翼翼地研究着不同的玩具。她把玩具从柜子里或架子上拿下来之前,总要先征求治疗师的同意。苏希望治疗师能在她身边，但她很少说话。她似乎对结构化的活动最感兴趣，比如拼图、书籍和简单的游戏（例如，糖果乐园）。在治疗结束时，治疗师表扬了苏能独自进入大游戏室，并被鼓励她下周再来。

在后一次及接下来的治疗中，随着治疗联盟的巩固，苏和母亲分离时的焦虑减轻了。与此同时，她开始表现出一些退行行为（例如，吮吸拇指和发牢骚）。治疗师会用肯定性陈述（例如，"你担心你的妈妈"）、情境性陈述（例如，"当你离开妈妈的时候会很害怕"）和还原性陈述（例如，"你喜欢让你生活的各个部分井然有序，因为这会让你觉得一切尽在自己的掌控之中"）来给予她自我支持。

当治疗进展到成长阶段时，治疗师会鼓励她进行一些不那么结构化的活动，如绘画、涂色、木偶和沙箱。渐渐地，苏变得自发性更强，也更自由了。她的游戏揭示了家庭冲突、丧失和负面情绪（例如，悲伤、恐惧和焦虑）的主题。苏的木偶剧展现了她在父母离婚后一直以来的冲突和被父亲抛弃的感觉。和离婚有关的问题通过游戏得以解决，比如自责、对父母复合的幻想、羞耻、父亲的缺席以及对失去母亲的恐惧。游戏中的解释被用来增进自我观察，将理解与感受连接起来，并培养对冲突的掌控能力。

经过 15 次治疗后，苏有了明显的进步。家庭和学校报告显示，她的悲伤减少了，自信心更强了，分离焦虑也减少了。当讨论到结束治疗的时候，她的退行行为再次出现了。由于治疗终止而要失去一位男性治疗师，这重新唤起了她对失去父亲的感受和想法。这也再度引发了依赖的问题。最后的 5 次游戏治疗聚焦于终止问题的处理，治疗成果的巩固和适龄性的依赖上。木偶短剧、绘画/涂色、讲故事和演出服都是用来解决这些问题的。游戏主题揭示了孩子对丧失问题的掌控和效能感的增强。

这个案例说明了游戏治疗在一个安静、悲伤和孤僻的孩子身上是如何运用的。它强调需要为这类孩子营造一个舒适、安全、和支持的环境，同时鼓励他们自发且自由地游戏。对养育者的指导也被用来帮助母亲处理苏的分离焦虑和她对离婚的感受/想法。

案例 3

利昂，一个 9 岁的孩子，因为对立违抗行为被学校转介而来。利昂的问题行为让他的妈妈无计可施，这些行为包括撒谎、偷窃和虐待家里的狗。当治疗师走近等候厅时，他注意到了这位母亲，但利昂不在。当被问及利昂的情况时，母亲说他坐在诊所前的长凳上。当治疗师走近利昂时，他说了一连串的脏话。他坚称自己没有发疯，不需要帮助。治疗师对他的感受和想法表示肯定，同时澄清了治疗的目的。治疗师说，大多数孩子一开始都不喜欢参加治疗，但是一旦进入游戏室，他们就不再介意了。接着，治疗师让他选择是加入治疗师和他妈妈的工作还是待在长凳上，并提示他前者可能会是最好的，因为治疗师想要听他的故事。他同意并走进了游戏室，但他坐得离妈妈很远。治疗师复述了妈妈是怎么和利昂介绍治疗的。利昂生气地打断了他，说妈妈告诉他是要来打保龄球的。诊所后面有一个保龄球场。一到停车场，她却告诉他必须去诊所见一个人，他们为此在车里发生了口角。利昂的感受再次得到肯定。治疗师再次和利昂澄清了治疗的目标和性质。然而，利昂把他的手指塞在他的耳朵里，表示他不想听别人在说什么。治疗师使用了一种悖论技术，告诉孩子最好不要听他们在讨论什么，因为这是秘密。这时，孩子立即把他的手指从他的耳朵上拿开了。接着，他们谈论了转介的原因，并解释了保密的问题。此外，他们也谈及了游戏室的基本规则。20 分钟后，咨询师让妈妈回到了等候厅。利昂的态度依然很专横，他要求到沙箱里玩，然后把沙子撒在地板上。他来到玩水区，用水枪向治疗师喷水。治疗师暂停了游戏来重申规则和对他的期待。治疗师决定用一种结构化的方式来介绍游戏室里不同的玩具和活动，而不是让他完全自由地去探索。

利昂和他的母亲很快就来参加了第二次治疗。然而，接待员打电话给治疗师抱怨说利昂在等候大厅里咒骂他的母亲。治疗师把利昂带到他的工作室，询问在等候厅里发生了什么。利昂对他的母亲表达了愤怒，因为她不允许他从糖果机里买东西。治疗师表达了对利昂在等候室行为的合理期待，以及控制愤怒情绪的方法。然后，利昂被带到游戏室。他的游戏带有一种驱力和冲动的特质。他玩得最多的是带有攻击性的玩具，如枪、刀和士兵。他的游戏也是一目了然且不稳定的。他对大部分的干预措施不予回应。他游戏主题涉及攻击、孤独、权力和控制。他认为这个世界是混乱无序的，并认为攻击是控制周围环境的一种方式。很明显，利昂是个非常麻烦的孩子，他自制力差，也不尊重权威。

治疗联盟逐渐建立了起来。示范被用来展示恰当的人际互动和设限。游戏活动的选择给利昂带来了控制感，并提供了更高的结构化。治疗师使用了餍足和悖论干预手段，比如要求利昂对治疗师提出的所有建议都说不。

在成长阶段，治疗师对他与攻击者的认同和对控制的需要进行了解释。讨论了获得控制的其他方法，以及控制愤怒的技巧。利昂的游戏逐渐变得更专注、更有序，也不那么暴力了。他对自己的动力有了一些内省，比如对母亲养育不周的愤怒，家庭中限制的缺乏，以及由于学习障碍而导致的自卑。

为了解决他的情绪和学习问题，利昂接受了特殊教育。他被安排在一个提供教育和治疗服务的日间治疗项目中。因此，他要被转诊到日间治疗中心的治疗师那里。治疗师计划用四次的治疗为他的转诊做准备，但是他有两次没来。他的游戏显示出了抛弃和拒绝的主题。治疗师对此进行了重构和解释，并给予他很多支持。

这个案例向我们展示了一个桀骜不驯、有阻抗的孩子，他需要在治疗环境中有高度的结构化和管理。游戏能够有效地识别和处理利昂的许多动力。父母指导也被用来增加母亲的管理技能。如上所述，还有为他提供的日间治疗服务。

结　论

阻抗被定义为对建立和维持治疗联盟以及儿童治疗进程有阻碍或

有干扰的所有行为、想法或感觉。它会在治疗的各个阶段出现，并可能在类型、频度和强度上有所不同。阻抗揭示了孩子如何处理冲突和痛苦的重要信息。因此，分析其潜在的因素至关重要。

游戏对于分析和处理阻抗以及建立治疗联盟是非常有效的。游戏让治疗师以一种自然的、不具威胁性的方式评估行为的内在和人际方面。它也让孩子可以象征性地表达他们内心的感受和想法。治疗师通过对每个孩子动力的理解，更好地选择适当的干预技术来解决阻抗。

在针对阻抗儿童的具体干预技术方面，让他们参与到治疗中是第一步。治疗师的人格，关系的建立，玩具的选择，和初次的接触等重要因素都有助于此。接下来，治疗师必须确定所需要的结构化类型和程度。结构化的程度取决于环境，玩具的种类，治疗师的角色，和精神病理学的类型(例如，内化与外化)。付诸行动、冲动的孩子需要更强的结构性；而孤僻、害羞和悲伤的孩子则需要鼓励他们更加自由和自发地玩。设界限是另一项重要的干预技术，尤其是对那些冲动控制能力差的孩子。必须要维持一个安全、保护性的环境。

书中呈现了参与技术的使用，如肯定陈述、餍足、悖论情境、和镜像。特别是在治疗的初始阶段，这些技术对阻抗儿童的作用。本章还讨论了不同类型和层次的解释。它们的作用取决于是否能建立牢固的治疗关系以及孩子是否愿意倾听和接受他们。一般来说，解释应该留到治疗的后期阶段。

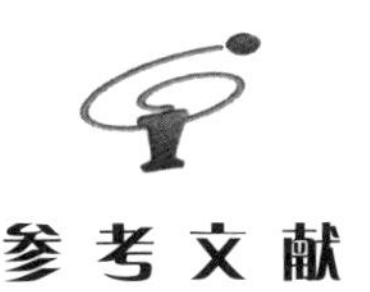

参考文献

Amster, F. (1982). Differential uses of play in treatment of young children. In *Play Therapy: Dynamics of the Process of Counseling with Chidren*, ed. G. Landreth, pp. 33 - 42. Springfield, IL: Charles C Thomas.

Bow, J. N. (1988). Treating resistant children. *Child and Adolescent Social Work* 5: 3 - 15.

———(1993). Overcoming resistance. In *The Therapeutic Powers of Play*, ed.

C. E. Schaefer, pp. 17 - 40. Northvale, NJ: Jason Aronson.

Carek, D. (1972). *Principles of Child Psychotherapy*. Springfield, IL: Charles C Thomas.

Dodds, J. B. (1987). *A Child Psychotherapy Primer*. New York: Human Sciences.

Gabel, S., Oster, G., and Pfeffer, C. R. (1988). *Difficult Moments in Child Psychotherapy*. New York: Plenum.

Gardner, R. A. (1975). *Psychotherapeutic Approaches to the Resistant Child*. New York: Jason Aronson.

——(1979). Helping children cooperate in therapy. In *Basic Handbook of Child Psychiatry*, vol. 2, ed. J. D. Noshpitz, pp. 414 - 433. New York: Basic Books.

Ginott, H. G. (1982a). A rationale for selecting toys in play therapy. In *Play Therapy: Dynamic of the Process of Counseling with Children*, ed. G. L. Landreth, pp. 145 - 159. Springfield, IL: Charles C Thomas.

—— (1982b). Therapeutic intervention in child treatment. In *Play Therapy: Dynamics of the Process of Counseling with Children*, ed. G. L. Landreth, pp.160 - 172. Springfield, IL: Charles C Thomas.

Harter, S. (1983). Cognitive-developmental considerations in the conduct of play therapy. In *Handbook of Play Therapy*, ed. C. E. Schaefer, and K. J. O'Connor, pp. 95 - 127. New York: Wiley.

Kissel, S. (1990). *Play Therapy: A Strategic Approach*. Springfield, IL: Charles C Thomas.

Landreth, G. L. (1993). Self-expressive communication. In *The Therapeutic Powers of Play*, ed. C. E. Schaefer, pp. 41 - 63. Northvale, NJ: Jason Aronson.

Lewis, M. (1974). Interpretations in child analysis: developmental consider-ations. *Journal of the American Academy of Child Psychiatry* 13: 32 - 53.

Mann, E., and McDermott, J. F. (1983). Play therapy for victims of child abuse and neglect. In *Handbook of Play Therapy*, ed. C. E. Schaefer, and K. J. O'Connor, pp. 283 - 307. New York: Wiley.

Markowitz, J. A. (1959). The nature of the child's initial resistance to psychotherapy. *Social Work* 4: 46 - 51.

Marshall, R. J. (1982). *Resistant Interactions: Child, Family, and Psychotherapist*. New York: Human Science.

Mordock, J. B. (1994). *Counseling the Defiant Child: A Basic Guide to Helping Troubled and Aggressive Youth*. New York: Crossroads.

Moustakas, C. E. (1982). Emotional adjustment and the play therapy process. In *Play Therapy: Dynamics of the Process of Counseling with Children*, ed. G. L. Landreth, pp. 217 - 230. Springfield, IL: Charles C Thomas.

Nemiroff, M. A., and Annunziata, J. (1990). *A Child's First Book About Play Therapy*. Washington, DC: American Psychological Association.

O'Connor, K. J. (1991). *The Play Therapy Primer: An Integration of Theories and Techniques*. New York: Wiley.

Partin, M. B. (1932). Social participation among preschool children. *Journal of Abnormal and Social Psychology* 27: 243 - 269.

Salameh, W. A. (1986). The effective use of humor in psychotherapy. In *Innovations in Clinical Practice: A Source Book*, vol. 5, ed. P. A. Keller, and L. G. Ritt, pp. 157 - 175. Sarasota, FL: Professional Resource.

Schaefer, C. E., ed. (1979). *The Therapeutic Use of Child's Play*. New York: Jason Aronson.

———(1993). What is play and why is it therapeutic? In *The Therapeutic Powers of Play*, pp. 1 - 15. Northvale, NJ: Jason Aronson.

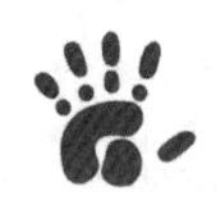

第十三章

组建一个家庭：针对被领养儿童及其父母的游戏治疗

特里·科特曼
(Terry Kottman)

背　景

“领养在我们的社会中是很常见的，许多研究人员和从业者对领养很感兴趣，这是因为它对儿童和家庭发展进程有着潜在的积极和消极的影响”(Berry, 1992, p.525)。在美国，每年有1%～2%的家庭会领养一个与家庭成员没有血缘关系的孩子(Bachrach et al., 1990; Berry, 1992; LeVine and Sallee 1990; Smith and Brodzinsky, 1994)。其中，较大儿童(3岁及以上)的领养约占14%，婴儿领养约占76%(Bachrach et al., 1990)。

群体描述

大多数被领养的儿童看起来都适应得很好，他们的家庭似乎是和谐且心理健康的(Brodzinsky, 1987; Groze, 1992; Kadushin, 1980; Smith and Brodzinsky, 1994)。在专业人员的研究中，有84%的领养被贴上了“成功”的标签(Kadushin, 1980)。尽管大多数儿童及其家庭“没有心理问题”(Wierzbicki, 1993, p.452)，但事实上却有相当一部分的被领养儿童及其家庭在心理、行为、人际关系和教育方面有很大的困难。在精神卫生机构的门诊(5%的转诊)、精神病院住院部和住院治疗中心(10%～15%的转诊)(LeVine and Sallee 1990; Smith and Brodzinsky, 1994),以及特殊教育课程(Brodzinsky and Steiger, 1991)中,这一人群的占比是偏高的。

对领养儿童的研究显示,他们中有外化行为问题、人格问题、品行问题(包括多动、对立、攻击性、撒谎、偷窃、逃跑等不良行为)的比例非常高(Austad and Simmons, 1978; Brodzinsky et al., 1993; Brodzinsky et al., 1987; Cohen et al., 1993; Fullerton et al., 1986; Grotevant et al., 1988; Kotsopoulos et al., 1988; Lindholm and Touliatos, 1980; Wierzbicki, 1993)。布罗津斯基等人(Brodzinsky et al., 1987)发现,被领养的女孩比非领养的女孩在临床意义上的抑郁症发病率更高,被领养的男孩出现孤僻行为的比例比非领养的男孩更高。与非领养儿童相比,领养儿童似乎有更多与学校有关的问题,其学习成绩和社交能力也更低(Brodzinsky, Schechter et al., 1984).

被领养者和非领养者之间的差异是否与被领养时的年龄有关,这一问题在文献中是存在分歧的。一些研究人员坚定地认为,被领养儿童年龄越大,越有可能出现问题(Berry, 1992; Valdez and McNamar, 1994)。然而,维尔兹比基(Wierzbicki, 1993)在一项对66个已发表的比较被领养儿童和非领养儿童心理调适能力研究的荟萃分析中总结,这两组之间的差异与被领养时的年龄无关,尽管"临床经验表明,早期被领养可能是最成功的,而较晚被领养的孩子特别容易出现心理问题"(p.452)。相比被领养时的年龄来说,较晚被领养的儿童所遇到的困难可能与他们被领养前的经历之间的相关度更高。研究发现,领养前的安置次数会影响到领养的中断(Barth et al., 1988; Valdez and McNamara, 1994)。弗胡斯特和同事们(Verhulst et al., 1992)发现,虐待、早期忽视、照料者和生活环境的变更次数会增加儿童日后适应不良的可能性。由于年龄较大的待领养儿童经历过这些创伤的可能性更高,因此一个合乎逻辑的结论是,他们比婴儿时期即被领养者更有可能遇到困难。

尽管研究有力地支持这样一种观点,即无论被领养者接受领养时的年龄多大,他们都会经历更多的情绪、行为和教育上的困难,但很少有研究明确地解释这些问题如何以及为什么会发生(Wierzbicki, 1993)。大多数病因学的解释是理论的和临床的,而不是经验性的。该领域为数不多的实证研究之一是由格罗兹(Groze, 1992)进行的。他的研究结果表明,被领养的儿童,尤其是那些受到亲生父母、寄养父母或其他照料者虐待的,可能难以与养父母或其他成年人形成依恋关系。这似乎是由于"对父母或父母形象是否可及,是否能回应且帮助他们满足需求,或者能否在他们遇到害怕的事情时提供安慰是缺乏信心的"(p.175)。

对这些问题的另一些病因学解释有:(1)环境风险因素,如领养安置前不良的照料及寄居机构;(2)遗传风险因素,如生父母有心理障碍和学习方面的缺陷(Wierzbicki, 1905)。还有其他理论在病因学上讨论了被领养者异常严重的问题与其负面的人际经历的相关性,包括被拒绝、丧失、分离和"差异"的感觉(Wierzbicki, 1993)。布罗津斯基(Brodzinsky, 1987, 1990)认为,被领养者的适应与领养家庭如何应对领养过程中的压力有直接的相关性。

影响领养家庭的关键问题

为了帮助这些儿童,无论他们是否表现出行为或心理上的困难,我们必须了解对所有被领养儿童及其领养家庭有影响的重要问题。有学者(Reitz and Watson, 1992)列出了影响被领养儿童及其家庭的7个关键问题:(1)权利;(2)权属声称;(3)不匹配的期待;(4)家庭系统的转变;(5)分离、丧失和哀伤;(6)联结与依恋;(7)身份形成。本章的作者在她的临床经验中指出,权力和控制也是这一人群常有的问题。与这一群体工作的游戏治疗师必须评估这些问题对被领养儿童和领养家庭的每个成员(特别是父母)的影响,以便设计出一种能满足孩子和家庭需要的干预措施。

权利

"权利是指养父母意识到的他们作为父母,对孩子既有法律上的权利，又有情感上的权利。”(Reitz and Watson, 1992, p.125)虽然法律体系赋予他们拥有孩子的合法权利，但是父母在情感意识上的权利发展却是更为复杂的。当父母开始更适应自己作为父亲或母亲的角色时，他们在情感上的权利感也会随之增加。

权利意识弱化会破坏父母和孩子之间爱和支持关系的发展。如果父母不好好把握与子女建立情感依恋关系的权利，就可能扼杀了权属声称和依恋的产生。由此而产生的亲子关系不稳定会削弱孩子的自我价值感和认同的形成，从而导致行为上、情感上和教育上的困难。有强烈权利意识的养父母能与孩子建立清晰而有力的沟通，这样的领养安排对每个家庭成员来说都是“正确的”。养父母必须努力培养这种信念，相信他们是有权抚养他们的孩子的，这能为他们解决领养过程中会遇到的其他问题扫清道路。

权属声称

权属声称是“领养家庭和被领养儿童感觉到他们相互属于彼此的过程”(Reitz and Watson, 1992, pp.126 - 127)。当养父母发现孩子的行为或外表与他们自己或其他家庭成员有相似之处时，这个进程就开始了。对一个孩子进行权属声称的其他方式还包括给一个没有名字的婴儿冠姓，或是把姓作为孩子的昵称或中间名。拍摄很多孩子与新的小家庭和大家庭成员在一起的照片也很重要。

对大一点的孩子来说，权属声称的过程必须既包括孩子对家庭的权属声称，又包括家庭对孩子的权属声称，这是一种相互的需要。一些专家(Melina, 1986; Reitz and Watson, 1992)认为生活书(一种剪贴簿，孩子可以在上面记录他们生活故事，包括事件、反应、感受和计划)是帮助年龄较大的被领养儿童对新家庭进行权属声称的宝贵资源。

相互做权属的声称对被领养儿童来说是一个重要的过程，这让他们就能感觉到自己是领养家庭的一分子。没有经历过充分相互权属声称的孩子可能会觉得自己是被忽视的(Partridge, 1991)，因为他们没有像非领养儿童一样，接收到父母对他们的存在做出的反应。他们也缺乏“一种镜像，这种镜像来自能持续看到和理解其他人与自己有相似的特征，如肤色、脚趾，等等”(p.204)。

父母必须注意避免在权属声称过程中过度补偿，以及忽视或否认他们的家庭和其他有亲缘关系的家庭之间的差异(Howe, 1992)。养父母处理父母角色和对领养子女的权属声称有三种方式:“拒绝差异”“坚持差异”和“承认差异”(Brodzinsky, 1987; Kirk, 1981)。

在拒绝差异的对策中，父母会否认他们的家庭以及他们作为父母的处境与亲生父母的不同。这种方式可能会伤害儿童，因为它不允许他们探索自己的生命起源，也不能让他们由于与养父母不同而感到安全。

拒绝差异也会阻碍一种充满接纳和信任的家庭氛围的发展(Brodzinsky, 1987)。由此产生的家庭氛围可能会抑制领养家庭对他们面临的许多问题进行开诚布公的交流和探索。否认领养家庭和原生家庭之间的差异，会让孩子觉得差异是不被接受的，这会“加剧与家庭隔绝和脱离的感觉。它也可能会助长他们对关于亲生父母和出身的想法与幻想所存有的负疚感”(p.41)。

对差异的坚持也会给权属声称过程造成困难。

> 这些家庭的父母不仅承认差异，而且他们会强调差异，让这些差异成为家庭的一个主要焦点(即便不是唯一的)。此外，这种差异常常被视为家庭疏离与不和谐的原因。父母可能很难把他们领养的孩子视为家庭不可分割的一部分……孩子们有时也会采取这种应对方式。他们可能会觉得自己与父母和兄弟姐妹非常不同，以至于他们觉得自己在家庭中完全格格不入;他们可能无法在养父母身上找到任何可以认同的东西;他们可能会在心理上感觉到自己在家庭中是被排斥和被抛弃的。(p.42)

父母采用第三种应对方式，承认差异，可以传达出他们把孩子视为自己和家庭的一部分，并且也尊重孩子的独特性。对家庭来说，应对这一问题最好的方法似乎就是结合使用前面所说的这些策略，来促进权属声称的进程，并对这一事实保持开诚布公，即他们的家庭并非是以一种“寻常”的方式组建起来的。

不匹配的期待

当一个家庭领养一个孩子时，这个家庭的所有成员都会对孩子如何融入这个家庭抱有幻想。大一点的孩子也会对领养产生想象。很多时候，双方的预期和家庭生活的现实并不相符（Reitz and Watson，1992）。通常，双方对领养能否顺利都会持保留态度。不匹配的期待和未经探索的疑惑都可能在领养开始之前就阻碍了这一进程。

在孩子搬到家里之前双方就应该去讨论他们的想象和担心，这是很重要的，这样才能避免不匹配的期待和没有说出来的疑惑会长期破坏家庭成员之间的交流。父母应该收集到所有关于孩子的成长史及其在被领养之前的经历的信息，来帮助他们形成合理和现实的期待。

家庭系统的转变

任何时候，一个家庭中新成员的加入都会带来家庭系统的转变。家庭结构发生了变化——家庭成员之间的平衡和领养前明确界定的角色将因新成员的加入而受到影响。“领养家庭更容易受到这些改变的影响，因为被领养的孩子和家庭之间的关系是更加不确定的”（Reitz and Watson，1992，p.130）。

较为年长的被领养儿童会把他在被安置前的角色带到新的家庭中。如果新的家庭系统中的其他成员已经扮演了这个角色，那就会造成困难。另外，孩子过去所扮演的角色在新的家庭系统中可能是不协调的，或者它可能是“孩子在之前的那个功能失调的家庭中习得的作为保护或控制的角色——这在功能完善的家庭系统中是不适宜的”（Reitz and Watson，1992，p.130）。这个家庭必须要重新协商家庭中的权力结构和角色。

在许多情况下，孩子的行为会加剧家庭系统的破裂。孩子认为自己是不讨人喜欢的，可能会试图阻碍领养安置，来回避当领养不顺利时那种“不可避免的”被拒绝的痛苦（Helwig and Ruthven，1990）。孩子也可能会因为他正陷于两难的忠诚选择而阻碍领养安置——因为要归属于新的家庭,他们必须放弃旧的家庭。

为了应对被领养儿童可能对家庭系统产生的影响,父母必须在孩子被安置之前去探索家庭是如何运作的——权力、角色、对适宜行为的定义。在领养安置之前绘制一张家庭结构图,可以让父母(们)对新成员加入后的影响形成清晰的了解。家庭成员可以对家庭的变化进行清晰的讨论,协商关于角色和权力分配的新安排。父母必须留意新成员可能对家庭造成的破坏,在建立结构和限制的同时传达他们的爱和接纳。他们还应该明确界定他们对适宜和不适宜行为的看法,并制订一个计划,教会被领养儿童如何融入他们的家庭。

分离、丧失和哀伤

养父母和被领养儿童都有与哀伤和丧失相关的问题。如果养父母没有生育能力,他们必须就必须面对自己无法生育一个亲生孩子的失落感。

> 首先是不孕不育本身带来的丧失。造成这种丧失感最重要的因素是,你意识到自己是多么渴望与亲生的孩子建立一种爱的连接。其次,对很多人来说,决定领养就意味着放弃了拥有一个亲生孩子的所有希望。(Van Gulden and Bartels-Rabb, 1993, p.35)

在走上领养之路之前,养父母可能也失去了(1)他们自己拥有健康生殖系统的形象;(2)他们实现自己人生目标方面的效能感;(3)在他们的原生家庭或同龄人中的地位;以及(4)他们对自己的生活和命运的掌控感(Reitz and Watson, 1992)。为了能够与被领养的孩子和他们的生活建立良好的关系,不能生育的养父母必须认识到并处理他们对不孕不育的感受。

被领养儿童也必须处理丧失和哀伤的感觉(Reitz and Watson, 1992)。孩子失去了他的亲生父母、自我认同和与原生家庭的基因联系(Van Gulden and Bartels-Rabb, 1993)。年长些的被领养儿童可能失去过寄养家庭或兄弟姐妹,这将增加他们的分离感和丧失感。对分离感和丧失感的哀伤反应可能在分离的时刻以及之后这些丧失被提及的时候出现。悲伤的另一个来源是感觉和其他孩子“不同”，孩子可能会将其解读为“不如其他孩子好”。

婴儿期被领养的孩子可能会延迟哀伤反应，这种影响可能会直到他们上小学才出现，因为直到6岁他们才会真正理解对于组建家庭来说，亲生和作为替代方式的领养之间的区别(Brodzinsky, Singer, and Braff, 1984)。到8岁时，这些孩子开始意识到自己被领养的原因，他们并不是亲生的。在8—11岁，这些孩子开始理解他们作为家庭中领养成员的独特地位，他们可能开始体验到一种消极的差异感。在他们成长的这个阶段，他们可能会体会到一种丧失感。

虽然养父母意识到他们的孩子可能会感到哀伤和丧失很重要，但并不是所有被领养的孩子都会有侵入性的悲伤情绪。父母必须谨慎，不要反应过度，或是制造更多不必要的丧失问题。对于受到哀伤问题影响的孩子，养父母需要帮助他们表达自己的丧亲之痛，帮助他们度过哀伤阶段，而不是把孩子的悲伤和愤怒放在心里。

联结与依恋

联结是生母和孩子之间生理连接的一种功能，养父母是无法和他们的孩子体验到这种连接的(Watson, 1989—1990)。但是，他们却能够并且确实可以体验到依恋，这是人与人之间建立联系并且对彼此形成重要性的心理过程(Reitz and Watson, 1992)。依恋通常发生在生命的前三年，通过父母和婴儿之间一系列的养育互动而形成。在大多数婴儿的领养中，这一心理过程会成功地建立起来。

然而，对于许多年龄较大的被领养儿童来说，他们可能经历过父母的虐待或忽视，这常常导致他们难以建立和维持依恋关系(Barth and Berry, 1988)。这些孩子必须从他们的养父母开始学会依恋他人。“这意味着要让这些曾经缺失养育的大龄儿童学会如何依恋他人，即为他们提供始终如一的养育，让他们在象征层面与早年体验联结，但又不会让他们婴儿化。”(Reitz and Watson, 1992, p.133)。

身份形成

所有被领养的孩子都在努力形成自己的身份。

> 对于被领养的孩子来说，身份的形成更为困难，因为他们可能没有关于自己的基因和出生家庭家族史的完整或准确的信息；因为他们可能感觉不到自己是领养家庭的正式成员；因为当他们建立自己的“边界”时，他们必须要面对对自我价值的终极攻击——他们是被自己的原生家庭“抛弃”的。(Reitz and Watson, 1992, p.134)

很多儿童可能会执着于他们为什么被领养的消极解释，或是在被领养之前的消极经历(Van Gulden and Bartels-Rabb, 1993)。

许多被领养者觉得他们有两种不同的身份——一种是作为原生家庭的一部分；另一种是作为被领养家庭的一部分，这使得身份形成的斗争变得复杂起来(Partridge, 1991)。这种身份的分化可能会引发被领养儿童的忠诚问题——如果他们学会依恋领养家庭的成员，他们是否必须放弃自己与原生家庭的联系和归属？

父母可以帮助领养儿童平衡积极的自尊和来自自己与他人的消极信息，以此来培养他们积极的自我认同。以下策略或许可以有助于实现这种平衡：(1) 接纳孩子的感受，即使这些感受似乎与父母的解释不一致；(2) 教会孩子如何“过滤”来自他人的负面信息；(3) 让孩子学会接受积极的信息输入，即使他们并不真的相信；(4) 教孩子以合适的方式表达情感，特别是愤怒；(5) 给予孩子诚实和充分的鼓励；(6) 接纳孩子的目标和能力，即使这些目标与父母的目标和能力不一致；(7) 培养孩子对他们自己的性格、遗传和文化历史进行解释的意识，即使这些解释与父母的解释不一致；(8) 帮助孩子面对过去的事情和创伤；(9) 让孩子懂得欣赏自己的价值，现实地评估自己的弱点，制订发展策略的计划，利用自己的资源来弥补弱点。(Van Gulden and Bartels-Rabb, 1993)

权力和控制

许多被领养的儿童，尤其是那些大龄儿童，会在对局势和他人控制的需求中挣扎。如果无法控制自己和周围环境，他们就会感到害怕或无力。这些孩子会为了获得这种权力而发脾气，做出无礼和不恰当的行为，拒绝服从要求或命令，表现出被动攻击行为，或者使用任何其他从别人那里“窃取”权力的策略（Kottman，1995）。由于过度的控制欲而不断卷入权力斗争的儿童似乎可以分为3种不同的类型：（1）拥有权力过多的孩子；（2）拥有权力太少的孩子；以及（3）来自混乱和失控背景的孩子（Kottman，1995）。

一些年长的被领养儿童在原先的家庭中拥有过多的权力。通常，由于他们出生家庭的境况，这些孩子们实际上就是父母，这会让他们觉得自己应该永远管好每一件事。一些年长的被领养儿童在原先的家庭中拥有的权力太少。他们没有与年龄相符的责任或控制权。许多年长的领养儿童来自混乱的环境，他们可能经历过虐待、忽视、父母一方或双方的死亡，或其他他们认为不安全和失控的情况。长期处在儿童福利体系中，在不同的安置地之间转移的孩子，往往属于这一类。

从一个家庭搬到另一个家庭的大龄儿童可能有着非常复杂的经历，因为不同家庭处理权力的方式各不相同。孩子可能会在一个家庭中因为它的无序而感到无力和失控，换到另一个家庭时因为他的父母都很专横而拥有的权力太少，当他再换一个家庭时又因为他的父母很同情他、纵容他而使他拥有太多的权力。这种背景的切换会把孩子完全弄糊涂；与此同时，也强化了这样一种观念：唯一能让他感到安全和快乐的方式就是控制自己和他人。

父母能够始终如一地为不恰当的行为设定合理的后果，并且对孩子自我照顾和自我责任有合理的期待，可以帮助到那些有权力和控制问题的孩子。通过建立一个民主的家庭氛围，让孩子对家里发生的事情有发言权，同时也有结构化、次序和前后一致的规则，父母可以让那些试图“窃取”权力的孩子懂得，与他人分享控制权是更安全的（Bettner and Lew，1989；Kottman，1995）。同样重要的是，对于这些孩子的养父母来说，不要把权力斗争个人化，应学会适当地设限，并优雅地退出权力斗争。

传统的治疗策略

大多数针对领养儿童的传统治疗策略包括家庭治疗、儿童或父母的团体治疗和对孩子的个体咨询(Helwig and Ruthven, 1990)。在家庭治疗中的干预策略包括结构式家庭治疗(Minuchin, 1974),家庭雕塑(Euster et al., 1982; Satir, 1972),角色扮演和心理剧(Euster et al., 1982),短焦解决技术(Schaffer and Lindstrom, 1990),讲述和重述领养故事(Hartman and Laird, 1990),成长仪式(Melina, 1990),和表达性艺术治疗(Harvey, 1991)。

团体治疗,特别是针对青少年的团体治疗,已经被证明对被领养者及其父母是有效的(Helwig and Ruthven, 1990)。团体治疗能帮助被领养的孩子和他们的父母意识到,并不是只有他们有这样的感受和处境。团体的支持和鼓励可以帮助来访者建立自信,增强自我价值感,学会沟通和解决问题的技巧。

检索被领养儿童的个体咨询相关的文献,几乎没有发现对这一人群干预措施的描述。传统上应用于这一人群的一些技术有策略性干预、再定义和悖论的使用(Helwig and Ruthven, 1990; Katz, 1980);认知策略(LeVine and Sallee, 1990);行为干预(LeVine and Sallee, 1990; Melina, 1986);讲故事与艺术技巧(Jarratt, 1994; LeVine and Sallee 1990);和个人“生活书”(Backhaus, 1984)。几位作者(Jernberg, 1979; Remkus, 1991)描述了对被领养或寄养儿童使用的游戏治疗技术,范弗里特(Van Fleet, 1994)概述了一种对被领养儿童及其父母使用的亲子治疗的方法。

笔者认为,家庭游戏治疗是一种为被领养儿童及其家庭问题度身定制的疗法,它结合了游戏治疗和家庭治疗,尤其是对于年龄较大的被领养儿童来说,它可能是最合适这一人群的干预策略。通过这两种干预策略中重要元素的结合,游戏治疗师可以为被领养儿童、养父母和其他家庭成员提供鼓励和支持，帮助他们解决问题。

游戏治疗的基本原理

谢弗(Schaefer，1993)描述了游戏的14个治疗因素，以及儿童可以从中获得的益处。这些疗愈力是：(1)克服阻抗；(2)沟通；(3)自我效能感；(4)创造性思维；(5)情感宣泄；(6)发泄；(7)角色扮演；(8)幻想/形象化；(9)隐喻教学；(10)依恋形成；(11)关系促进；(12)积极情绪；(13)克服发展性恐惧；(14)规则游戏。游戏治疗师可以使用所有这些治疗因素来和被领养儿童及其家庭工作，帮助这些孩子、他们的父母和其他家庭成员处理与被领养有关的问题。对于这个群体来说，尤其是那些被刚过婴儿期就被领养的儿童和他们的养父母，最有帮助的疗愈力可能是克服阻抗、发泄、依恋形成、关系促进和积极情绪。

克服阻抗

因为许多被领养的孩子，特别是那些被领养时年龄较大的孩子，很难与人建立关系，克服阻抗的疗愈力对于在游戏治疗师和孩子之间建立关系非常有帮助。游戏治疗师用游戏与这些孩子建立治疗同盟，获得他们的信任，这是建立治疗联结的第一步。在家庭游戏治疗中，治疗师可以教会养父母和他们的孩子一起游戏。他们也可以通过游戏来建立一种关系，克服孩子的恐惧和不信任。父母可以通过与孩子开发一个特殊的游戏项目，来延展权属声称的进程和父母与孩子之间的依恋。

沟通

沟通是游戏治疗师向孩子传达共情、真诚和温暖的关键组成部分。这些治疗元素促进了儿童和游戏治疗师之间关系的发展，无论游戏治疗师是哪种理论取向，这都是游戏治疗过程的一个重要组成部分。沟通也是父母持续努力与被领养的儿童建立关系的必要条件，它可以预防那些阻碍被领养儿童在融入新家庭时发生的问题。在家庭游戏治疗中，所有的参与者都使用孩子天然的语言——游戏来交流。这种对孩子交流方式的尊重也传达了对孩子极大的尊重。

通过教会父母使用“授权语言”(Reitz and Watson, 1992, p.125)例如“我们的儿子”，游戏治疗师可以帮助养父母开始感受到他们作为父母在情感上的权利。告诉孩子在他来到这个家之前他的生活故事，在这个孩子与他们生活在一起之前，这个家庭的生活故事，以及父母如何决定领养孩子和领养的过程，通过这些可以构建一段共同的历史，这将使权属声称的发生变得更为顺利。

在帮助被领养儿童及其家庭探索他们的期待时，沟通是关键所在，它可以帮助他们弄清楚哪些幻想可以实现，哪些是不切实际的。在考虑家庭系统的转变和应对这些变化的计划，表达哀伤和丧失，发展父母和孩子之间的依恋关系，以及形成身份认同方面，它也会有所帮助。

自我效能感

不良的自我意识在被领养儿童身上很明显，他们会表现为消极的行为模式(Groze, 1992)。这些孩子可以从游戏过程中培养自我效能感。通过掌握游戏室内的任务，孩子们可以为自己和自己的成就感到自豪。由于家长参与了游戏治疗和家长咨询，游戏治疗师可以教家长如何通过鼓励来让孩子在家庭互动和活动中建立自我效能感(Kottman, 1995)。这种自我效能感的泛化可以很好地帮助被领养儿童，尤其是在身份形成方面。由此带来的自我价值感的提升可能会抵消他们对自己的负面看法以及他人对他们的负面评价。自我效能感还能让孩子在领养家庭中树立起积极角色的信心，并鼓励他们至少在生活的一个领域有掌控感。父母和孩子之间成功的爱和有趣的互动也可以为父母对自己与孩子的沟通能力建立起信心。

创造性思维

孩子们在游戏室中不断运用创造性思维，从而产生解决问题的创新方案，增强他们解决自己问题的信心。游戏治疗师在对领养儿童的游戏治疗过程中融入这种疗愈力，可以帮助儿童和他们的父母制定应对策略，以处理不匹配的期待、家庭系统的转变、哀伤和丧失。当他们对自己形成一种信念，包括对自己可以有创造性地思考问题的能力有信心时，他们的身份认同会朝着积极、主动的方向发展。游戏治疗师通过在家长咨询时教导家长去鼓励孩子的创造性思维和解决问题的技能，在与不同家庭成员的游戏中，示范这些策略，并为父母提供一个安全的游戏来练习，可以增加这种治疗因素带来有益结果的可能性。

情感宣泄

情感宣泄的过程包括强烈情感的表达，从而带来情绪的释放。在游戏治疗中，儿童经常利用游戏场所的自由以及与游戏治疗师的治疗关系的接纳性来释放强烈的负面（偶尔也会是积极的）情绪。被领养的儿童，特别是那些较晚被领养的儿童，对他们的领养以及被安置之前发生在他们身上的事情有许多强烈的感受。他们需要一个地方来表达他们对领养的恐惧，对不匹配期待的愤怒，他们对亲生父母和同胞的丧失感和哀伤，以及他们在权属声称和依恋过程中产生的喜悦。对于他们来说，游戏室是一个安全的地方，可以让他们这么做，也可以让支持他们的治疗师、爱他们的父母和兄弟姐妹都能听到他们的倾诉。养父母可能也需要一种关系，在这种关系中，他们可以自在地表达和释放他们的恐惧、哀伤和欢欣。家长咨询可以为他们提供一个发泄强烈负面情绪的出口，而不会损伤他们与孩子之间日益增长的关系。

发泄

由于许多大龄的被领养儿童都经历过创伤，所以发泄的疗愈力是必不可少的，这可以帮助他们去应对自己的过去。这些孩子可以利用游戏来帮助他们处理创伤或痛苦的经历。通过演绎出过去的关系，被领养儿童可能会释放一些与这些互动和事件相关的负面情绪和认知。这能让他们进入哀伤的阶段，并促进他们对新家庭成员的依恋发展和积极的身份认同。通过见证或参与孩子是如何处理创伤事件给他们带来的感受,养父母可以更深刻地理解这些创伤事件给孩子带来的影响。

角色扮演

年长的被领养儿童可能会缺乏社交技能和互动经验,无法理解如何融入他们的新家庭。角色扮演可以为他们提一种学习和练习新技能的工具,特别是那些与在家庭系统中获得新平衡有关的技能。由于家庭的各个成员都会参与到家庭游戏治疗中,所以不同的个体都可以相互参与角色扮演——有时扮演自己,有时候扮演其他家庭成员。他们可以在这种治疗因素的帮助下,以适宜的方式想出共享权力的新方法。

幻想/形象化

一个足智多谋的游戏治疗师会使用积极主动的幻想/形象化来帮助被领养儿童和他们的家庭处理无法匹配的期待以及哀伤和丧失的问题。游戏治疗师在家庭游戏治疗中让参与者对他们理想生活的期待畅所欲言,这可以帮助参与者为失去不切实际或未实现的幻想而哀悼,并用可实现的幻想去替代它们。让家庭成员听到彼此的幻想可以有助于在家庭成员之间创造一种共情和温暖的感觉,从而培养依恋。

隐喻教学

为了帮助被领养儿童和他们的父母了解他们自己与他人互动的方式,游戏治疗师通常会使用隐喻教学(Kottman, 1995)。对一些家庭来说,直接面对消极的模式,并试图教导家庭成员用积极的行为和态度来取而代之的尝试,只会引起一种防御反应。游戏治疗师通过隐喻的方式,使用讲故事和艺术的技巧,可以帮助来访者以间接的形式探索他们自己的问题和替代的解决方案。对于被领养儿童和他们的家庭而言,这种策略可能有助于处理权属声称、不匹配的期待、家庭系统的转变、哀伤和丧失、权力和控制。游戏治疗师也可以使用隐喻教学来帮助孩子形成身份认同,尤其是通过讲述各种被领养者在他们的生活中幸福与成功的故事。

依恋形成

依恋形成的疗愈力可以通过两种不同的方式对被领养的儿童的治疗见效。通过与游戏治疗师建立联结，许多从未对其他人产生过依恋的孩子开始学习与他人建立连接的必要技能(Kottman，1995)。然后，游戏治疗师就可以帮助孩子泛化这种连接，这样孩子就能逐渐学会将这些技能应用到与生活中其他重要他人的关系中。

在家庭游戏治疗中，治疗师还可以培养孩子与领养家庭各成员之间的依恋关系。从父母一方或双方开始，孩子可以通过分享好玩和有趣的经历，来发展他们对父母的依恋。在游戏室里，孩子可能会退行到一个发展的早期阶段，在那个阶段里，他没有得到持续和适当的养育，这对产生依恋来说是必需的。家长可以在游戏治疗师的指导下，在游戏中利用游戏体验来提供象征性的养育。

关系促进

在许多时候，较晚被领养的孩子没有学过或练习过建立或维持关系所需要的技能。关系促进的疗愈力可以促进权属声称的过程，解决不匹配的期待，并为身份形成带来积极的影响。游戏治疗师将在家庭游戏治疗的过程中运用他与孩子的关系来帮助他们练习社交技巧和其他促进关系的方法，作为其帮助孩子加强他们与其他家庭成员关系的前奏。通过加强家庭内部的关系，家庭各成员也会提高他们处理其他问题的能力。

积极情绪

游戏治疗很有趣，而家庭游戏治疗更有趣！通过分享欢乐时光和欢笑，通过共同经历那些能带来回忆的情景和故事的讲述，被领养儿童和他们的家庭成员可以变得更为亲密，他们会建立起一种连接感，这种连接将一群人定义为一个家庭。共同分享积极的情绪可以使权属声称变得更为容易，也可以抵消哀伤和丧失的感觉，增强依恋，为身份形成增添幽默和欢乐的元素，并缓解对权力和控制的斗争。

克服发展性恐惧

被领养儿童有着与正常儿童一样的发展性恐惧，还加上他们独有的一系列恐惧。他们担心自己是不可爱的，因为他们的亲生父母放弃了他们，他们害怕养父母不再爱他们，然后把他们送回福利机构，他们害怕自己会总是感觉异于他人，而永远找不到一个适合自己的地方，他们害怕他们的亲生父母会把他们领回去，他们害怕自己可能永远都无法见到他们的亲生父母。游戏治疗师提供一个场所，让他们直接和间接地表达和处理这些恐惧，可以帮助孩子掌控这些恐惧，促进他们积极的身份形成。

规则游戏

一些被领养的孩子，特别是那些经历过重大灾难和丧失的孩子，他们的想象力相对有限，社交能力也较弱。这些孩子通常很少在游戏室里玩幻想游戏。规则游戏提供了结构并让孩子轮流来交流特定的话题，这可以帮助孩子学习有用的互动技巧。规则游戏，尤其是在家庭游戏治疗的背景下，可以帮助孩子和他们的家庭制定出家庭中的角色定义和权力结构。有针对性的治疗性游戏，如思考游戏（UnGame）、情绪连连看（Feelings Bingo）、“说、想和做游戏”（talk，Thinking，and Doing Game），可以有助于促进家庭成员对依恋、哀伤和丧失，以及权力和控制的交流。

家庭游戏治疗在被领养儿童及其家庭中的应用

方法描述

在与被领养儿童及其家庭的工作中，作者认为最有效的策略是应用家庭游戏治疗。优化游戏的疗愈力，帮助被领养儿童及其父母和兄弟姐妹应对可能导致这些家庭困难的具体问题，为家庭量身定制游戏治疗的具体应用是很重要的。由于领养家庭都有许多不同的结构和问题，所以游戏治疗师必须针对特定的家庭对游戏治疗的过程进行系统的规划——每次治疗谁来参加，使用哪些技巧，强调哪些问题。

游戏治疗师必须根据他对人的信念以及它们如何改变来制定干预策略。家庭游戏治疗目前还没有一个明确的定义，所以专业人员必须将自己的理论取向运用到家庭游戏治疗的计划和过程中。本章的作者是一位阿德勒取向的游戏治疗师(Kottman，1993，1994，1995)，因此本章中所描述的大多数概念化和技术的具体方面都是从阿德勒的观点发展而来的。这并不意味着专业人员必须是阿德勒取向的，才能将这些想法和策略应用到被领养儿童的身上。他可能只是简单地转换了一种对与领养儿童工作中固有问题的理解，并使家庭游戏治疗涉及的基础知识适用于他的特定理论取向。

家庭游戏治疗(Anderson，1993；Gil，1994)是为了将游戏和玩具作为家庭成员之间的一种沟通模式，而把游戏治疗和家庭治疗这两种不同方法结合在一起的过程。这种融合让孩子们用他们天然的语言——游戏来进行交流，并鼓励父母学会“在游戏中交谈”。它还为父母提供了一个安全的场所，让他们可以直接或间接地表达自己的一些孩子般的感受和态度。家庭游戏治疗用欢声笑语在治疗师和家庭之间以及家庭各成员之间建立起了联系。

和传统的家庭治疗一样，在家庭游戏治疗中，干预的单位是家庭，而不是一个特定的成员。在领养儿童的家庭游戏治疗中，来访者是整个家庭，而不是孩子。这种干预策略的重点是使用游戏治疗来促进与领养相关的具体问题的沟通，以及这些问题在这个特殊的家庭中是如何呈现出来的。

治疗师根据家庭当前的需求来决定如何做治疗设置。有时是全家人来参加治疗，有时是一个或两个孩子来，有时是单独一个父母前来，有时是不同孩子的组合和父母一起来。治疗师可以让家庭成员参与决定谁将参加下一次治疗，但最终的决定应该基于治疗师对治疗进程的理解以及家庭成员的需求。例如，如果父亲似乎和孩子之间有一种积极的联盟，而母亲却被排斥在外，治疗师就会在与整个家庭的会谈中指出这种模式。在得到家庭成员的意见后，治疗师可能会决定让这三个家庭成员都参与到治疗中，来平衡这种关系，或者他也可能决定只让孩子和母亲参与一到两次治疗来增进依恋。

治疗师还必须决定在治疗中如何进行指导。在家庭游戏治疗中，一定程度的结构化是必要的——尽管治疗师可能会选择让家庭成员在几次治疗中自由游戏，不做什么指导，但这可能并不适用于每一个单独的治疗。许多适合帮助被领养儿童及其家庭解决问题的技术都是相对结构化的。还有些不那么结构化的，但家庭成员们可能会需要一些指导，知道他们在治疗中彼此该做什么。鉴于这一要求，一定程度的指导性是必要的，但在决定结构化的程度时，每个治疗师必须考虑他自己的舒适度和理论取向。

技术的使用

除了游戏治疗师通常使用的技巧，比如跟随、重述内容、情感反映、让责任回归孩子、限制（Kottman，1995）之外，家庭游戏治疗师也可以选择任何一种家庭治疗师或那些用谈话方式和儿童工作的治疗师都会使用的传统技术。这为家庭游戏治疗师提供了大量的治疗工具，详述这些内容会远超本章篇幅。作者选择以下技术作为可用的干预策略的代表性范例，因为在她与被领养儿童及其家庭的临床经验中，这些技术被证明是特别有效的。她选出的技术包括自由游戏，指导性合作游戏、养育游戏、权力分享、讲故事、生活书、个人设计的仪式，以及各种艺术治疗策略。

自由游戏

在家庭游戏治疗中，让全家人和选定的家庭成员子群体玩只是简单的玩，这非常有效。当家庭成员游戏时，治疗师使用基本的游戏治疗回应——跟随、重述内容、镜映感受——并观察其模式。家庭成员在短暂的不自在之后，几乎总是会“玩”出他们日常互动中一贯的主题和模式。他们会表现出自己在家庭中通常所扮演的角色，并展示出家庭中存在的权力结构。游戏治疗师还可以评估被领养儿童及其家庭其他成员之间的依恋关系是如何发展的，以及家庭的不同成员是如何应对哀伤和丧失的。如果家庭成员正陷于这些问题的挣扎中，治疗师则可以将未来治疗的重点转移到这些方面。

指导性合作游戏

评估依恋关系、未满足的期望、家庭结构的变化以及权力和控制问题的最佳方法之一就是让被选定的家庭成员一起制作或建造一些东西或者玩一个合作的游戏。作者通常让他们用枕头、乐高或林肯积木(Lincoln Logs)来建造一座房子或一座塔。治疗师也可以使用市场上能买到的合作类游戏，如“沉睡的暴怒鬼”或“拯救公主”这些必须要参与者合作才能成功完成的游戏。

对于依恋关系已经很坚实的家庭来说，合作游戏是有趣且令人兴奋的。与他人已经形成依恋关系的人通常不会有相互合作的困难。对于依恋关系还不确定的家庭来说，合作游戏可能就是一场斗争，因为如果没有一定程度的依恋，就很难与别人结成联盟。开始建立连接的一种方式是共同完成一个项目。

在期待持续得不到满足的家庭中，家庭成员之间的合作也会有困难。他们的游戏经常会表现出一种模式，这种模式反映了他们在关系中未被满足的欲望——父母可能对孩子有高得不切实际，和发展不匹配的期待。孩子可能会认为父母在这个过程中并不真正需要她的帮助，等等。游戏治疗师可以对这种模式的意义加以推测，并促进家庭成员对不匹配的期待进行讨论。合作游戏的形式可以为之提供一个途径，让他们能够持续坦诚地去交流期待和愿望。

合作式游戏也是评估家庭结构变化和促进家庭结构调整的有效工具。各个家庭成员通常会在游戏过程中扮演他们日常的角色——最大的孩子会告诉其他的孩子搭一座塔的最佳方法，最小的孩子会期待其他孩子来照顾他，等等。如果新领养的孩子对这种互动模式产生了影响，那么这在游戏中会很显而易见。

在与权力和控制问题斗争的家庭中，总会有一两个成员试图控制局面。通过观察这种模式，游戏治疗师可以了解到谁想要权力，以及他们是如何获得权力的。治疗师可以猜测不同成员对权力的需要，希望能帮助他们洞察自己的动力，并重新思考他们的位置。治疗师也可以制定“规则”，规定谁拥有权力，以及分享权力或轮流掌权的必要性。这种策略可以让那些来自混乱背景或拥有太多权力的被领养儿童明白，即使无法控制养父母和兄弟姐妹，但在他们面前，自己也是安全的。它还可以教会那些不允许孩子拥有适龄的权力和责任的父母如何与孩子分享权力。

养育游戏

许多大龄的被领养儿童在被领养之前，在生活中是几乎没有受到任何照料的。在婴儿期被领养的孩子可能不认为自己值得被养育，因为他们对自己的亲生父母把他们交给别人领养的原因有着坚定的信念。这些因素可能会导致他们难以形成依恋，并可能对儿童的身份形成产生负面影响。

修复这一损伤的一种方法是鼓励被领养儿童和他的父母在游戏室里进行养育游戏。这种游戏包括制作“食物”和相互喂食，一起照顾娃娃，父母摇晃孩子或给“宝宝”唱歌，父母抚摸孩子的头发或背部，以及父母通常会与婴儿或是很小的孩子进行的任何其他活动。

在这种游戏设置中，尊重孩子是很重要的，因为有很多孩子会对自己的脆弱感到不安。但是治疗师通过谈论接下来可能进行的活动，让孩子在是否玩以及如何玩养育游戏这件事上有自己的发言权，这样就可以避免在这方面造成更多的伤害。在向孩子提议这类游戏之前，治疗师应该在家长咨询中让父母为这类游戏做好准备，因为许多家长对于退行类游戏是会感到不自在的，养父母（他们可能从未有过宝宝或非常小的孩子）可能不知道如何进行干预所必需的养育活动。

权力分享

有权力和控制问题的孩子需要学会放下控制，不再试图“窃取”别人的权力。在家庭游戏治疗中，治疗师会建立起互动，让不同的家庭成员轮流掌握控制权。比如像“妈妈，我可以吗?”或者“红灯，绿灯，轮流做‘它’”一样简单。在幻想游戏或讲故事中，家庭成员必须轮流担任“国王”或在讲故事时来回切换，以此来象征性地分享权力，这也是很有帮助的。在这些互动中，治疗师可以推测每个成员对分享权力的感受。这个过程有助于家庭成员了解自己的想法、感受、态度和行为，增加他们在未来的其他选择。

讲故事

讲述家庭故事对于权利和权属声称的开始、鼓励依恋和积极的身份形成都至关重要。故事应该包括(1) 家庭决定是否领养一个孩子的过程；(2) 亲生父母决定是否放弃他们的孩子的过程(如果有这些信息的话)；(3) 孩子在这个过程中的感受和想法(如果孩子年龄够大，可以知道自己的感受和想法)；(4) 养父母对孩子的幻想；(5) 养父母第一次见到孩子的日子；(6) 最终确定领养的日子；以及(7) 所有其他可能构建出一个正面领养故事的关于想法、感受和行为的信息。通过讲述和重述被领养的孩子是如何成为现在这个家庭的一分子的故事，家庭成员之间可以形成持久的联结。

生活书

生活书是一种与家庭故事类似的方法，它是用孩子自己的话写成的，涵盖了从孩子出生到现在的生活，是一本单独制作的书。它通常是用叙述性的方式描述在孩子身上发生了什么，在什么时间，为什么，以及孩子对所发生的事情有什么感受。这本书还可以包括照片、图画、成绩单、奖状和证书，来自之前的寄养父母或领养父母和亲生父母的信件、出生证明、家谱图，以及所有孩子可能想要写进去的其他东西。(Bakhaus, 1984, p.551)

生活书的主要目的是帮助孩子整合过去，现在和未来，以促进积极的身份形成。制作生活书的过程也可以为孩子提供一个探索丧失、探索幻想和期待的途径。在家庭游戏治疗中，生活书可以成为被领养儿童和其他家庭成员交流的重要工具。通过帮助孩子制作生活书，可以增加各家庭成员对被领养儿童的认识和理解，知道他们在被领养前后是如何看待他的生活的。

虽然生活书通常是在与孩子的个人谈话治疗中完成的，但它们在家庭游戏治疗中也同样有用。游戏治疗师可以邀请所有家庭成员为被领养儿童写生活书，或者家庭成员可以共同努力，用他们的家庭故事来制作一本家庭生活书。结合不同家庭成员对故事的看法，一起编写一本书并配上图解，可以建立共同的目标和责任感。全家人可以把这本书带回家，一遍又一遍地分享领养过程中的故事——这将有助于让他们彼此之间的联结感从游戏室延伸到他们的家。

单独设计的仪式

“仪式不仅仅是庆祝现在的事情，还能帮助人们到达他们想要去的地方”(Melina, 1990, p.1)。梅丽娜(Melina, 1990)建议可以将仪式用于治疗被领养儿童及其家庭，作为对这一过渡期的纪念，并促进疗愈。家庭游戏治疗师可以帮助家庭成员建立过渡仪式，来庆祝孩子们的生日、领养安置、最终的领养、入籍仪式以及其他对家庭很重要的日子。这些仪式可以在权利、权属声称、依恋和身份形成的问题上给家庭带来帮助。仪式技术可以帮助家庭成员创造具有疗愈作用的仪式，向生命中的丧失说“再见”，表达他们对亲生父母持续的爱和对养父母的爱，埋葬过去的创伤事件，或向孩子证明他不是“不好的”。这些仪式可以在无法匹配的期待、家庭系统的转变、哀伤和丧失问题以及依恋关系上帮助到家庭。

在设计治疗仪式时，治疗师必须引导家庭考虑地点、活动、语言、象征意义和参与者(Melina，1990)。家庭成员应该选择一个对家庭成员有意义的地方——他们可以在游戏室或其他特殊的地方进行仪式。仪式用的活动和言语必须要和家庭的关注点以及重要事件相匹配。家庭成员可以利用游戏治疗的时间准备仪式用的活动和言语，即使仪式将在其他地方进行。活动和言语必须具有某种象征意义——超越活动和言语本身的意义——例如，点燃一根代表爱的蜡烛，种植一棵代表成长和养育的树木，埋藏一条用来打人的腰带，等等。家庭成员还必须决定他们想让谁来参加他们的仪式。有些仪式只适用于直系亲属，有些则需要大家庭的成员、朋友和社区成员的参与。

艺术治疗策略

适合在领养儿童的家庭游戏治疗中使用的艺术治疗策略有很多。因为篇幅原因，作者将只对以下两种技术做说明：身体轮廓画(Muro and Kottman，1995；Steinhardt，1985)和感觉艺术(Gerler，1982；Muro and Kottman，1995)。在家庭游戏治疗中，其他特别适用于这一人群的艺术治疗策略有动态家庭图(Burns and Kaufman，1970，1972；Gil，1994)、家庭自画像(Gil，1994)，以及家庭艺术评估(Landgarten，1981)。

在家庭游戏治疗中使用身体轮廓画(Muro and Kottman，1995；Steinhardt，1985)，是让被领养的孩子躺在大号的纸上，让父母或兄弟姐妹在他的身体周围勾线。然后他们会合作给这个图形上色。治疗师可以帮助孩子和其他家庭成员列出一张关于孩子从原生家庭遗传的生理、情感和心理特征的清单，以及一张孩子从他的领养家庭习得的特征清单。这可以帮助孩子检验并庆祝他从生物以及环境这两者中所传承到的东西。

情感绘画可以用来探索被领养儿童及其家庭面临的许多问题。治疗师可以根据家庭的情况，为家庭成员选择特定的感受来绘制。通过观察家庭中的其他成员对这些感受的看法，可以增加家庭成员之间对彼此的理解，并增强相互支持和鼓励的能力。

前面的描述仅仅是家庭游戏治疗中可能使用的一种干预技术。真正能够限制游戏治疗师的，只有他自己的想象力。做个有创意的治疗师，享受其中。

案例说明

在我与丽塔·萨姆纳就她的女儿凯特琳的首次电话访谈中，我问她遇到了什么样的困难，她的回答感觉就像大坝决堤一样："我们才收养了她 7 个月，但我担心我们犯了一个严重的错误。她不会在意我们，她一直说我们不是她的亲生父母。她看上去喜欢我丈夫詹姆斯，但有时感觉她就是讨厌我。不仅如此，她还经常和我们的儿子杰里米打架。杰里米一直说他希望我们把凯特琳送回领养机构。我们已经完成了最后的领养手续，即使没有，詹姆斯和我也都不想把凯特琳送回去。我们只是不知道该怎么办。"

我请丽塔和詹姆斯来做一个家长咨询，这样我就可以收集更多关于凯特琳和萨姆纳家庭其他成员的信息。以下资料是那次会谈，以及在随后的家长咨询和家庭游戏治疗过程中收集到的信息汇总。萨姆纳夫妇已经年近 40 岁了。他们在大学毕业后不久就结婚了，等了六七年才打算怀孕。他们没有成功怀上孩子，经过多次测试和医疗干预后他们确定，如果想要孩子，就只能领养。他们向一家领养机构提出申请，等了 2 年之后，他们得到了他们的第一个孩子——杰里米。当杰里米来到他们家时，只有 1 个月大，他的成长和适应没有任何问题。

杰里米 5 岁时，丽塔和詹姆斯申请领养第二个孩子。那时，他们决定要领养一个大一点的孩子，部分原因是他们听说想要一个健康的孩子越来越难了，还有部分原因是他们不想再经历"要一个小婴儿的麻烦"。在接下来的 2 年里，丽塔和詹姆斯被"提供"了几个孩子，但他们一直在等待那个"唯一合适的人"——凯特琳。当我问他们是如何知道凯特琳就是"正确的人"时，他们不知所措，也无法回答这个问题。

凯特琳成为萨姆纳家庭的一员时只有5岁。根据社工提供给丽塔和詹姆斯的信息，凯特琳在3岁时被生母所遗弃，这位母亲只是把她送到儿童福利事务所，拒绝留下来说她的原因。因此，社工对凯特琳的亲生父母以及他们与凯特琳的互动知之甚少。当她被遗弃时，她被养育得还不错，没有外伤或其他身体虐待或性虐待的证据。

凯特琳在几个不同的家庭中被寄养过。寄养的时间都没有超过6个月。在每一次寄养中，凯特琳的行为都变得越来越糟糕。然而，在萨姆纳夫妇领养她之前的最后一次寄养中，她已经安定下来了，而且似乎适应得很好。

在和萨姆纳一家住在一起的头4个月里，凯特琳"棒极了。她很高兴能成为我们家的一员，她总是在微笑着。杰里米经历了一段更为艰难的日子，因为他习惯了做独生子女，而现在他不再是了。因为凯特琳是个女孩，她还得到了朋友们和亲戚们的关注，杰里米似乎对此有些不满。凯特琳确实会有点想念她最后的寄养父母，但大约2个月后她就不再要求见他们了。"在4个月的"蜜月期"结束时，凯特琳开始试探家庭设定的底线。她变得越来越不合作，似乎变得"总是怨声载道，好像我们做什么都不能让她高兴。不过杰里米似乎感觉好些了。他们好像不可能同时感到快乐"。

虽然丽塔和詹姆斯很想让我和凯特琳进行个体游戏治疗，但我向他们解释说，我认为让整个家庭参与家庭游戏治疗会更好。这将避免把凯特琳视作"问题"所在，并鼓励他们继续以一种积极主动的方式组建他们的新家庭，而不是用一种被动消极的方式。我向他们介绍了我的初步分析，即这个家庭需要解决的影响领养家庭的7个问题：权利；权属声称；不匹配的期待；家庭系统的转变；分离、丧失和哀伤；依恋；以及权力和控制。我还讨论了我的看法：凯特琳最终需要在家庭其他成员的额外支持下，独立完成身份的形成。

在接下来的6个月里，我和萨姆纳一家人一起工作——有时是和全家人一起，有时是和不同的两人一起，有时则是和单个人——帮助他们学习更好地处理这些关键问题的方法。在首次家长咨询之后，我邀请了所有的家庭成员，我用自由游戏的方式去了解家庭成员平常是如何互动的。虽然一开始，家庭成员对于我对他们行为的跟随、内容的重述和他们的情感的反映感到非常不自在，但在大约 15 分钟后，他们似乎忘记了我在那里。一开始，杰里米试图告诉凯特琳该怎么做，而丽塔和詹姆斯在游戏室里转来转去，把东西拿起来又放回去。凯特琳不理会杰里米，开始画一幅房子的画。最后，杰里米和詹姆斯开始玩接球游戏，丽塔在一旁观看，凯特琳继续自己画画。

第 2 节治疗中，我和全家人进行了指导性合作游戏，让他们建造一个管道清洁器塔。家里其他人都开始合作建塔，而凯特琳在一旁看着，拒绝和其他家庭成员分享她的管道清洁器。詹姆斯和杰里米一边工作一边聊天，丽塔偶尔也会补充一些意见。完工后，凯特琳告诉他们，这是一座愚蠢的塔，他们简直不知道自己在做什么。然后，凯特琳站在椅子上，这样她就可以把她的管道清洁器放到塔顶。

在这次治疗结束时，我让全家人告诉我，在前两节治疗中他们对这个家庭和彼此的了解。丽塔说，她注意到家里的其他人都在一起工作，而凯特琳则独来独往。她说她觉得这样凯特琳就不用成为这个家庭的一员了。詹姆斯说他注意到他和杰里米一起似乎合作得很好，而丽塔帮了很大的忙。

在肯定了丽塔和詹姆斯对这些问题的想法之后，我又补充了一些自己的想法。我建议他们可能需要做更多的权属声称。为了促成这一点，我给他们布置了一个家庭作业，让他们对凯特琳融入这个家庭的方式以及她与大家庭各个成员的共同特点进行头脑风暴。

我还提议说，在我看来，杰里米知道自己是如何融入这个家庭(合作、交谈，等等)的，但凯特琳还不确定自己该如何做。因为凯特琳似乎觉得自己并不包括在家庭成员之内，在这种情况下她会感到无力，所以就通过拒绝与其他人合作来“窃取”权力。我告诉他们，未来我们将针对这部分进行工作。

在下一次治疗(第 3 次治疗)中，我让凯特琳和杰里米参加了大部分的进程，但我也要求和詹姆斯和丽塔做一个家长咨询。我让凯特琳和杰里米各自画一张动态家庭图，画出他们家每个人在做的事情。凯特琳把杰里米画成一个帮助詹姆斯和丽塔的大块头，把自己画在纸的角落里，画得很小。杰里米画的是自己和詹姆斯一起打球，丽塔在做饭。他没有把凯特琳画进画里。当我问他凯特琳在哪里时，他说她不在家，“去拜访朋友了”。我做了一些推测，比如凯特琳不确定她要如何能融入这个家庭，还有杰里米有时希望他能再做回独生子。他们承认这些假设都是正确的。

然后我让他们做了一个家庭艺术评估的变体，合作完成一张他们家庭的照片。我让他们集思广益，列出家庭中每个人可以做的 4 件事，然后轮流画出来。这是一次尝试，可以让杰里米和凯特琳一起思考，如何让凯特琳以一种不会取代杰里米的方式融入这个家庭。

在我与丽塔和詹姆斯的父母咨询里，我鼓励他们谈谈他们薄弱的权利意识，因为他们的社工没能给他们提供更多关于凯特琳亲生父母的信息，也没有强调他们作为凯特琳父母的“权利”。我还和他们讨论了关于权属声称进程这一工作的继续，谈论他们自己的家庭，以及凯特琳和杰里米都是如何与他们大家庭的不同成员分享自己的特征的。我还建议他们试着找一个愿意“赞助”凯特琳的亲戚，这样她就可以和他们家庭的另一个成年成员建立一种特殊的养育关系，以便进一步建立权属声称的过程。

我在第 4 和第 5 次治疗中使用了指导性技术，帮助我来理解家庭中的变化和所有潜在的不匹配的期待。在第 4 次治疗中，我继续与杰里米和凯特琳在游戏室工作，我让他们用玩具屋做一个“表演”，给我讲一个关于他们家庭平常一天的故事——比如当他们起床后，谁准备早餐，谁照顾动物，等等。在他们交谈的过程中，我发现詹姆斯和丽塔可能为这些孩子做了太多他们力所能及的事情。我猜测这是因为他们想要补偿孩子们被领养的事实。在父母咨询中，我建议詹姆斯和丽塔赋予孩子更多的权力和责任——他们必须停止为孩子做那些他们自己可以做的事情。

在那次治疗中，我还使用了指导性合作游戏，让他们为我表演一场木偶剧。我想知道孩子们对于家庭系统的转变是如何看待和交流的。有趣的是，他们一起讲的两个故事都是关于一个其中一名成员是领导，而另一名成员则被冷落的家庭。我对这个象征的分析是，孩子们认为父母的爱是有限的——他们不可能同时被爱，不可能都讨人喜欢。他们似乎都想要拥有权力，这样他们就不会感到无助。我觉得我和孩子们的关系还没有牢固到可以和他们进行互动讲故事，但我会在之后的关系中使用这个策略。

第 5 次治疗，我把全家人都叫来，并要求每个人给我画一幅画，描绘他认为这次领养后的生活会是什么样子，以及被领养后的真实生活是什么样子。家里的 4 个人都用极度理想主义的方式描绘了自己认为凯特琳被领养后事情会变成怎样，也用极端悲观和消极的方式描绘了家庭的现状。我们用这个练习作为开头来讨论每个家庭成员对领养的期望。这个家庭的所有成员都对安置工作如何进行以及领养对他们生活的影响怀有非常不切实际的期望。在接下来的 10 周中，无法匹配的期待这一主题多次出现，所有的家庭成员都在努力思考他们的期望是什么，以及这些期望是否能以一种实际的、理性的方式实现。随着时间的推移，每个家庭成员都意识到，他们各自做的“白日梦”实际上使他们无法看到彼此真实的样子，这正损害了他们所谓的“组建一个家庭”的能力。

为了促进这一进程，我也让全家人参加了第 6 次和第 7 次治疗。在第 6 次治疗中，我让他们绘制情感绘画来表达他们对于幻想和现实之间差距的感受。当他们分享自己的情感绘画时，他们意识到，尽管他们对这个家庭将如何互动可能有着不同的幻想，但他们发现家庭成员之间的关系并不总是快乐的和合作的，对于这一点他们感到很失望。

在第 7 次治疗中，我让他们集体讨论，为每个家庭成员列出一份财富清单。然后我们设计了一个仪式，用一顶王冠和一根“魔杖”来确认这些财富。他们轮流站在中间，戴着皇冠，听那个拥有“魔杖”的人来念这份财富清单。

在最初的六七次治疗中，我注意到凯特琳有时会想要掌控她生活中的所有事情，这会令她陷入困境。为了解决这个问题，接下来的几次我让凯特琳一个人来做游戏治疗。我认为，她在控制方面的困难是源于她从一个混乱失控的原生家庭到寄养家庭中一连串过于严格或过于宽松的养育者的转变。她所表现出的权力和控制的问题正是这些背景的不同寻常的结合。我认为在凯特琳来到萨姆纳家里之前，她生活中最根本的主题就是混乱，我想给她提供一些平静的体验，所以在接下来的几次治疗中，我开始在游戏室里给她助力。我使用“耳语”技巧[Kottman，1995；Landreth，1995(私人交流)]把责任交还给她。例如，凯特琳会让我在游戏室为她做些事情，比方决定她应该用什么颜色来画画，我就会小声说：“你想让我说什么?”这种策略可以让孩子以积极的方式自己做决定，并且变得更强大。

在家长咨询中，我鼓励丽塔和詹姆斯不要娇纵凯特琳，只要她不用哭闹或以操纵的方式要求，就给予她适龄的权力和控制。我想教他们用民主的方式与孩子分享权力，我认为这个权力分享的过程是应行的第一步。

由于萨姆纳夫妇在他们的养育过程中所做的转变，以及她在和我一起进行个体游戏治疗的体验，凯特琳学会了即使不去控制也能更加自在。她还学会了直接寻求权力，而不是被动地拒绝别人想让她做的事，因为我绝不会让她那样做，我会坚持让她用适当的自信的方式来寻求权力，而不是用被动攻击的方式。

到了第10次治疗，可以很明显看到杰里米在努力放弃他的独生子地位，而凯特琳也在寻求如何融入这个家庭。这些家庭结构的变化是很难应对的，因为杰里米不得不放弃一个自己喜欢的角色(独生子)，取而代之的是一个自己不确定是否会喜欢的角色(哥哥)。在第10次和第11次治疗中，我单独和杰里米一起工作，用互动讲故事的方式来重新构建这种转变。不过，这是一件难事。一开始，我让杰里米用玩偶屋里的玩偶给我讲一个故事。他拒绝了，他告诉我这些娃娃是“凯特琳会用的女孩子气的东西”。然后我让他用动物或木偶给我讲一个故事。他讲了一个故事，一头狮子，曾经是丛林之王，但后来一种新的动物——龙进入了丛林，接任了它的工作。我用同样的角色重新讲了这个故事，改编了一个新的结局——狮子和龙轮流担任丛林之王。在这个过程中，我还告诉杰里米，国王应该做的就是照看和照顾住在丛林里的其他动物。我讲这个故事的目的是想表达杰里米可以很有权力，同时也可以滋养别人。

在这两次治疗中，我注意到家庭结构转变中的一些问题与杰里米对自己的“旧”地位和“旧”家庭的丧失感和哀伤感有关。我意识到我和整个家庭在哀伤和丧失部分的工作做得还不够，所以我在第12次和第13次治疗又见了他们全家，这样我们就可以谈一谈他们各自失去的东西。杰里米和凯特琳都愿意谈论让他们感到悲伤的事情，而丽塔和詹姆斯却不愿意在孩子们面前讨论他们的生育问题。我单独安排了两次治疗（第14和第15次）来和他们讨论这个问题，并且我也鼓励他们自己继续进行这些讨论。在第16次治疗中，我让他们向杰里米和凯特琳分享一些这部分的信息，这样孩子们就不会认为他们是这个家庭中唯一有哀伤和丧失问题的人。我们设计了一个点蜡烛仪式，这样家庭的每个成员都可以开始疗愈那些丧失感和哀伤感。在接下来的每一次治疗开始时，我们都会为每个人想念的或悲伤的一件事物点燃一支蜡烛。

在第17次治疗，我们开始为全家做一本生活书，从丽塔和詹姆斯还是孩子的时候开始，一直到现在。在接下来的4次治疗中，一家人都在制作这本书，他们用了一些照片，也绘制了一些图画作为书的插页。当这本书完成后，我们花了整节治疗的时间（第23节）阅读这本书，讲述家庭生活中每个部分的故事。萨姆纳一家把这本书带回了家，这样他们就可以继续与家人、朋友和亲戚分享这本书，

把做生活书的过程作为一个团体项目来进行，进一步增进了凯特琳和其他家庭成员之间的依恋，但一直到第23次治疗，她和丽塔还是明显很疏远，所以我安排她们两个单独来参加接下来的4次治疗。在这几次治疗中，我让她们一起做了很多自由游戏，指导性合作游戏，和养育游戏，我强调她们可以分享权力，彼此滋养，彼此享受愉悦。她们开始发展出一些个人化的仪式，比如彼此的昵称和一些“特殊时光”——她们会在游戏室里进行那些在家里一起做的活动，比如一起做

饭(在游戏室是假装做,但在家里是真的做),互相梳头,等等。这些养育体验有助于加强家庭中两个女性之间的依恋关系。

家庭游戏治疗进行到这里的时候,整个家庭都报告说他们相处得更好了,并对他们“组建家庭”的能力感到满意。大家都说凯特琳比以前更快乐了,她和家里的其他成员相处得很融洽。杰里米也更满足于他在家庭中的地位和他与其他家庭成员的关系。尽管丽塔和詹姆斯还是继续在与不孕不育带来的未解决的丧失感和与养育子女相关的自我控制问题做斗争,但在对凯特琳的养育角色上,他们感到更加轻松自在了。他们解决了关于权利的疑惑,也自然地对两个孩子都作出了很多接纳性的评价。整个家庭都更清楚他们对彼此以及对家庭关系的合理期待。虽然随着家庭成员的成长,家庭结构将继续发生变化,但他们所有人似乎都对可能发生的变化和他们自己应付未来所有变化的能力感到更自如。尽管家庭成员的哀伤和丧失问题并没有完全解决,但他们至少都承认这些可能是一个问题,在某种程度上他们能更好地在各自的哀伤过程中接纳和支持彼此。家庭成员之间的依恋已经更牢固和安全。他们不再会讨论要把凯特琳送回领养机构,他们曾经一度认为这是解决家庭困难的一种选择。

我建议他们可能需要在未来偶尔进行一些“加强性”治疗,以保持他们在已经开始的积极方面所取得的进展。对他们来说,考虑在凯特琳八九岁时进行更多的家庭游戏治疗似乎尤为重要,因为许多被领养的孩子会在这个年龄意识到被领养可能会带来的负面影响。我还建议,在杰里米和凯特琳进入青春期时,他们一家人来进行几次心理咨询可能会有帮助,因为那将是他们形成身份的另一个关键时期,在那段时间里他们可能需要额外的支持和滋养。

结　论

虽然大多数被领养的儿童都有积极的人生观和健康的心理,但这一群体中有情绪问题、心理健康问题和教育问题的比例却很高。虽然没有明确的实证表明造成这些困难的病因,但却存在有力的证据支持这样的观点,即被领养儿童及其家庭会在8个关键问题上陷入困境:权利、权属声称、不匹配的期待、家庭系统的转变、哀伤和丧失、依恋、身份形成,以及权力和控制。

游戏疗法——尤其是涉及整个家庭的游戏治疗——似乎是帮助被领养儿童及其家庭应对这些问题的理想干预策略。谢弗(Schaefer,1993)提出的14种治疗因素都适用于这一群体,这将使游戏治疗成为被领养幼儿的首选治疗方法——尤其是那些过了婴儿期被收养的孩子,以及那些由于领养给他们的生活和与他人的关系带来的影响的儿童。

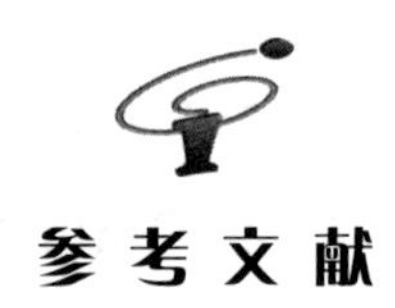

参考文献

Anderson, R. (1993). As the child plays, so grows the family tree: family play therapy. In *Play Therapy in Action: A Casebook for Practitioners*, ed. T. Kottman, and C. Schaefer, pp. 457-484. Northvale, NJ: Jason Aronson.

Austad, C., and Simmons, T. (1978). Symptoms of adopted children presenting to a large mental health clinic. *Child Psychiatry and Human Development* 9: 20-27.

Bachrach, C. A., Adams, P. F., Sambrano, S., and London, K. A. (1990). Adoptions in the 1980s. In *Advance Data from Vital and Health Statistics*, pp. 1-12. Hyattsville, MD: National Center for Health Statistics.

Backhaus, K. (1984). Life books: tool for working with children in placement. *Social Work* 29: 551-554.

Barth, R., and Berry, M. (1988). *Adoption and Disruption*. New York: Aldine De Gruyter.

Barth, R., Berry, M., Yoshikami, R., et al. (1988). Prediction of adoption disruption. *Social Work* 33: 227-233.

Berry, M. (1992). Contributors to adjustment problems of adoptees: a review of the longitudinal research. *Child and Adolescent Social Work Journal* 9: 525-540.

Bettner, B. L., and Lew, A. (1989). *Raising Kids Who Can*. New York: Harper/Row.

Brodzinsky, D. M. (1987). Adjustment to adoption: a psychosocial perspective. *Clinical Psychology Review* 7: 25–47.

——(1990). A stress and coping model of adoption adjustment. In *The Psychology of Adoption*, ed. D. M. Brodzinsky, and M. D. Schechter, pp. 3–24. New York: Oxford University Press.

Brodzinsky, D. M., Hitt, J. C., and Smith, D. (1993). Impact of parental separation and divorce on adopted and nonadopted children. *American Journal of Orthopsychiatry* 63: 451–461.

Brodzinsky, D. M., Radice, C., Huffman, L., and Merkler, K. (1987). Prevalence of clinically significant symptomatology in a non-clinical sample of adopted and nonadopted children. *Journal of Clinical Child Psychology* 16: 350–356.

Brodzinsky, D. M., Schechter, D., Braff, A., and Singer, L. (1984). Psychological and academic adjustment in adopted children. *Journal of Consulting and Clinical Psychology* 52: 582–590.

Brodzinsky, D. M., Singer, L., and Braff, A. (1984). Children's understanding of adoption. *Child Development* 55: 869–878.

Brodzinsky, D. M., and Steiger, C. (1991). Prevalence of adoptees among special education populations. *Journal of Learning Disabilities* 24: 484–489.

Burns, R., and Kaufman, S. (1970). *Kinetic Family Drawing (K-F-D): Research and Application*. New York: Brunner/Mazel.

——(1972). *Actions, Styles and Symbols in Kinetic Family Drawings: An Interpretive Manual*. New York: Brunner/Mazel.

Cohen, N., Coyne, J., and Duvall, J. (1993). Adopted and biological children in the clinic: family, parental, and child characteristics. *Journal of Child Psychology and Psychiatry* 34: 545–562.

Euster, S., Ward, V., and Varner, J. (1982). Adapting counseling techniques to foster parent training. *Child Welfare* 61: 375–382.

Fullerton, C., Goodrich, W., and Berman, L. (1986). Adoption predicts treatment resistances in hospitalized adolescents. *Journal of the American Academy of Child and Adolescent Psychiatry* 25: 542–551.

Gerler, E. (1982). *Counseling the Young Leamer*. Englewood Cliffs, NJ: Prentice Hall.

Gil, E. (1994). *Play in Family Therapy*. New York: Guilford.

Grotevant, H., McRoy, R., and Jenkins, V. (1988). Emotionally disturbed, adopted adolescents: early patterns of family adaptation. *Family Process* 27: 439–457.

Groze, V. (1992). Adoption, attachment and self-concept. *Child and Adolescent Social Work Journal* 9: 169–191.

Hartman, A., and Laird, J. (1990). Family treatment after adoption: common themes. In *The Psychology of Adoption*, ed. D. Brodzinsky, and M. Schechter, pp. 221–239. New York: Oxford University Press.

Harvey, S. (1991). Creating a family: an integrated expressive approach to adoption. *The Arts in Psychotherapy* 18: 213–222.

Helwig, A., and Ruthven, D. (1990). Psychological ramifications of adoptions and implications for counseling. *Journal of Mental Health Counseling* 12: 24–37.

Howe, D. (1992). Assessing adoptions in difficulty. *British Journal of Social Work* 22: 1 - 15.

Jarratt, C. (1994). *Helping Children Cope with Separation and Loss*, rev. ed.. Boston: Harvard Common Press.

Jernberg, A. (1979). *Theraplay*. San Francisco, CA: Jossey-Bass.

Kadushin, A. (1980). *Child Welfare Services*, 3rd ed. New York: Macmillan.

Katz, L. (1980). Adoption counseling as a preventive mental health specialty. *Child Welfare* 56: 165 - 171.

Kirk, H. (1981). *Adoptive Kinship*. Toronto: Butterworth.

Kotsopoulos, S., Cote, A., Joseph, L., et al. (1988). Psychiatric disorders in adopted children: a controlled study. *American Journal of Orthopsychiatry* 58: 608 - 621.

Kottman, T. (1993). The king of rock and roll: an application of Adlerian play therapy. In *Play Therapy in Action: A Casebook for Practitioners*, ed. T. Kottman, and C. Schaefer, pp. 133 - 167. Northvale, NJ: Jason Aronson.

——(1994). Adlerian play therapy. In *Handbook of Play Therapy*, vol. 2, ed. K. O'Connor, and C. Schaefer, pp. 3 - 26. New York: Wiley.

——(1995). *Partners in Play: An Adlerian Approach to Play Therapy*. Alexandria, VA: American Counseling Association.

Landgarten, H. (1981). *Clinical Art Therapy: A Comprehensive Guide*. New York: Brunner/Mazel.

LeVine, E., and Sallee, A. (1990). Critical phases among adoptees and their families: implications for therapy. *Child and Adolescent Social Work* 7: 217 - 232.

Lindholm, B., and Touliatos, J. (1980). Psychological adjustment of adopted and nonadopted children. *Psychological Reports* 46: 307 - 310.

Melina, L. (1986). *Raising Adopted Children*. New York: Harper & Row.

——(1990). Adoption ritual needed to enhance sense of "family." *Adopted Child* 9(3): 1 - 4.

Minuchin, S. (1974). *Families and Family Therapy*. Cambridge, MA: Harvard University Press.

Muro, J., and Kottman, T. (1995). *Guidance and Counseling in the Elementary and Middle School: A Practical Approach*. Dubuque, IA: Wm. C. Brown.

Partridge, P. (1991). The particular challenges of being adopted. *Smith College — Studies in Social Work* 61: 197 - 208.

Reitz, M., and Watson, K. (1992). *Adoption and the Family System: Strategies for Treatment*. New York: Guilford.

Remkus, J. (1991). Repeated foster placements and attachment failure: case of Joseph, age 3. In *Play Therapy with Children in Crisis: A Casebook for Practitioners*, ed. N. Webb, pp. 143 - 163. New York: Guilford.

Satir, V. (1972). *Peoplemaking*. Palo Alto, CA: Science and Behavior Books.

Schaefer, C., ed. (1993). *The Therapeutic Powers of Play*. Northvale, NJ: Jason Aronson.

Schaefer, J., and Lindstrom, C. (1990). Brief solution-focused therapy with adoptive families. In *The Psychology of Adoption*, ed. D. Brodzinsky, and M. Schechter, pp. 240 - 252. New York: Oxford University Press.

Smith, D., and Brodzinsky, D. M. (1994). Stress and coping in adopted children: a developmental study. *Journal of Clinical Child Psychology* 23: 91 - 99.

Steinhardt, L. (1985). Freedom within boundaries: body outline drawings in art therapy with children. *The Arts in Psychotherapy* 12: 25 - 34.

Valdez, G., and McNamara, J. R. (1994). Matching to prevent adoption disruption. *Child and Adolescent Social Work Journal* 11: 391 - 403.

VanFleet, R. (1994). Filial therapy for adoptive children and parents. In *Handbook of Play Therapy, vol. 2: Advances and Innovations*, ed. K. O'Connor, and C. Schaefer, pp. 371 - 386. New York: Wiley.

Van Gulden, H., and Bartels-Rabb, L. (1993). *Real Parents, Real Children: Parenting the Adopted Child*. New York: Crossroad.

Verhulst, F., Althaus, M., and Beiman, H. (1992). Damaging background: later adjustment of international adoptees. *Journal of American Academy of Child and Adolescent Psychiatry* 31: 518 - 524.

Watson, K. (1989 - 1990). Infant bonding and attachment: a helpful distinction. *Stepping Stones*, December-January, pp. 2 - 9.

Wierzbicki, M. (1993). Psychological adjustment of adoptees: a meta-analysis. *Journal of Clinical Child Psychology* 22: 447 - 454.